みんなの当事者研究

熊谷晋一郎=編

臨床心理学
増刊第9号

Ψ 金剛出版

目次

1 みんなの当事者研究

2 みんなの当事者研究
熊谷晋一郎

2 来たるべき当事者研究——当事者研究の未来と中動態の世界

12 対談
来たるべき当事者研究——当事者研究の未来と中動態の世界
熊谷晋一郎・國分功一郎

3 当事者研究のドライビングフォース——当事者研究の「歴史／哲学」

36 「当事者研究」とソーシャルワーク
向谷地生良

42 当事者研究と精神医学
丹羽真一

46 アディクションと自助グループ,そして当事者性
信田さよ子

51 当事者研究の哲学的・思想的基盤
石原孝二

56 当事者研究と「教育学」
河野哲也

61 当事者研究と現象学
村上靖彦

66 当事者研究としての女性学
上野千鶴子

4 当事者研究をはじめよう!──当事者研究のやり方研究

74 当事者研究をはじめよう!──当事者研究のやり方研究
綾屋紗月

5 ひろがる当事者研究──当事者研究の「実践」

102 男性薬物依存症者の当事者研究
上岡陽江・秋元恵一郎・山口哲哉

109 女性薬物依存症者の当事者研究
上岡陽江・五十公野理恵子

115 統合失調症の当事者研究
中嶋正人

119 双極性障害の当事者研究
坂口恭平

124 発達倶楽部の当事者研究
発達倶楽部&大嶋栄子

129 レビー小体病の当事者研究
樋口直美

133 子どもの当事者研究──困っていることを研究する「自分研究所」の可能性
森村美和子

137 吃音の当事者研究
山田舜也

141 聴覚障害当事者研究
松﨑丈

147 ジェンダーをめぐる当事者研究
大嶋栄子

153 こじらせ男子の当事者研究──失恋ホストの現場から
清田隆之

6 当事者研究の進化形態――当事者研究の「未来」

160 **当事者研究の支援効果に関するエビデンス**
熊谷晋一郎

169 **当事者主導研究――User-led studyの動向と未来について**
田中慎太郎・黒川常治・山崎修道

174 **浦河べてるの家の縦断研究**
石川亮太郎・小林 茂

178 **医療観察法病棟における当事者研究の実践**
高橋 昇

[補論] Discovery志向型共同研究

183 **声の調整と顔認知**
加藤正晴・Lin, I-Fan

187 **語りを測る研究の動向**
荒牧英治

192 **ASD視覚体験シミュレータ**
長井志江

197 **「言いっぱなし聞きっぱなし」のエスノメソドロジー**
浦野 茂

200 **パーソナルスペース**
浅田晃佑

204 **編集後記**
熊谷晋一郎

みんなの当事者研究

みんなの当事者研究

東京大学
熊谷晋一郎

当事者研究とは何か

　誰でも生きていれば，たくさんの苦労に直面する。そんなときは，友人や家族，同僚など，周囲の人々に相談をするだろう。そして時には，対話を通じて，お互いの置かれた状況や思いを語り，より深く知り合うきっかけになることもある。さらに，一緒に作り上げた苦労や経験についての解釈をもとに，互いに協力し合いながら，折り合いをつけたり，状況を改善したりして，私たちは生きている。

　しかし，一部の苦労，たとえば周囲の人には聞こえない声が聞こえるであるとか，周囲の人と大きく異なる信念体系のなかで生きる苦労といったものは，それを表明するや否や，隣人と分かち合うことが困難な病理とみなされ，病院など，特殊な空間で扱われてしまう。当事者は，隣人とともに苦労の解釈や対処法を編み出していくという，あたりまえの作業の機会を奪われ，専門家に丸投げせざるを得ない状況に置かれている。そして，苦労はその意味[註1]を奪われていく。つまり，苦労の背景にある状況や思いを深め合うことなく，「ただ取り除くべき無意味な症状」として，治療対象にされてしまうのである。

　北海道浦河町にある「浦河べてるの家」が長年挑戦しつづけてきたのは，こうしたあたりまえの作業を精神障害当事者の手に取り戻し[註2]，症状の有意味性[註3]を再確認するという，極めてシンプルなことだった。しかし，そんなあたりまえの社会を実現しようとしただけで，異なる知覚や信念体系，思考や行動のパターンへの不寛容さや，病気や障害に対するスティグマ[註4]など，たくさんの障壁がそれを阻むような社会に，私たちは生きている。

　本特集の石原論文や山崎論文で詳述されているように，現在，世界中で起こりつつある精神医療改革は，こうした障壁を少しでも減らすことで，精神障害をもつ当事者が，地域のなかであたりまえに隣人と自分の経験や苦労について話をし，一緒にその解釈や対処法について考えていけるような文化をつくろうという方向を向いている。べてるの家での取り組みも，そうした世界的潮流と方向性を共有していると言えるだろう。

　こうした脱施設・地域移行の潮流のなかで，新しい支援の技法として，社会技能

訓練（SST）や，認知行動療法（CBT）が世界中で勃興してきた。べてるの家でもいち早く，こうした技法が取り入れられている。しかし，治療の空間で行われているCBTやSSTと，べてるの家で行われるそれらは，「どこで誰と行うのか」「誰の何が変わるのか」という点で相違点がある。治療の空間でのSSTやCBTはたいていの場合，「苦労が発生している現場からは離れた安全な治療空間で，治療者と行う療法であり，変わることが期待されているのは当事者の認知や行動」である。それに対してべてるの家では，「苦労が発生している現場のただなかで，苦労の原因でもあり分かち合いの相手である仲間とともに行い，変わることが期待されているのは本人というより仲間全員が共有する知識」なのである[註5]。仮に本人の認知や行動が変わらなかったとしても，本人が抱えている苦労について周囲が知識をもち，本人の行動の理由が共感的に理解されたならば，それだけで多くの問題が解決することがあるのだ。CBTとSSTの型は，べてるの家の実践のなかに取り入れられることによって，治療の技法から，知識の生産とその共有，そして，人とのつながりを回復するための技法へと，その性質を変えていった。

だが向谷地（2013a）によれば，べてるの家のなかでSSTやCBTが実践されていくなかで，以下のような課題も見えてきたという。

①単純な希望志向のアプローチは，過去の経験からの逃避的，回避的な傾向をもつメンバーに用いるのが難しい。
②現場に定着している「相談する人」「援助する人」の二者構造を変える手立てが必要である。
③メンバーのなかに，「自己対処」「回復」のイメージがない。
④メンバー間の仲間意識の低さ。服薬を順守するなかで持続的にかかえる幻聴や妄想を契機としたメンバー同士のトラブルへの有効な支援策が見出せない。
⑤人と問題の内在化があり，トラブルを起こすメンバーは「問題な人」として排除される傾向がある。特に，パーソナリティ障害をもつ人への支援に困難さを感じる。
⑥メンバーが本当の気持ちを話さない。
⑦幻覚，妄想の話は聞かないというスタンスがスタッフ側にある。
⑧メンバー自身，自分のかかえる生きづらさを理解できていない状況がある。

感情の爆発，電波に痛めつけられる，隣の部屋から嫌がらせを受けている，といった訴えひとつとっても，そう簡単にCBTやSSTの練習課題にできるほど状況は単純ではない。希望志向のSSTやCBTが，比較的最近の経験のなかから，時間や場所を超えて繰り返される経験の「パターン」を発見し，その可変性を再検討することが多いのに対し，過去の出来事や，傷になっているエピソードといった一回性の「物語」が，現在繰り返されているパターンの背景に存在していることも少なくない。さらに，現在本人が置かれている人間関係や経済的状況など，共時的な背景的文脈も複雑である。問題の背後にある，こうした通時的・共時的に複雑な状況を単

純化して，表面的な問題行動だけをつかまえて，それを単純に禁止行為として懲罰的に扱ったとしたら，結果として意味の発見と相互理解を押しつぶすことになってしまう。

　べてるの家でも当初は，状況の複雑さを十分に扱えず，SSTの場面で「今日練習したいテーマがある人は？」「これが上手になりたいってテーマをもってきてる人いる？」と聞いても，シーンとして，結局茶話会で終わるという実情があったという。つまり，**状況の複雑さと特異さを前にして，圧倒的に，それを表現し分かち合うための「言葉と語り」が足りていなかったのである**。そのような状況のなかで，べてるの家の実践のなかに豊かな言葉と語りの文化をもたらしたのは，依存症自助グループの存在だった。インタビューにこたえて，向谷地（2013b）は以下のように述べている。

　　「浦河では統合失調症の人もアルコール依存症の人も，とにかく一緒に活動してきたっていう歴史がある。アルコール依存症の人たちはAAとか断酒会で，「私はアルコール依存症の○○です」とアノニマスネーム（ニックネーム）で自分たちの経験談を語る。そんな語りが身近にあったわけですが，統合失調症の人たちは自分たちの経験を語ってはならないというような，ある種の暗黙の歯止めがあったという気がするんです。「私は統合失調症です」なんてこと知られて良いことなんて何もないと。「語ること」に統合失調症治療のエビデンスなんてないし，薬物療法が第一優先されるべきものであるという常識みたいなものに縛られていた。なにより統合失調症の人たちは語れないという常識があったし。
　　しかし見ていると，べてるではアルコールの人たちが「俺はこんなことがある」と言うと統合失調症系の人たちも「俺と同じだ」って言い出すんです。統合失調症系の人たちの話にもアルコール依存症の人が「なんだ，俺と同じだ」って言い出す。
　　さらに清水里香さんの「幻聴さんがあって苦しかったけど，その幻聴さんがなくなるとむなしさが湧いてきてお酒や買い物に依存していた。でも，また病気が始まったらそれがすとんと止んだ。自分は幻聴さんに依存してたんだ」なんていう語りを聞くと，これまでの常識は違うんじゃないか，こうしてみんなで話しているのを聞いていると，何かこれは共通のものがあるかもしれないと思いはじめたんです。調べてみたら，なんとアメリカではAAの12ステップをベースにした統合失調症の人たちが語るグループがある。清水さんに話したらぜひやりたいということで，浦河にSAが生まれたんです」（pp.156-157）

　こうしてべてるに，豊かな言葉の生成の場として，スキゾフレニクス・アノニマス（SA）が誕生した。SAではしばしば，次のSSTでどのようなテーマを取り上げるかが話され，そうしたSSTに向けた話し合いが，徐々に当事者研究的なものになっていったのである。本特集にも，依存症の当事者研究が紹介されているが，これは単に，当事者研究の依存症への応用ではない。向谷地論文が示唆するように，

当事者研究という実践のなかに，依存症自助グループの遺伝子が深く埋め込まれていると考えるべきだろう。

本特集の第3部「当事者研究のドライビングフォース」では，べてるの家の歴史，自助グループと当事者研究の比較，哲学，教育学，現象学，社会学的な検討を通じて，当事者研究という実践の歴史的背景や，思想史や社会におけるその位置を定位することを試みる。そして第4部「当事者研究をはじめよう！――当事者研究のやり方研究」では，当事者研究のルーツであるべてるの家で行われている当事者研究の方法と，当事者研究誕生に大きな影響を与えた依存症の自助グループに逆輸入された当事者研究の方法を比較しながら，当事者研究において外してはならない理念・態度・方法について，そして両者をアレンジしつつ引き継ぎながら発達障害の領域で実践を行う「おとえもじて」の当事者研究の方法を検討している。第4部までで，読者は当事者研究の歴史的・思想的・方法論的な輪郭をつかむことができるだろう。

当事者研究が生み出してきた言葉・知識・価値

通時的・共時的に複雑な状況に対して，それを表現し，周囲と共有していくという取り組みは，まさに研究と呼ぶにふさわしい。当事者研究に限らず，あらゆる研究が，複雑な状況のある一側面を言い当てる言葉や記号，ロジックを探究している。そしてこのプロセスのなかで，新しい言葉や，もしかすると文法[註6]をも生み出さざるを得なくなる。

筆者は2006年から，アスペルガー症候群の診断をもつ綾屋紗月とともに当事者研究を重ねるなかで，小さい頃から，理由もわからぬまま，自分の体験が周囲の人々の体験とずれていることの苦悩について探求してきた。綾屋はそのときの様子を振り返りながら，以下のように述べている。

> 「2，3歳の時にはすでに，私には自分を取り囲む世界や人々とのつながれなさがあった。どんなにたくさんの情報を抱えていても，誰かとその存在や意味を共有されない情報は，無いことに等しい。気づいたことや感じていることを話しても「それは考え過ぎだ」と流される。「あれは何が起きているの」「さっきのはどういう意味？」と訊ねても，「え，なんのことかわからない」と言われる。その積み重ねにより，意味付けできないほわほわとした情報ばかりが増えていき，身の回りを取り囲んでいくことになる」[註7]

なぜ綾屋の体験構造には，十分な「意味」が与えられなかったのか。綾屋は，体験に意味を与える「言語」のもつ力について述べている。

> 「名前がついたモノ，説明をもらえた場所に関しては世界が鮮明になっていくので，家の中，住んでいるアパートの敷地内，商店街などの「いつもの場所」は，モノの輪郭がはっきりとシャープになり，クリアな景色となった。自分と

世界との間に「関係」が感じられ，距離もわかるところは，安心できる場所だった。しかし新しい場所，説明してくれる人がいない世界は，聴覚的にも視覚的にも時間的にも重力的にも，水の中にいるかのようにもやもやとしており，自分と世界との関係も距離もわからず，私自身が果たしてそこにいるのかどうかもはっきりしないため，とても不安だった」[註8]

　体験が言語化されるためには，当該の体験が，すでに「時間」や「場所」を超えて何度も反復されてきたパターンを再びなぞっているということへの信憑が必要である。時間，場所，主体の異なる複数の体験に，共通するパターンがあるときにはじめて，そのパターンに対して同一の記号を対応づけることができる。言語と意味は，経験が主体内で通時的に反復したり，主体間で共時的に反復するなかから生まれると言えるだろう。
　しかし，複数の体験に共通するパターンを見出す際，どれくらいパターンが類似していたら「同じ」パターンであるとみなし，どれくらいパターンが異なっていたら「別」のパターンとみなすかという基準は自明に決められず，おそらく個人差や文化差が大きく影響するだろう。綾屋の場合，小さい頃から多くの人と「同じ／違う」の線引きの基準が異なっていると感じることが多かったと言える。
　認知言語学の用語では，多数派の人々が共有している「経験をどのくらいの目の粗さでカテゴリー化するか」という基準のことを，「基本レベル（basic level）」という[註9]。認知言語学の知見によれば，基本レベルを決定する条件は，①カテゴリー内部ができるだけ均質で，なおかつ②異なるカテゴリー同士に共通する属性ができるだけ少ないという2つだという。多文化間で基本レベルを比較すると，かなりの程度共通していることがわかっており，歴史・文化的な影響以上に人類共通の認知特性が大きく影響していると考えられている。もしそうだとすると，人々の間の基本レベルのズレについて考えるときに，同一文化圏の内部での認知的な多様性にも目を向ける必要がありそうだ。
　そもそも言語というものは，多数派の認知行動特性に合わせてしつらえられている面が多分にある。それはちょうど，公共交通機関や，建物や，道具が，平均的な人々の身体特性に合わせてしつらえてあるために，身体障害者の多くにとっては使い勝手の悪いデザインになってしまっていることと同様だ。バリアフリーやユニバーサルデザインといった実践は，多様な身体特性の持ち主にとって使い勝手の良いデザインを探究しようという試みだが，同様の実践は，我々が日々使っている言語に対しても試みられてよいだろう。当事者研究という実践が目指すのは，まさにそのようなものとも言える。
　べてるの家で生まれ，その後，発達障害，依存症，慢性疼痛など，さまざまな分野に広がっていった当事者研究は，いまや，子どもや大学生，家族，ホームレスなど，「みんなの当事者研究」という本特集のテーマが大げさではないほど広範囲に感染しつつある。第5部「ひろがる当事者研究」では，さまざまな現場でどのような言葉が生み出されつつあるのか，その最前線を紹介する。当事者研究が，当事者個

人の変化を目指す治療技法ではなく，集合的に共有される言葉，知識，価値観をアップデートする取り組みだとすれば，実は当事者研究は，つねにすでにみんなで行うものなのだと言えるだろう[註10]。

当事者研究と既存の学術研究との協働

　当事者研究には，新しい言葉や知識を発見する側面（discovery）と，それを通じてなんらかの生きやすさがもたらされる側面（recovery）をもっている。しかし考えてみれば，discoveryやrecoveryを目指しているのは当事者研究だけではない。およそあらゆる学術的な研究はdiscoveryを目指しているし，心理学や医学といった対人支援実践は広義のrecoveryにコミットしている。ただ，発見に先立って，どのような問いにこたえることが当事者にとって意味があるのか，そして，支援に先立って，どのような状態が当事者にとってrecoveryと呼ぶのにふさわしいのかという点で，従来の学術研究は限界を抱えてきた。

　2015年4月に，東京大学先端科学技術研究センターに当事者研究分野という講座ができ，筆者はそこで，当事者研究と他の学術研究（医学，心理学，情報理工学，認知ロボティクス，社会学，哲学など）がどのように協働すれば，当事者視点を基盤において知や技術が再編成されうるかに関して，試行錯誤を重ねている。当事者研究と他の学術研究との協働の在り方に関しても，当事者研究の2つの側面にそれぞれ対応して，「discoveryを志向する協働」と「recoveryを志向する協働」の2種類におおよそ大別できる。こうした取り組みは近年，教育，医療，福祉といった公的サービスの領域において重要視されつつある「共同創造（co-production）」というコンセプトを，学術の領域に応用した例と言える。

　共同創造とは，公的サービスの創出に市民が参画する実践のことである。もともと共同創造という用語は，警察官が巡回をやめ，パトカーでのパトロールに切り替えた1970年代後半に，シカゴ近隣の犯罪率が上昇した理由を説明するため，後にノーベル経済学賞を受賞した政治学者・経済学者のエリノア・オストロムたちによって提案されたものだ（Ostrom et al., 1978）。オストロムは，シカゴの警察官と，シカゴの住民との人間関係が希薄になったことで，警察官が効果的に自分たちの仕事をするのが難しくなったのだと考えた。犯罪率を低く下げつづけているのに役立っていたのは，地元市民の非公式な協力と，警察官と育んできた地に足の着いた関係だったということである。言い換えると，犯罪を未然に防いだり，いち早く発見したりするという，警察官が提供すべき公的サービスは，警察行政のなかに蓄積された専門知識と同じくらい，サービス利用者である市民がもつ知識，資産，努力に大きく依存しており，地域社会が警察を必要とするのと同様，警察は地域を必要としていたのだ。

　この共同創造という方法は，行政によって一方的に考案され提供される公共サービスを市民が受動的に消費するという，取引に基づくサービス提供の方法とは対照的である。伝統的な「市民参画」とは異なり，共同創造では，市民は単に相談され

る存在ではなく，立案，設計，実施，そしてサービス管理の一員となる（Bason, 2010）。近年では米国以外でも，デンマーク，フランス，英国，ドイツ，チェコ共和国など，多くの国で，保安，環境，医療分野における公的サービスの共同創造に関する社会実験が開始されている（Parrado et al., 2013）。

　学術研究もまた，市民に対して信頼に足る知識を提供する責任を負った公的な営みと言えるだろう。そして，その責任を果たすためには，研究者もまた当事者の参加を必要としている。本特集の第6部「当事者研究の進化形態」では，こうした協働の一端を紹介することにしよう。

▶註

1　たとえば，ルーマンは幻聴の内容の文化比較によって，アメリカの幻聴が攻撃的でネガティブであるのに対し，ガーナの幻聴は支持的でポジティブな内容が多いことを見出し，幻聴の内容が，当事者を取り巻くlocal cultureの影響を受けていると述べている。このことは幻聴が，100%個体の側に帰属できる単に取り除くべき病理ではなく，現在本人が置かれている社会環境の改変の必要性を示唆する「意味」をもっているとも解釈できる（Luhrmann et al., 2015）。

2　べてるの家のスローガンのひとつである「苦労を取り戻す」という標語は，そのような意味をもっていると考えられる。

3　2017年3月9日に我々は，本特集にも寄稿していただいている向谷地氏，山崎氏，西田氏らとともに，初期精神病症状に対する非薬物療法の研究で世界をリードする，英国マンチェスター大学のPsychosis Research Unit（PRU）を視察してきた。そこでは，精神病症状とみなされる経験や信念は，しばしば，困難な人生の出来事に対する十分に理解可能な反応であるという，有意味性に関する前提を所与のものとする立場がとられていた。また，研究課題の設定，研究のデザイン・実施・公表において，精神病症状の生きられた経験（lived experience）をもつ当事者が当事者研究者（user-researcher）として研究チームに参画していたのにも衝撃を受けた。症状は取り除く前にその意味を探索するのが基本であり，意味を把握しないままの対症療法は危険である，というのは医学の基本であるが，精神医療の現場にもこの原理が徹底されつつあるのが現在の潮流と言える。

4　病気や障害に対するスティグマをもっているのは，地域住民だけではない。医療従事者がもつスティグマもまた，当事者にとって大きな障壁として立ちはだかる。カナダのCenter for Addiction and Mental Health（CAMH）では，薬物依存症に対する医療者のスティグマを軽減するためのプログラムが行われており，効果を上げている。このプログラムでは，依存症の当事者が医療者に向けて，逸脱行動とみなされる背後にある意味を語る（症状や逸脱行動のnormalising）。

5　2008年に英国で，Implementing Recovery through Organizational Change（ImROC）というプロジェクトが始まった。従来リカバリーは，組織のなかで逸脱しているとみなされた特定の個人に介入することで達成されるものだと考えられがちだったが，このプロジェクトでは，個人が置かれている組織の変革によって，組織の構成員全員（組織そのものと言い換えてもよい）のリカバリーが目指されており，べてるの家におけるSSTやCBTの独自の展開にも通じる。これは，社会のなかで集合的に解決されるべき問題を，個人の認知行動特性に過剰に帰責させ，自己コントロール・自己責任の枠組みでエンパワーさせようとするCBTの在り方を批判し，「自己コントロールの社会化」の重要性を指摘した平井（2015）の問題提起にも関連していると言えよう。実際平井も，著書の注のなかで，自己コントロールの社会化の実装例として，べてるの家におけるCBTに触れている。べてるの家のスローガン「前向きな無力さ」は，個人の自己コントロールの範囲で解決できる問題ではないことを認め，みんなの問題として集合的に取り組んでいく出発点となる認識と言える。社会モデルの実践は，無力さの自覚を必要としている。

6　本特集の第2部で対談をしている國分功一郎氏の著作『中動態の世界』は，現在多数派が世界を記述している文法とは別様の文法を歴史のなかに発見した。これは，現在の社会において，自分の経験をぴったりと言い当てることのできる言葉を探し求めている一部の少数派に，新たな資源を紹介してくれている。

7　綾屋・熊谷（2010）［pp.73-74］

8　綾屋・熊谷（2010）［p.75］

9　Taylor（2004）

10 批評家の杉田俊介は，筆者との対談（熊谷・杉田, 2017）のなかで，マイノリティが当事者運動や当事者研究を通じて豊かな言葉を生み出しつつあるのに対し，マジョリティとみなされるシスヘテロの健常者男性の苦労を表現する語彙が枯渇しており，しばしば排外主義的・差別的な貧しい言葉に絡み取られている現状があると指摘している。中間層の没落という先進国を覆う危機を背景に，不安と不満に襲われたマジョリティがマイノリティを排除する言説を産出しつづけている現状を踏まえると，「みんなの当事者研究」は喫緊の課題と言えるのかもしれない。

◉ 文献

綾屋紗月, 熊谷晋一郎（2010）つながりの作法．NHK出版, pp.73-74.
Bason C (2010) Leading Public Sector Innovation : Co-creating for a Better Society. Bristol : Policy Press.
平井秀幸（2015）刑務所処遇の社会学──認知行動療法・新自由主義的規律・統治性．世織書房．
熊谷晋一郎, 杉田俊介（2017）「障害者＋健常者運動」最前線──あいだをつなぐ「言葉」．現代思想 45-8 ; 34-53.
Luhrmann TM, Padmavati R, Tharoor H & Osei A (2015) Differences in voice-hearing experiences of people with psychosis in the U.S.A., India and Ghana : Interview-based study. British Journal of Psychiatry 206 ; 41-44.
向谷地生良（2013a）当事者研究とは──当事者研究の理念と構成．(http://toukennet.jp/?page_id=56［2017年7月4日閲覧］)
向谷地生良（2013b）当事者研究ができるまで．In：石原孝二 編：当事者研究の研究．医学書院．
Ostrom E, Parks RB, Whitaker GP & Percy SL (1978) The public service production process : A framework for analyzing police services. Policy Studies Journal 7 ; 381-389.
Parrado S, Van Ryzin GG, Bovaird T & Löffler E (2013) Correlates of co-production : Evidence from a five-nation survey of citizens. International Public Management Journal 16 ; 85-112.
Taylor JR (2004) Linguistic Categorization (Oxford Textbooks in Linguistics). 3rd Ed. Oxford : Oxford University Press.（辻幸夫, 鍋島弘治朗, 篠原俊吾, 菅井三実 訳（2008）認知言語学のための14章 第3版．紀伊國屋書店）

失われた「態」を求めて──《する》と《される》の外側へ

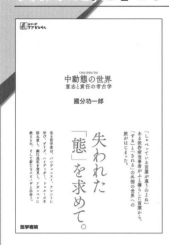

シリーズ ケアをひらく

中動態の世界
意志と責任の考古学

國分功一郎

自傷患者は言った。「切ったのか、切らされたのかわからない。気づいたら切れていた」依存症当事者はため息をついた。「世間の人とはしゃべっている言葉が違うのよね」──当事者の切実な思いはなぜうまく語れないのか？ 語る言葉がないのか？ それ以前に、私たちの思考を条件づけている「文法」の問題なのか？ 若き哲学者による《する》と《される》の外側の世界への旅はこうして始まった。ケア論に新たな地平を切り開く画期的論考。

●A5　頁344　2017年　定価：本体2,000円+税　[ISBN978-4-260-03157-8]

医学書院　〒113-8719　東京都文京区本郷1-28-23　[WEBサイト] http://www.igaku-shoin.co.jp
[販売部] TEL: 03-3817-5650　FAX: 03-3815-7804　E-mail: sd@igaku-shoin.co.jp

---

「で、当事者研究って、いったい何？」

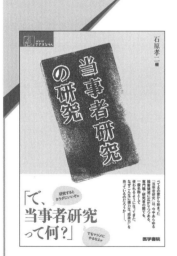

シリーズ ケアをひらく

当事者研究の研究

編集　石原孝二

当事者本人を超えて、専門職・研究者の間でも一般名称として使われるようになってきた「当事者研究」。その圧倒的な感染力はどこからくるのか？ それは客観性を装った「科学研究」とも違うし、切々たる「自分語り」とも違うし、勇ましい「運動」とも違う。本書は、哲学や教育学、あるいは科学論と交差させながら、"自分の問題を他人事のように扱う" 当事者研究の魅力と潜在力を探る。

●A5　頁320　2013年　定価：本体2,000円+税　[ISBN978-4-260-01773-2]

医学書院　〒113-8719　東京都文京区本郷1-28-23　[WEBサイト] http://www.igaku-shoin.co.jp
[販売部] TEL: 03-3817-5650　FAX: 03-3815-7804　E-mail: sd@igaku-shoin.co.jp

来たるべき当事者研究
―― 当事者研究の未来と中動態の世界
熊谷晋一郎＋國分功一郎

対談

来たるべき当事者研究
当事者研究の未来と中動態の世界

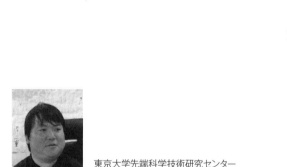

東京大学先端科学技術研究センター
熊谷晋一郎

高崎経済大学
國分功一郎

國分　僕は対談では結構はっきり意見を伝えるタイプなのですが，今日はちょっと自信がなくて……というのも，大変なスピードで進んでいる当事者研究に理解が追いついていないからです。熊谷さんが特集した『atプラス』（特集：他者の理解）[註1]や『臨床心理学』の連載「当事者研究への招待——Recovery is Discovery」[註2]を読んで，当事者研究で起こっていることを自分が整理できていないことにも気づきましたし，当事者研究への「批判」に十分に応えられない自分もいて……

熊谷　当事者研究への「批判」というのは，たとえばどういうものですか？

國分　当事者研究は結局のところ，現在の新自由主義的な体制に人を適応させることに他ならないのではないかという批判です[註3]。一人一人がもつ自然なポテンシャルを「エンパワメント」して伸ばすモデルと説明されることもあるようで，この言い方は一見したところポジティブな感じがしますが，新自由主義的体制への順応という面を強調した説明ともとれます。僕は全く違う考えで，当事者研究は決して社会適応ではなく，むしろ自分と自分自身の不一致を発見する試みだと考えているんですが，猛スピードで発展する当事者研究と，どうしても出てくる批

判になかなか追いつけない自分がいます。

熊谷 とても重要な入口ですね。それはたとえば当事者研究において，なぜエンパワだけでなく「無力さ」が強調されてきたのかという点や，他の当事者活動と当事者研究との違いは何かという点に関わる問いかけでもあるように思います。後ほどさまざまな角度から述べてみたいと思いますが，当事者研究は依存症の自助グループの伝統を強く受けている実践であるため，単純な社会適応や，エンパワメントを目的とする支援法とは異なっているという論点にもつながります。

國分 では，この「批判」を導入として対談を始めましょうか。僕は当事者研究の専門家ではありませんが，ずっと熊谷さんのお書きになるものに関心をもって断続的に追いかけてきました。加速度的に進化している当事者研究を一望しながら，熊谷さんの考えている現状や問題点も教えていただきたいと思っています。

中動態の磁力
―― 当事者研究へのインパクト

熊谷 わかりました。ただ，批判にこたえるだけでは当事者研究の全体像が伝わりにくい部分もあるかもしれませんので，少しだけ回り道をさせてください。私は今回，國分さんの書かれた『中動態の世界』[註4] を，否応なしに当事者研究と関連づけながら拝読しました。そして，そこから触発されて大きく2つくらいの思索が新しく生まれてきました。1つ目は，能動/受動のパラダイムで苦しんでいる人を「中動態的パラダイムに引き込む」テクニックとして，当事者研究の方法の一部を読み解けそうだと感じたことです。2つ目は，「自閉症の当事者研究で言われていること」「依存症の当事者研究で言われていること」など，いわゆる当事者研究の方法ではなく，その「成果」のなかに，中動態と関連づけられる主題がいくつか見出されるという点

です。そのいずれの点においても共通しているのは，エレベーターが備わっていない建物と同様，言語も一部の人にとってはアクセシブルなものになっていなくて，多数派の人々が使っている日常言語が，一部のマイノリティにとっては自分の経験を解釈したり人と共有したりするためのツールとして使い勝手の悪いものになっている，という問題意識です。そのことを考えるとき，かつて「中動態」というオルタナティブな言語デザインがあったことには，マイノリティにとって重要な意義があると感じました。当事者研究の目的にはさまざまなものがあるでしょうけれど，言葉のバリアフリー化とでもいいますか，現在マイノリティとされている人にとって，言葉をもう少し使い勝手のいいものに変革したいというモチベーションが存在していると私は考えています。そして当事者研究によって自分を語り直すときの言語資源として，中動態は大きなヒントを与えてくれると確信しました。

要約すると，「当事者研究の方法を記述する概念としての中動態の可能性」と「具体的な当事者の経験を記述する言語資源としての中動態の可能性」，この2つの柱を並列しながら対談を進めたいと思っています。それを通じて，冒頭の批判に対してさまざまな角度から応答していくことができれば，と考えています。

依存症の世界

熊谷 まず，先ほどの2つ目の柱「具体的な当事者の経験を記述する言語資源としての中動態の可能性」に関してですが，実際に思い浮かべたのは主に4つの具体的な当事者研究の例でした。1つ目の例は『中動態の世界』の冒頭「プロローグ――ある対話から」で，すでに國分さんも述べられている通り，依存症者の経験世界です。特に12ステップのステップ1で象徴的に述べられているように，依存症の自助グループのなか

では、意志の力で自分をコントロールしようという枠組みから脱し、「自分の意志ではどうにもならないと認めること」が回復の入口であると考えられています。依存症者は長年の経験をもとに、能動／受動の対立軸にがんじがらめにされることが依存症という病の本態であり、そうした対立軸が解体された中動態的な構えのなかで回復が始まると考え、実践してきました。そして、そうした中動態への移行を支えるプログラムを洗練させてきたといえます。

最期の死の瞬間

熊谷　2つ目の例が「リビングウィル」の世界、とりわけ「最期の死の瞬間の自己決定」という場面です。「死」は明らかに中動態的な現象ですが、奇妙なことに「死」を自己決定しなくてはならないという論調が加速度的に進行しており、一部の現場では深刻な事態を招いています。たとえば、ALS患者や難病患者が、「リビングウィル」と呼ばれる書面に「自分で呼吸ができなくなったら、人工呼吸器はつけないでほしい」といった形で、予測的な未来に関する自己決定を書き残すことを迫られる状況を思い浮かべてみましょう。この書面に法的な拘束力と実行力をもたせようとする法案整備も進行中ですが、当事者団体のなかには根強い反対意見があり、私もそれを支持しています。『逝かない身体』[註5]を書かれた日本ALS協会の川口有美子さんなどの支援者や、ALSの当事者活動をされている方々がおっしゃるのは、「リビングウィルの書面を書く時点では、今まさに命が絶たれようとしているときの苦しさを予測できない」ということです。「過去の自分」が書いた「リビングウィル」の書面が法的実効力をもてば、今まさに命が絶たれようとしている「現在の自分」が、かつて「リビングウィル」の書面を書いた「過去の自分」に裏切られることになるかもしれない。意志の領域を超える「死」という現象を自己決定のカテゴリーに収めること自体に、すでに論理的な困難があるということです。

自閉スペクトラムと意志の推論

熊谷　3つ目に、綾屋紗月さんたちと取り組んでいる自閉スペクトラム症の当事者研究もまた、さまざまな点で中動態的なものと深くかかわっていると感じます。主流派の専門知では、自閉スペクトラム症は「相手の行動からその背後にある見えない意志を推論することの障害」と記述され、「心の理論の障害」ともカテゴライズされています。ただ、哲学やヴィトゲンシュタイン派エスノメソドロジーなどの領域からは「心の理論」という概念自体に対する批判もあって、「行動は見えない意志によって引き起こされている」という前提にも批判の矛先が向けられています[註6]。また当事者研究の立場からも、綾屋さんは心の理論障害仮説に批判を加えています。たとえば、自閉スペクトラム症の人と自閉スペクトラム症ではない人が相手の行動を観察しながら、裏にある意志を読み取ろうとして、うまくいかずにすれ違っている場面を想像してみましょう。ここで双方ともその試みに失敗していることは明らかです。自閉スペクトラム症ではない「定型発達者」が自閉スペクトラム症の人の「体を揺する」行動を見たとして、果たしてその行動の背後に隠れた意志を正確に推測できるでしょうか。自閉スペクトラム症の人が定型発達者の行動から意志を推測できないことも、それと同じレベルの現象にすぎません。双方とも「心の理論」の実行に失敗しているはずなのに、なぜか自閉スペクトラム症の人だけが「心の理論の障害がある」と言われる。ここに、多数派によるグロテスクな論理的飛躍を感じずにはいられません。身体的特徴や経験内容、行動パターンが類似している者同士であれば、わざわざ見えない意志など推測しなくても、次に予測される言動を正確に推測できるけれど、異なる者同士

だとその推測ができないというだけの話です。

さらに2008年に上梓した『発達障害当事者研究』の第1章で綾屋さんは，多数派が「意志」と呼んでいるものを，内発的な「したい性」と，外的な規範に水路づけられた「します性」に分類したうえで，「したい性」が立ち上がる前に，それに先立って，身体の各所や身体外部の諸事物の中動態的とも言っていいような複雑なすり合わせ過程が存在している様子を記述しています。そして，その複雑な過程がまるで存在しないかのように，速やかに意志をまとめ上げてしまえるように見える定型発達者と，すり合わせ過程に長時間かかりきりになる自分とを比較しています。こうした対比は，後述するアレントによる過去の切断──綾屋さんの例で言えば，先行するすり合わせ過程の切断──によって意志が立ち上がる，という記述と呼応しているように，私には感じられます。そしてまた，過去を忘却できないがゆえに，意志の立ち上がりを感じにくいマイノリティが存在しているということも，ここでは示唆されています。

それから自閉スペクトラム症関連ではもうひとつ，現在，玉川大学の飯島和樹さんたちと「ノーブ効果（Knobe effect）」という現象について共同研究をしています。「ノーブ効果」とは，倫理的に良いとされる行為と比べて，悪い行為のほうが「意図的に行なった」と解釈されやすいという認知的なバイアスのことです。飯島さんの研究報告によれば，自閉スペクトラム症の人ではこの「ノーブ効果」が起こりにくく，あるひとつの行為の「倫理判断」と「意図性の帰属」が独立している傾向があるということです[註7]。『中動態の世界』の第1章「能動と受動をめぐる諸問題」の「意志と責任は突然現れる」というセクション[註8]では「授業で居眠りをしている学生を教師が叱責する」シーンが具体例として挙げられていますね。一般に，ある行為者に意図性があるから責任を問われると思いがちですが，事態はまったく逆で，責任を押しつけたくなるような「悪い行為」だからこそ行為の主体に意図性を帰属させるという順序になっているのではないか──これが國分さんの問題提起でした。まさに「ノーブ効果」が注目するポイントと類似しています。

飯島さんとの共同研究が示唆しているのは，行為の倫理判断が意図帰属に先行するという「近代的文法」は，自閉スペクトラム症の人において微弱かもしれないということです。つまり，普遍的と思われがちな倫理もマジョリティの価値観に準拠していて，一部のマイノリティにとっては直感的に受け入れがたい。言葉だけでなく，倫理もバリアフリー化されていないということです。かつて中動態がドミナントだった社会を思い描くたび，私はその世界が，今日自閉スペクトラム症と名づけられる人にとってどのように体験されるのだろうと想像します。

盗まれた意志決定

熊谷 そして最後の4つ目が，知的障害や精神障害とラベルを貼られる人たちへの意志決定支援の現場です。近年はますます，障害者とされる人のなかで，「意志決定ができる障害者」と「意志決定が不得意な障害者」を区別するような政治が作動しており，意志決定が何を指すのかを吟味しないまま分類され，「精神障害や知的障害とされる人は意志決定が不得意である。だから意志決定支援をしなければいけない」というあまりに単純なロジックで支援計画がプログラムされているように感じます。果たして意志決定支援は何をしようとしているのでしょうか。以前，痛みの当事者研究に関する論考を書いたとき，痛みの刺激を受けてから痛いと感じるまでに8秒ほどのタイムラグがあるという先行研究を紹介しました[註9]。たとえばタンスに足をぶつけた瞬間にストップウォッチのボタンを押して8秒経過する間，打撃を受けた人は，まず最初に身体の恒常性をちょっと失う。しかし，そ

の恒常性の喪失自体は，主観的な痛みと対応していないのです。その後に来る，「コナトゥス」というのでしょうか……

國分 スピノザの言う「コナトゥス」，つまり自分を戻す力，一定であろうとする力ですね。

熊谷 恒常性を復元しようとする「コナトゥス」が働いて，身体は以前の状態に戻ろうとする。そしてこの力が発揮される最中に，主観的な痛みが生じるという先行研究です。逆に恒常性の位置に戻ろうという復元力が働かなければ痛くも何ともない。ただし，復元した場合であっても，自分の身体には可塑的な痛みの記憶が残ります。つまり，バネのようにすっかり元に戻るのではなく，粘土のように何らかの痕跡を残しながら戻るわけです。いわゆる「記憶」に相当するものですね。このような話を『当事者研究の研究』[註10]という本で紹介しました。

　回り道をしてしまいましたが，「意志決定支援」のなかで，知的障害とされる方が，執拗に「オレンジジュースとウーロン茶，どっちが飲みたい？」といったことを支援者に聞かれる場面に遭遇することがあって……

國分 実際に支援者がそうしているのですか？

熊谷 もちろん支援者の一部ですが，そういった支援の現場に立ち会ったことはありますし，意志の概念を無批判に受け入れたままでは，一歩間違うとそうなりかねないと私は考えています。國分さんのご著書を読めば，オレンジジュースかウーロン茶かというのは意志決定でも何でもなく，単なる選択であるというように簡潔に言えますね。では，「意志決定支援」なるものがあるとして，それはどのようなものなのか。先ほどの綾屋さんの当事者研究と関連づけつつ考えるなら，身体内部から来るコナトゥスと，環境の諸事物との中動態的なすり合わせ過程，それも，忘却を可能にするほどにさりげないすり合わせ過程である必要があるように私は考えていますが，まだうまく表現しきれていません[註11]。柱の1つ目，「当事者研究の方法を記述する概念

としての中動態の可能性」とも関わりますが，『中動態の世界』で紹介されているスピノザの自由の定義は，そういった最前線の支援のあるべき姿を記述しうるポテンシャルもあわせもっているように直感しています。

＊

熊谷 以上述べた4つの例は，いずれも，意志という概念の不当な「政治利用」によって，さまざまなマイノリティが抑圧を受けている例とみなすことができるかもしれません。そして，当事者研究のなかでは，そうした事態に対する中動態的な語り直しが試みられている。

自分のことは決められない？
——意志・主権・内政干渉

國分 非常に興味深いテーマがいくつも登場しましたが，特に「言葉のバリアフリー」という表現は鮮烈な印象を与えますね。いま使っている言葉はどうにも使い勝手が悪いという認識は僕も共有していますし，それは『中動態の世界』を書く上での出発点となった感覚でした。

　『中動態の世界』を執筆していたとき，いくつかポイントになる発見があったんですが，その一つは「意志」と「選択」の区別です。熊谷さんもいまこの区別に言及してくださいましたが，これは自分にとって大きなブレイクスルーになったんです。「意志」は精神的な力，「選択」は行為ですから，考えてみればまったく水準が異なる。これはちょっと考えればわかることなのに，実際には両者は混同して使われています。

　この2つの区別というのは，『暇と退屈の倫理学』[註12]で「暇」と「退屈」を区別したときの感覚と似ているんですね。「暇」は客観的な状態，「退屈」は主観的な気分のことだから全く別の水準にあるのに，僕らは両者をしばしば混同して使っている。こうした用語を区別して整理するだけで，物事が正確に描きだせるようにな

るし，それによって物事を進める指針も得られるようになります。熊谷さんが言及された障害者に対する「意志決定支援」も，意志と選択の区別をはっきりさせた上で，意志という謎めいた概念に依拠するのではなく，選択の概念に基づいて考えれば別様に捉えられるのではないかと思います。

熊谷さんが話題にされた「意志決定支援」というのは，「自分で自分のことを決める」ことに関わっていますね。これについて少しお話しします。「当事者研究」は「当事者」と「研究」の二語で成り立っているわけですが，1つ目の「当事者」という言葉，これは「自分で自分のことを決める」を強く想起させます。「当事者」という言葉のその側面を強調したのが「当事者主権」という考えですね。当事者にこそ物事を決める最終的な決定権があるという考えです。僕はしかし「主権」という考え方そのものに違和感があるんですね。どういうことか説明します。これは政治で用いられる概念ですから，政治の比喩で考えてみましょう。

まず一方で，主権が重要な役割を示す場面があります。たとえば最近，イギリスが国民投票をやってEUからの離脱を決めてしまいました。離脱派はしばしば，人種差別主義者のナショナリストのように言われたんですが，それは実情とは異なります。というのも，労働党を支持する，レイシズムとは無縁のまじめな労働者たちが離脱に票を投じていたからです。彼らのなかにあったのは，「自分たちで自分たちのことを決めるのが民主主義ではないのか。なのに，ブリュッセルの官僚たちが勝手に俺たちのことを決めている。そんなのはおかしいではないか」という訴えです。これは実に正当な主張であり，真摯な訴えだと言わねばならない。イギリスもEUもこれに正面から応えねばならなかったはずです。ですから，「ブレクジット」[註13]を求める連中は外国人嫌いだみたいなイメージでこの訴えを片づけることは許されません。「自分たちで自分たちのことを決めたい」という気持ちはそれそのものとして大切にされなければなりません。主権を求める気持ちは尊重されねばならない。

しかし，そのことを認めた上でさらにもう一歩問いかけを進めないといけない。すなわち，自分で自分のことを決めるというのは，いったいどういうことなのか？　自分で自分を支配することは可能なのか？　主権は可能であるのか？──このように問うということです。これはたとえば，哲学者のジャック・デリダ[註14]などが問うてきた問いです。誰かが勝手に人のことを決めるのは理不尽です。自分で自分のことを決める権利はもちろん認められなければならない。しかしながら同時に，「主権は本当に可能か？」という問いについても考えてみないといけない。デリダを論じた論文のなかには複雑なだけの主権批判がたまに見られてうんざりするんですが，そういう議論に対しては，「主権を疑うのはいいけど，あなたたちは主権を求める声をどう考えているんですか？」と言いたくなる。他方，「当事者研究」については，この表現を作っている二語のうち「当事者」のほうが一人歩きを始めていて，それがいつの間にか自分で自分のことを決める「当事者主権」と混同され

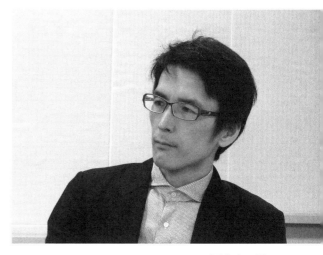

國分功一郎

ているように思われます。

熊谷 まさにおっしゃる通りです。

國分 熊谷さんは痛みの研究などを通じて，自己感覚を得ることの重要性を主張されてきた。そこで熊谷さんが言っていたのは，「自分で自分のことを決める」と言っても，まず自分のことを理解していなければ何も決められないではないか，という問題提起ですね。この点は本当に重要なのになかなか理解されないところだと思います。

しかも，問題はこれだけではなくて，さらにここにもう一つ——続けて政治の比喩を使って言うならば——「内政干渉」の問題が現れる。どういうことかというと，「当事者だから自分で決める権利がある」とひとたび宣言してしまうと，他人は何も言えない状況が生じてしまうわけです。この宣言は「苦しみをもつマイノリティである自分をそのまま認めてほしい」という主張に応えるポリティカル・コレクトネスにも容易に結びつきます。もちろん，このような権利主張はそれ自体としては大切です。けれども，かつて多文化主義が陥ったのと同じ落とし穴がここにはあって，これは最終的に，当事者に対して誰も何も語れない状況を導き出してしまう。実際，そういう雰囲気は既にあって，当事者について何事かを語る人を「内政干渉」と捉える強い圧力が存在します。そもそも，この事実を指摘すること自体なかなか難しいという現状もある。

わかりやすくするために政治の比喩で語ってみましたが，実は「当事者」を巡ってこのような諸問題が既にあるわけです。主権の問題，内政干渉の問題について，熊谷さんはどのようにお考えになりますか？

熊谷 おそらくその問いに答えるなかで，1つ目の柱である「当事者研究の方法を記述する概念としての中動態の可能性」について説明することになると思います。当事者研究という言葉は「当事者」と「研究」という2つの単語からできていますが，「当事者」のほうに注目が寄せられがちです。当事者主権と混線した，当事者研究に対する誤解に基づいた批判も，当事者の部分に注目したものといえるでしょう。ただ私個人は，「当事者」より「研究」のほうが重要だと考えています。「研究」こそが「当事者運動」「当事者主権」を批判的に継承しつつ，そこから距離を置くためのモメントを表していますから。

当事者研究が生まれた背景をたどると，能動／受動図式の当事者運動・当事者主権的なムーブメントと，中動態的な依存症自助グループの実践とが，化学反応を起こして誕生したとも読み解けるように私は考えています。しかし，この2つはある意味ではとても相性が悪い。たとえば当事者が決めたことを絶対視する当事者主権を徹底すれば，「薬を使いたい」という薬物依存当事者の希望も認めることになります。ところが依存症自助グループのリカバリー概念は，本人の意志を過信しないところからスタートしていて，その点で，字義通りに解釈したら当事者主権と鋭く対立します。さらに「当事者主権」では自己コントロールに価値が置かれ，他人が干渉しないことが重視されますが，依存症自助グループの12ステップを読むと，すでに述べたように，「最初に自己コントロールを放棄するところから始めよ」とあります。依存症の方たちは，人並み以上といってよいほど自己統治を遵守しようとするところがあって，それゆえに依存症の病が深くなっていくケースも多い。12ステップにおいて，自己統治の断念がスタート地点になるのはそういうわけです。宗教的なコノテーションもある「ハイヤーパワー」に自己の統治を委譲するのですが，当事者主権の文脈からするとかなり危うい宣言とも受け取られかねない。それにもかかわらず，当事者主権と依存症自助グループという，交わらないはずの2つが化学反応を起こして「当事者研究」は生まれてきた。

國分さんのおっしゃるように「主権」「内政干

渉の禁止」は，障害者がこれまで受けてきた受難の歴史を振り返ると譲れないことは事実ですが，それだけではうまくいかない事態が現場で噴出しています。日本では潜在的に析出していたこれらの問題が90年代から可視化されはじめ，偶然にも北海道の浦河で歴史的諸条件が揃い，依存症自助グループと当事者運動・主権が距離を取りながら合体して当事者研究が産み落とされた。このコンテクストを「当事者」と「研究」という2つの言葉がよく表わしていて，「当事者研究」というのは奇跡のようなネーミングです。しかしながら同時に，このコンテクストが諒解されないがために，当事者研究は誤解と矮小化にさらされることにもなりました。

國分 以前，2014年11月に東京で行われた当事者研究全国交流集会で熊谷さんが「当事者研究というと「当事者」のほうがどうしても注目されてしまうが，自分は「研究」の側面に力点を置きたい。そもそも人間というのは研究する存在ではないか」と発言されていたのをよく覚えています。「研究する存在」としての人間というのは非常に魅力的なイメージですね。「研究」のイメージそのものを変えてしまうかもしれません。この力点は，ある種の誤解や批判から当事者研究を防衛する戦略にもなりうる。

変化は誰に？
―― 変革のドライビングフォース

國分 「当事者」の部分を拡大解釈して「当事者研究」と「当事者主権」を取り違える誤解についてはこれでかなり明らかになったと思います。では，最初に紹介した批判のほうはどうでしょうか。「当事者研究は現状のネオリベ社会のなかで生きられるよう当事者をそこに適応させるメソッドである」という批判ですね。

熊谷 当事者運動の陣営からも，そういう批判はありますね。「研究」の部分に対する批判といえるでしょう。

國分 カール・マルクスの「哲学者は世界を解釈してきたにすぎない。大切なのはそれを変えることだ」という有名な言葉がありますが，熊谷さんは『臨床心理学』の連載「当事者研究への招待」のなかで「医療は私を変える。運動は世界を変える。それに対して研究は私と世界を知ることである」と表現していますよね。熊谷さんのなかで「当事者研究」と「当事者運動」は両輪としてあるのでしょうか？　その点について現在はどうお考えですか？

熊谷 当初私は，「当事者研究」と「当事者運動」は補完的な関係にあって，「知ること」と「変えること」は両輪として循環しなくてはならないと整理していました。当事者研究だけでは，社会への過剰適応と際限のない自己反省に陥ってしまうのではないかという，私自身がもっていた当事者研究への過小評価が影響していたように思います。この認識に変化が生まれたのは，自分の認識以上に「当事者研究」には「当事者運動」の要素が含まれていると，最近になって気づいたからです。当事者研究のルーツをたどればたどるほど，つまり向谷地生良さんや上岡陽江さんのキャリアをたどればたどるほど，当事者運動やフェミニズムをはじめとする「社会運動」の遺伝子が脈々と流れていることがわかってきました。

ちょうどその頃，平井秀幸さんの『刑務所処遇の社会学』という本を読んだのですが，脚注で私の考えたことに言及してくださっていて[註15]，これが決定的な意識変革の契機になりました。平井さんは『刑務所処遇の社会学』で認知行動療法批判を展開して，日本では幾分違う状況があるものの，ネオリベ的秩序および統治のテクノロジーとして認知行動療法が世界中で流布している現状を批判的に論じています。薬物依存症プログラムの現場をフィールドワークしながら「認知行動療法」と「当事者研究」との差異に言及しているのが先の脚注です。その記述から，当事者研究のなかにある当事者主

権的な要素を再認識しました。

　どういうことかを説明するためには，何通りかの言い方があるのですが，そのうちのひとつとして，現場に近いところで説明しましょう。当事者研究では多くの場合，Ａさんが自分の研究発表をしているとき，それを聞いているＢさん，Ｃさん，Ｄさんがいます。手続きや進め方など表向きは，グループで行う認知行動療法とさほど変わらないときもあります。特に「浦河べてるの家」の当事者研究は，見方によれば医療化／ネオリベ化された認知行動療法によって，発表者本人の認知や行動の変化を期待しているようにも誤解されることがあります。しかしながら，私は必ずしもそうではないと見ています。当事者研究で自分のことを語るとき，発表者本人には取り立てて発見はなく，見方によっては単に自己紹介をしただけで，「聞く側」からのフィードバックで多少の発見があるくらいのことは少なくありません。当事者研究によって圧倒的に，そして確実に認知が変わるのは，「話す側」ではなくむしろ「聞く側」のほうなのです。「そうだったのか……君はそう考えていたから家に火をつけたのか」というように。今まさに本人にとって障壁となっている人的環境の認知行動が，当事者研究によって大きく変わっていく。「話す側」からすると「環境側」が変化するわけですね。発表者以外の人の認識がどんどん変わっていく空間で，みんなで順に自分の発表を一周進めると，その空間においてかつてみんなが共有していた価値観や知識がアップデートされる。これはまさに「研究」そのものですよね。

　当事者にとっての障壁は，道路の段差といった物理的ハードルだけではありません。世の人々が共有している集合的な価値観や知識が立ちはだかることもあります。非物理的な集合的現象としての価値観，知識，言語がアップデートされていくのが当事者研究の現場ですが，そのことから，自己完結的で社会を変革する力がない研究にすぎないわけではないことがわかります。社会の形成基盤にある集合的価値や知識がアップデートされる研究は，実に当事者主権的な運動でもあるのです。つまり，当事者研究による言語や知識や価値観のアップデートは，社会変革そのものではないかというのが，今の私の理解です。

國分　認知行動療法はまさしく能動／受動の図式の中にあって，話す側だけが変わる。ところが当事者研究では，みんなで順に話すことによって集合知が更新されていくという中動態的な過程が発生している。「研究している人」よりむしろ「研究成果を聞いている人」のほうが変わっていくというのもそのためでしょう。

熊谷　どこかマゾヒズム的なニュアンスがありますよね。

國分　当事者研究という言葉のなかに含まれている「研究」には，「研究している人＝能動」と「研究成果を聞いている人＝受動」という図式ではなく，「研究している人＝能動」と「研究成果を聞いている人＝中動」という図式があるのではないかともいま思いました。「研究している人」が「研究成果を聞いている人」に能動的に働きかけ，中動態的に「研究成果を聞いている人」においてさまざまなプロセスが起こるのかもしれません。

熊谷　中動態的に自ずと変化が湧き出してくるイメージですね。

國分　「運動」と「研究」を両輪と考える従来の考え方に疑問をもったという熊谷さんの話は，その意味でも納得できるものでした。当事者研究の「研究」にはすでに「運動」の要素が入っているということですよね。

　僕自身，哲学的には一元論の立場なんですけど，「研究」自体が「運動」の契機を内包しているという熊谷さんの仮説はまさに一元論的でとってもしっくりきました。「運動も大切だけど研究も大切」「研究も大切だけど運動も大切」という二元論は，ちょっと嘘っぽい感じがして……

熊谷　美しく見えるけれど，どちらも侮っている

ようで……

國分　二元論は何かを隠蔽していますよね。その意味で熊谷さんが，「研究」の徹底化によってこそ「運動」の要素が顕現するという認識に変わってきたというのは，とても興味深いです。

熊谷　いわゆるカウンセリングとは違って，当事者研究では「研究している人を元気にしなければならない」という目的をもっていないですし，むしろもっていないからこそ元気になるようなところがある（笑）。ただ研究をして，互いに「知り合いたい」という思いに支えられていることが，自ずから変革をもたらすというのは不思議です。

「有意味性」をふたたび
——意志へのレジスタンス

國分　当事者研究は「生きていくこと」自体を不断に研究するものですよね。かつてその機会を奪われた人たちが，剥奪された機会を奪還するのが当事者研究と考えることもできます。

熊谷　おっしゃる通りです。当事者研究とは，これまでマジョリティが当然のように行なってきたことを，マイノリティと呼ばれる人が行なったにすぎません。いやなことがあったら「ちょっと聞いて」と誰かと話し，「そういうことってあるよね」と意見を交換しあって互いを知りあう。毎回ちょっとした発見が産み落とされ，認識が少しだけアップデートされる。マジョリティなら誰もが行なっていることですよね。ところが，「ちょっと聞いてよ。「殺せ，殺せ」っていう声が聞こえるんだよ」みたいなことを言うと，「私にはちょっと受け止められないから，さすがに精神病院に行ったほうがいいんじゃない？」と強引に解釈されていく。精神病院なら分かちあえると思って話してみると，「なるほど，それは脳のある物質が原因だから，この薬を飲んで苦しみを取り除きましょう」という推論に絡めとられる。訴えが正面から聴き取られることもなく，仲間と分かちあわれることもなく，そしてもちろん研究資源にもならない。当人の悩みが「定型」と少し異なるだけで「症状」にカテゴライズされ，意味を奪われ，つながりや共感の資源にもならず，特殊な環境に囲い込まれ，取り除くべき「異常なもの」として治療対象になっていく。当事者研究では「有意味性を奪われる」という表現をしますが，自分以外の他者に奪われてしまった症状・問題がもつ固有の「有意味性」を取り戻すことが，当事者研究の最初の着想であることを言い表したものです。

國分　最初に熊谷さんが言及された「他人の意志を推論することの障害」という自閉スペクトラム症の定義にしても，「Aという状況において多くの者は概ねBという行動をする」といった多数派に共有されている認知・行動パターン，いわゆる「慣習」を共有していないということであり，なぜそれが共有していないのかと言えば，幼い頃から家庭や学校や地域でそれを学習する機会を奪われてきたからではないかという疑問が残るわけです。ところが，「他人の意志を推論することの障害」という定義はそういう可能性について少しも考えることなく，問題を個人化する。

ただこの点はややセンシティヴです。自閉スペクトラム症も当然，気質や環境など複数の因子が関わっている。ところがかつて「自閉症は親の育て方のせい」と言われた時代があった。今ではそのような考え方は否定されているとはいえ，他方で，後天的要素や環境の影響を完全に否定できるとも思えないわけです。この点については熊谷さんはどうお考えですか？

熊谷　まさに「中動態」の概念が，この議論の隘路から救出してくれるのだと思います。「能動／受動」の枠で考えている限り，どこまで行っても「犯人捜し」から逃れられません。「すべて親のせいだ」と，責任と原因を親に帰属する時代が過ぎたら，今度は「そんなに親を免責してもいいのか」という議論が浮上してくる，さなが

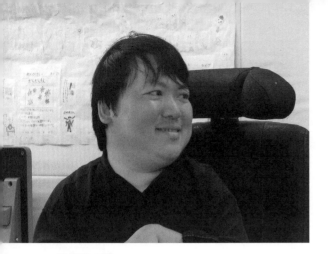

熊谷晋一郎

らシーソーゲームです。自閉スペクトラム症とされる人々の困難については親も社会も影響を与えていることは自明ですが、それらすべてが捨象されて「本人の脳の問題」へと還元されていく。よく語られる「コミュニケーション障害」という概念も、まさにこの犯人捜しのポリティクスに加担しています。コミュニケーションはどちらか一方だけでは完結しない、他人や社会との関係において生じる相互的現象であるにもかかわらず、「コミュニケーション障害をもつ脳」という奇妙なロジックに還元されてしまう。

國分　僕は『中動態の世界』のなかで「意志が人間の行為を決定している」とか「行為とは意志の実現である」といった考えを否定しました。しかし、そうすると当然、「私は無意識によって操作されているロボットのような存在なのか」という疑問が出てきます。意志の概念を批判したスピノザの哲学に専門的に取り組んでいる僕自身も、長い間、この疑問が解けずにいた。ですが、『中動態の世界』を書きながら、自分がどうして意志の概念の取り除けずにいるのかわかったんです。問題は意志の概念そのものというより、何か一つの要因——この場合は「意志」のことですが——が行為を決定するという考え方そのものなんですね。

これは「犯人捜し」と全く同じ図式なんですが、何か一つの要因が一方的に行為を生み出すのだと僕らはあまりにも強く信じ込んでいる。だから、その要因が意志ではないと言われると、「では何が行為を一方的に生み出しているのか？」と思って、今度はそこに無意識を代入してしまう。その上で、「自分たちはそんな操り人形のような存在であるわけがない」と反論し、結局、意志の概念に戻ってしまうというわけです。でも問題はこの図式そのものなんです。無意識も当然、行為に影響しています。けれども、それだけではない。意識も同じく行為に影響している。複数の要素の総合として行為は存在するわけです。ところが、「何か一つの要因がすべてを決定している」という考えがものすごく浸透していて、しかもそれが全く意識されていないので、なかなかこの認識にたどり着けない。意志の概念を否定することへの抵抗が強い理由の一つもここにあるでしょう。

いま熊谷さんがおっしゃった「犯人捜し」も同じです。どういうわけだか、「何か一つの要因がすべてを決定している」と誰もがそう信じ込んでいる。だから「親が原因」が否定されると化学物質だなんだと原因が持ち出されてくる。問題はしかしこの還元主義なんですね。

ただ障害の話においては、この因果関係の問題はそう容易くは論じられないものになります。ポリティカル・コレクトネスが当事者の権利主張を盾にとるような状況があって、そのせいで議論そのものが封じられることがしばしばあるからです。かつての「親が原因」論は、子どもの抱える難点をすべて母親のせいにする日本の家父長制的な社会のメンタリティーと一体になっていたことが問題でした。だからそれは一度否定されねばならない。しかしその上で幼い頃の成育環境の影響については考えねばならないはずです。

熊谷　今まさに私が批判したような「コミュニケーション障害の概念」や「還元主義」が誤りを含んでいる一方で、このタイプの言説を支えている利害関係者の一端が当事者でもあるという状況があって、この問題は相当に根深いですね。たとえば、脳の問題にすれば「自分の人格の問

題」にはならなくなるというのも妙な話のはずですが，脳や化学物質の責任にする代わりに本人や周囲を免責する言説でもあって，そうした文脈から当事者に安心感を与えることもあります。結果，「当事者が言っているのだから誰も反論できない」という話になって，言説の所有権のような矮小な問題に堕落してしまえば，研究から離れて「内政干渉」を自制することにもなりかねません。綾屋さんは当事者研究会の実践のなかで，さまざまな試行錯誤を経て，「責任問題ではなく構造問題でとらえる」「抽象的ではなく具体的」「密室ではなく共有」という3つの態度設定が重要だと整理しています。そのうち最初の態度は，「親が悪い」「社会が悪い」「自分が悪い」「脳が悪い」といった，犯人捜し的で還元主義的な視野狭窄に陥るのではなく，実に多くのエージェントが複雑に関わる構造をみんなで眺めることの重要性を表現したものといえます。

過ぎ去らない過去と共に
──ポスト精神分析的主体と言葉の復権

熊谷 先ほどの「意志」と「選択」の差異の話に関連して，今回ハンナ・アレントを読めたことは本当に勉強になりました（笑）。

國分 それは本当によかった（笑）。

熊谷 アレントの言う「過去から切断された絶対的な始まりとしての未来」という一文を読んだときに，最近カウンセリングや臨床心理学の世界でも「希望志向」といった言葉を耳にすることを思い出して……

國分 「希望志向」ですか？

熊谷 本当はさまざまな深い意味がある言葉なのですが，現場では，過去を振り返らず脇に置いて「未来に向かって考えよう」という軽薄な言説資源として使われてしまうこともあり，ある種の精神分析へのアレルギーかもしれませんが，危うい部分を含んでいることを危惧しています。一方で國分さんが『中動態の世界』で言及されていたハイデッガー[註16]の「放下（ほうげ）」概念には感銘を受けました。意志が回想や思考を妨げるからこそ過去を憎むという発想……素晴らしい考えですね。ハイデッガーというのは一体何者なんでしょうね（笑）。

國分 おそらくそういう気持ちが彼自身のなかにあったのでしょうね。

熊谷 過去があまり思い出せない，特に時系列で具体的なディテールが思い出せない，いわば過去を大掴みにしか思い出せない「過剰一般化記憶（Overgeneral Momory：OGM）」の状況は，過去にトラウマを抱えている人に起こりやすいと言われています。自殺リスクと相関することもある状態で，現場には少なからずそういう過去との切断の仕方を生きている方がいる。「浦河べてるの家」でも最初は「希望志向のSST」や「希望志向のCBT」といった実践を進めていたそうですが，OGMをもつ人たちや過去への回避傾向のある人たちの場合，表面的にこの実践形式にチューニングを合わせてしまうものの，しかし事態はまったく変わらず苦しいパターンが続いてしまった。SSTには快適に参加しているけれど，一歩そこから離れると生活は相変わらず苦しく，「自分は何をやっているのだろう」と思うメンバーもいたようです。やがて行き詰まるなかで，依存症自助グループの方法が「浦河べてるの家」に流れ込んできた。依存症自助グループで大事にされている12ステップのステップ4に「棚卸し」という項目があります。徹底して過去を振り返る作業で，ダルクスタッフに聞いたところでは，参加者はみんな具合が悪くなるといいます。「過去から切断された絶対的な始まり」を毎日生きてきた人たち，薬（ヤク）でリセットしつづけて「未来」「意志」で埋め尽くされた状況に追い込まなければ生き延びられないほど壮絶な過去を負っている人にとって，希望や意志を強調する環境は表面的には快適だけれど，一方で問題を置き去りにしていくところがあります。アレントによる「意志」の定義は，この

状況に記述を与えます。希望志向のSSTで行き詰まった「浦河べてるの家」にアノニマス・ミーティングの「棚卸し」概念が入ってきたところでブレイクスルーが訪れます。

國分　今の「希望志向」の話は興味深いですね。「希望志向」が何も問題を解決しないのは当然としても，一方で，そのような軽佻なスローガンだけに頼って生きつづける人々の姿が今の社会で目立つようになってきている事実も指摘できると思います。雑誌『表象』に掲載されている討議「ポスト精神分析的主体の表象」で，千葉雅也さんや松本卓也さんが「ポスト精神分析的主体」とでも呼ぶべき現代の人間像について話をしているんです[註17]。精神分析は無意識という重厚な重荷に突き動かされている人間の姿を前提にしていた。ところが，現代にはそのような無意識が極端に小さくなった人間，いわば「深み」のない人間の姿が見出せるのではないか，と。心のなかに抑圧を抱えているのが精神分析の前提とする正常な人間の姿だったわけですが，いわば抑圧がない人間が現れているということです。

　この現象はさまざまに分析できると思いますが，僕はこれが「言葉の衰退」とどこかでつながっているのではないかと思っています。というか，実際に進行しているのは言葉が人間存在のなかで占めていた地位の低下ではないか。かつてジャック・ラカン[註18]は，「無意識は言語のように構造化されている」と言いましたが，人間が言葉を使わなくなっているために無意識そのものが弱体化しているとも考えられます。

　僕がずっと取り組んできたフランス現代思想では人間が言語によって規定されているというのが前提でした。ところが今はその前提が大きく変化してきている。イタリアの哲学者ジョルジョ・アガンベン[註19]は最新刊の『身体の使用』のなかで，「もはや言語は人間を規定する歴史的アプリオリではない」と書きました。この発言，全然注目されていないんですが，僕には衝撃的でした。薄々勘づいていたことをはっきり言われたというか。コミュニケーションは過剰だが，言語は使われていないというのが現代社会の特徴で，そこで人間は，言語を通じて無意識を重厚に構成するのではなく，軽やかな記号だけを交わして生きている。「希望志向」はそこでは苦もなく受け入れられるということでしょう。

熊谷　かなりぴったりきますね。

國分　「言語を使用しない人間」は「解離」や「多重人格」とも親和性が高い気がします。少し前に，若い人たちがケータイを替えることで人間関係を全部リセットするというのが話題になりましたが，ポストフォーディズム時代にはそのような人間がむしろ求められているという事実もあります。

熊谷　以前に一橋大学の対談でご一緒したときに[註20]，ポストフォーディズムと絡めながらこんな話をしました――情熱的に次から次へと新たな欲望をもちながら過去をあっさり手放せる主体こそが，ポストフォーディズム体制下で元気に生き延びることができる。しかし残念ながら人間の進化はそのような時代に十分にはついていけず，ポストフォーディズムに適応できる人の数は多くない。その証拠に，ここ30年でブームのように何十倍にも増えた自閉スペクトラム症とされる人々がいる。鮮明な過去を生きつづけ，記憶が強力な存在感を放ちつづける生活を送っていたり，過去のこだわりを捨てて新しいものに適応していくのがちょっと苦手な傾向をもつ自閉スペクトラム症という一群の人々は，かつてのフォーディズム体制下では理想の労働者だったけれど，ポストフォーディズム社会においては次々に障害者のラベルを貼られているのではないか。人間が今後どのようなスピードで進化するのか私には予測できませんが，こうした社会の変化に誰もが息切れをしていて，要求される進化のスピードについていけなくなっている印象があります。このような「解離のポッ

プ・スキル」[註21] が使えない人は決して少ないわけではなく，彼らにとっては，やはり相変わらず重厚な過去や言葉が必要とされていて，当事者研究も，障害のない大学生などカテゴリーの境界を超えた「流行」の兆しがあります。みんなが当事者研究を「ちょっとおもしろそう」だと感じはじめた背景には，こうした社会変動に苦しむ思いが少なからずある気がします。

國分　当事者研究はやはり「言葉」ですよね。だから当事者研究を経験するというのは，「言葉」の力をもう一度経験するということでもある。「解離のポップ・スキル」を使ってニコニコしながら息切れしている人たちがいる一方，逆に「言葉」にもう一度触れて，ある種の「重み」を取り戻したいという希求があるのかもしれません。当事者研究はある意味で「言葉の復権」なのでしょうね。

熊谷　当事者研究の流行現象を間近で見ていると，認知行動療法が流行するのと同期して，よくある仕事術（Lifehack）のレベルで，当事者研究が自己啓発のオプションのひとつとしてカジュアルに受容されかねないと感じます。ですから当事者研究を取り巻くすべての現象が「言葉の復権」の兆候ではないかもしれませんが，べてるやダルクで実践されている当事者研究は，言葉の復権そのものです。上岡さんはダルクでやっていることを，「英会話スクール」のように言葉を覚える場所だとユーモアを交えておっしゃっていました。最初は「暇」「死にたい」「ムカつく」としか言えなかった当事者たちが，半年ほども経つと心を揺さぶるような語りをすることは珍しくありません。ここに言葉の力を実感します。

國分　ダルクの実践が英会話スクールみたいなものだとは，さすが上岡さん，おもしろいこと言いますね！

熊谷　少し話は変わりますが，慢性疼痛の当事者研究では，痛みの記憶が原因である慢性疼痛を，今生じている痛みの知覚であると誤認するところに問題が生じていると言われています[註22]。意志だけでなく，慢性疼痛もまた，過去の切断によって生じているのかもしれません。そして，過去と切断され，来歴を失った痛みは有意味性を奪われ，「ただ取り除くべき無意味な症状」とされ，未来志向で鎮痛剤が増量されていく。依存症と慢性疼痛をあわせもったある当事者の方は，「痛みによって自分の意志を乗っ取られたように感じる。それが一番つらい」と表現をされていましたが，これは，意志と痛みの双方に，過去の切断など何らかの共通性があるのかもしれないということを示唆しているように思います。

國分　それにしても，なぜこれほどまでに未来や希望が志向されているのか。公教育の場でも「夢」「未来」「希望」といった言葉であふれかえっています。どれもスピノザが否定しそうな語彙ばかりなんですが，どこか，薬（ヤク）で過去を断ち切って「未来志向」するというのに似たものを感じます。社会が健康そうな振りをして，何か薬（ヤク）のようなものを使って，過去を忘れて「未来志向」になっているのではなかろうか。

よみがえる中動態――方法としての外在化

熊谷　少しここまでの議論を整理してみると，当事者研究を，それとしばしば混同されるさまざまな「ポストフォーディズム体制に適合的な主体を作り出そうとする支援技法」や，「当事者主権・当事者運動」と比較することを通じて，「当事者研究の方法を記述する概念としての中動態の可能性」について討議してきました。手続き上は近似している認知行動療法と当事者研究が混同されている現状が一方ではあるため，ここでいったん，当事者研究の歴史を踏まえながら整理して，「何を大事にしてきたのか」をテキスト化するという今回の特集の主旨に則して，この対談でも議論を進めてきました。そして当事者研究への表面的な批判が多くなってきた現状

を受け，この対談では，当事者研究の方法で外せないポイントを，折に触れて「中動態」という概念を借用しつつ整理してきました。実は当事者研究の方法を記述するフォーマットに悩んでいたものですから，國分さんの『中動態の世界』には大きなヒントをいただきました。以下では，現時点で思いつく範囲ではありますが，あらためて中動態概念を用いて当事者研究の方法のいくつかを記述する試みをしてみようと思います。

当事者研究の方法，特に「浦河べてるの家」で大事にしている方法のひとつに「外在化」があります。簡単に言うと「人と問題を切り離す」ことですが，たとえば，ある方が自宅に火をつけてしまったとします。当然周りからも責められるし自分でも自分を責めてしまうので，ストレスがたまってしまい，また別の家に火をつけてしまうこともあるかもしれない。このような行動パターンのサイクルにはまっているメンバーに，「なぜ火をつけてしまうのだろう？ そんな自分を研究してみよう！」ということを提案したのが「外在化」および当事者研究の始まりと言われます。能動／受動でもなく，「尋問する言語」でもなく，まさに「出来事として記述する言語」として研究してみようという呼びかけがなされたのが，当事者研究の最初のエピソードなのです。能動／受動のパラダイムに絡めとられた当事者や周囲の人が，「研究してみよう！」と宣言された瞬間に出来事の記述に向かう……まさに「中動態への招待」のエピソードでもあります。

ただ，能動／受動で考える習慣は身体に染みついているので，「研究してみよう！」と呼びかけたからといってすぐには変化しません。もちろん始めるときは「あの手この手」です。綾屋さんによる分析が本特集号の「当事者研究をはじめよう！——当事者研究のやり方研究」でも紹介されていますが，たとえば向谷地さんの発話を分析すると，当事者の言葉をそのまま引き取らず，絶妙な言い換えをしていることがわかります。たとえば「また火をつけちゃったんです」という発言に対して，「ああ，放火現象が起きたのね」といった言い換えがなされる。特にべてるでは「○○現象」という言葉が頻発するのですが，それによって問題とされる言動を出来事化して，外在化へと誘導しています。一方，上岡さんも同じように，外在化へと誘導するような工夫，言い換えれば「中動態の世界」へ誘いだす仕掛けを張り巡らせています。これが『中動態の世界』に書かれていることと当事者研究との重要な合流ポイントであり，ファシリテーション側から見た中動態の意義といえます。

一方，研究している当事者の側に目をやると，研究すればするほど具合が悪くなる人と，だんだん元気になってくる人がいます。自分の過去や経験を振り返る形式に個人差があることもわかってきています。自分を振り返る自己参照の仕方には2種類あって，そのひとつが「反芻（rumination）」で，草食動物が食べた草を吐き戻してまたもぐもぐするように，フラッシュバックした記憶を，尋問の文法で再解釈し飲み込んでしまおうとする振り返りのスタイルです。そしてもうひとつが「省察（reflection）」で，好奇心を掻き立てる研究対象となるような有意味性を持った出来事として過去を思い出すスタイルです。両者を比較すると，「反芻」は具合が悪くなる自己参照形式で，「省察」は元気になる自己参照形式だということが報告されてきました。「反芻」では，「私が悪かった」「私が犯人だ」と考えたり，「あの人がもっとああしてくれていれば違ったはずなのに」「私があのときああしていれば違ったのに」と，過去にさかのぼって自分を含む誰かの責任を追及する形式になっています。一方の「省察」は，過去に起きた出来事を外在化して，どこか他人事のように表現するという特徴があります。「ただそういうことが起きた」「そのときにあるメカニズムで起きた」ことを探求して，「なぜ自分は火をつけてしまったの

か」ということを知的好奇心から探求する形式です。

これまで自己参照形式をこうした心理学の概念を使って理解してきましたが、『中動態の世界』以降、能動／受動の形式で過去の出来事を思い出すのが「反芻」、中動態の形式で「自分において生起した現象」として過去の出来事を思い出すのが「省察」と切り分けると、思いのほかすっきり整理できるのではないかと思うようになりました。

國分　結果として「反芻」と「省察」の差異が生じるのはよくわかりますし、「反芻」はイメージできるのですが、「省察」は実際にどのような形式になるのでしょうか？

熊谷　100％の「省察」というものはないでしょうけれど、イメージとしては「ユーモア」が近いかもしれません。出来事から距離を置いた自分が、自分の苦労を語るという佇まいが伝わるような語りの形式は、共感を誘うしっとりとした可笑しみを伴っているように感じます。

國分　「吐き出してもう１回食べる」のではなく「鏡に映すように外に映し出してみる」ということですね。

熊谷　当事者研究の場が研究の場になっているかどうかをモニターするうえで、私たちは語り方のフォーマットからモニターしています。あくまでも個人のモニターではなく、場のモニターであるというのも重要な点です。そして、現場で観測できるのは言語です。参加者の語り方から、私たちは直感的に「ちょっと今まずいほうに場が偏っているな」といったことを感じ取る。これは経験知のようになっていて、どうすれば分析できるかずっと考えあぐねていたので、國分さんが言語で整理してくれたことは私たちのリサーチの羅針盤となるものでした。

國分　それはうれしいですね。少しだけ補足すると、「私が火をつけちゃったんです」という発言を「放火現象が起こったのですね」と言い換えるのは、「尋問する言語」から「出来事を記述する言語」への遡行であって、言語の歴史を逆にたどっていることになるわけですね。『中動態の世界』の171ページで 'me paenitet culpae meae' というラテン語表現を紹介しているんですが、これは字義通りに訳すと「私の過ちに関して私に悔いが生じる」という意味です。「私が後悔する」のではなく、「私のなかに後悔が生じる」という表現ですから、後悔を表現するのにぴったりの言い回しだと思うんですが、ラテン語の人称変化が豊かになるにつれて、「私が後悔する」を意味する 'paeniteo' という表現が出てきてそれに取って代わるのです。そうすると、もう「私の中で後悔が発生する」というイメージはなくなってしまいます。出来事を記述する言語はなくなり、出来事が行為として主語に帰属させられるようになる。この歴史から眺めると、「火をつけちゃった」を「放火現象が起きたのね」と言いかえるというのは、この歴史を遡っていることになるわけです。

熊谷　それは私たちの実践にとっても、とても実践的な再発見だと思います。当事者研究のなかでは、日常言語で使わない、ちょっと不自然な言い回しも活用します。先ほどの「放火現象」という表現もその例です。ただ、それらの奇妙な表現は向谷地さんや上岡さんのなかで経験知として蓄積されてきたもので、そのファシリテーションの方法を伝達するときに向谷地さんの口調をすべて文字にして、「態」に注目して分析していくことも可能なはずです。

國分　『中動態の世界』がこんなふうに役に立つとは僕も思っていませんでした。僕は「尋問する言語」を抽象的に考えていたけれど、いまのお話は、言語が本当に尋問している様を実感として感じることのできるエピソードですね。

熊谷　外在化のテクニックには言い換え以外にも、ホワイトボード上に発表者自身を表す人型のイラストや発言、出来事を書き出すことで、発表している当事者を実際に「外」へと導き出していくという方法もとられます。中動態のパース

ペクティブといいますか，出来事として事態を観察することは，出来事に主体が内在しているようでいて，言語によって表現する段階になると出来事を外から眺めていくことになります。中動態が使用されていた当時，発話者のパースペクティブがどのようなものだったのかは想像するほかありませんが，事物の中動態的な理解のスキーマと，中動態によって出来事を表現する人のパースペクティブの関係も気になるところです。事象から距離を置いていたのか，それとも距離は近かったのかと想像もします。それに対して能動／受動のパースペクティブは，事象に埋没して固着している印象があります。

過ぎ去る時——ファシリテーションの技術

熊谷 もうひとつ，当事者研究を進めていくファシリテーションの方法において，希望志向でいくのか，それともしっかり棚卸しをするのか，というバランスはしばしば悩ましいものです。「浦河べてるの家」は未来志向からスタートし，ダルク女性ハウスは過去の棚卸しからスタートしているという，それぞれの持ち味があります。当事者研究は依存症自助グループの影響を受けつつ「浦河べてるの家」で生まれ，見ようによってはダルクには逆輸入されたとも見ることができますが，双方が自分たちの積み上げてきた経験だけでは行き詰まる部分があり，過去志向の実践と未来志向の実践の持ち味が化学反応を起こしたようなところが当事者研究にはあります。先ほど，歴史を振り返ると「当事者運動」「当事者主権」とアノニマス・ミーティングの要素が重なって当事者研究が生まれたと説明しましたが，ファシリテーション方法の水準でもその合流を感じ取ることがあります。たとえば，ダルクでは無理やり過去に直面させるようなことは決してなされません。「今あなたは何歳？」と確認したり，あるいは手をつないで，床に線を引いて，「この線から向こうが過去です。あなたは現在の地点にいます。それを確認するために私（ファシリテーター）は，あなたと手をつなぎます。現在の領域から手をつなぎ，この手を離さないで，そしてその線を踏み越えないで，一緒に，線の向こう側にある過去を振り返りましょう」というテクニックを使うことがあると上岡さんから聞きました。過去を振り返る形式に極めて敏感で，これもダルクの経験の蓄積ゆえの方法だと思います。同じように，べてるでも，「過去を未来に置くように振り返る」という言い方で，繊細な過去へのアクセスのバランスが表現されています。

國分 今の話はテクニックとして強い感銘を受けますが，同時に思うのは，様々なテクニックをそこまで使わなければ過去を振り返れない人たちがいるということですよね。

熊谷 そうですね。本当に過去にタイムスリップして帰ってこられなくなるような人がいる現場だからこそ編み出された方法でしょうね。

國分 つまり，過去は過ぎ去っていない。

熊谷 そして，その過去を過ぎ去らせていく方法は，過去に呑み込まれないように手をつないで未来へ強く引き寄せながら，それでも過去を振り返るというもので，そのせめぎあいのなかに言葉が生まれる。

ビリー・バッドが当事者研究をしていたら？——孤独と仲間

國分 あまり強調しませんでしたが，『中動態の世界』を書きながら考えていたことの一つが「仲間」という存在です。『ビリー・バッド』[註23]を論じた最終章で少しだけ触れたのですが，ビリーを告発した嫉妬深いクラッガートに，話を聞いてくれる友がいたら，もしかしたら事態は変わったのかもしれない。

熊谷 クラッガートがダルクにつながっていれば……（笑）

國分 そうそう（笑）。クラッガートが当事者研究

をしていたらどうだっただろうかという，ということです。ビリーの「吃り」にしても，当事者研究を通じてそれとの付き合いを学べたかもしれないと思うんです。いきなりクラッガートを殴り殺すことはなかったかもしれない。

熊谷 『中動態の世界』の「あとがき」で，アレントに会ったら「ビリーもクラッガートもヴィアも我々そのものではないでしょうか？ アレント先生には彼らのようなところはありませんか？」と聞いてみたいと書かれていましたが……かなり痺れました！ 高みから分類するアレントの姿勢に対する，國分さんからのユーモアたっぷりの批判的言説のように読みました。

國分 アレントにも「仲間」がいて，理解してくれる夫も友人もいたわけですからね。当事者研究の大切な要素のひとつが，複数のメンバーで実践するということですよね。単に自分のことを一人で研究するのではない。しかも，「話す人」より「聞く人」に影響があるということですから，当事者研究はまさしくみんなでやるものであるわけです。僕は「絆」といった言葉は好きではありませんが，「絆」や「連帯」より，話を聞いてくれる「仲間」とのゆるやかなつながりのほうが大切なのではないでしょうか。

熊谷 そうでしょうね。言語という現象自体も，複数の人間がいなければ成立も変化もしませんから。

國分 さらに興味深いのは，当事者研究は複数でやるものであると同時に，自分で調べる，一人で発表するという一人になる局面があるということです。単数と複数，孤独と公との往来をはっきりさせるところに当事者研究の特徴があるのかもしれませんよね。

熊谷 たしかにそうですね。向谷地さんの言葉に「自分の苦労を奪われてはいけない」という表現があります。向谷地さんは「自分の苦労は仲間に奪われてもいけないし，まして専門家に奪われてもいけない。自分の苦労は自分のものだということを大事にしている」と表現しています。

一見すると個人主義で自分一人で孤立しているようにも読めますが，当事者研究の現場を経験するとよくわかります。みんなでわいわいやることが自己目的化すると，「私はこんなに苦労している。どう思いますか？」という発言ばかりになってしまう人も現れる。「自分で考える」という契機が失われてしまうわけですね。それでは薬で症状を抑えてもらって精神障害の人が自分の苦労を専門家に外注していたかつての時代と何ら変わりありません。「浦河べてるの家」の有名な言葉に「苦労を取り戻す」という表現があって，「私の苦労は誰にも奪われない私のものだ」という現場の緊張感がよく表われています。國分さんがおっしゃった「孤独と公との住来をはっきりさせる」ということは，「誰にも奪われずに自分の苦労を考えること」と「自分の考えを他人とシェアすること」の循環と言い換えられます。

國分 最近，僕はハンナ・アレントによる「孤独」の定義[註24]のことをよく考えるんですが，彼女は「孤独（solitude）」と「寂しさ（loneliness）」は違うと言うんですね。「孤独」とは私が私自身と一緒にいられることである。それに対し，「寂しさ」とは私が私自身と一緒にいられないことであり，それ故に他人を求めてしまう状態である。つまり孤独である人が必ずしも寂しさを感じるわけではない。アレントによれば，孤独とは思考のための条件なんです。私と私自身の対話が思考である，と。そうやって思考する個人が孤独を離れて，公的領域で発言するというのが彼女の政治のイメージなんですね。アレントの思想には納得できないところも多いんですが，この孤独の定義はとてもいいなと思っています。

熊谷 たしかに当事者研究にも通じる素晴らしい定義ですね。

國分 そしてこの孤独こそ，現代に大きく欠けていることでもあります。

熊谷 ひきこもりなどの現象も関係しているかもしれませんね。

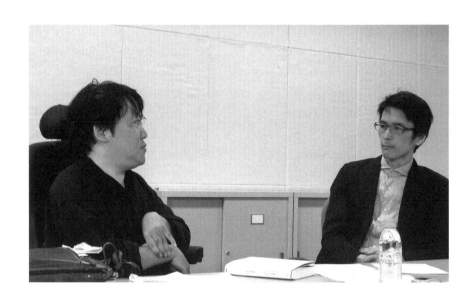

國分　そうですね。そもそも研究するときに人は自分自身と対話するわけですよね。でも、そこで終わるのではなく、明るい場所（公的領域）でみんなと対話・共有する。当事者研究は優しいメソッドというイメージがあるけれど、やはり「孤独」に進めなくてはならない部分はあって、ある意味では強いられるところもある。

熊谷　向谷地さんが、エドムント・フッサール[註25]の「一人ひとりで，共に」という言葉をよく使うのは、おそらく「一人ひとりでやりましょう」ということと「一緒にやりましょう」ということを両方見据えた言葉だからではないでしょうか。そう考えると当事者研究はなかなか厳しくて、神聖で、ちょっと緊張感のある空間でもある。

國分　そして、それこそが重要だと熊谷さんも考えているわけですよね。人に話すわけですから、きちんとプレゼンしなくてはいけないし、それゆえのプレッシャーもあるけれども、別に点数をつけられるわけでもないし、言いっぱなしでいい。それでもプレゼンのためには自分一人で準備をするなど孤独な作業もあって、この緊張感と「ゆるさ」、一人で進めることと公で共有すること、暗さと明るさ、今まで渾然一体となってしまっていた2つの領域を切り分けていく。一人の領域が確保できなかった人、すべて他人に踏みにじられてきた人、問題を自分だけでずっと抱えて明るみに出せなかった人、そういった人たちが、私的領域と公的領域を確保しながら切り分けていく作業というのは、当事者研究にふさわしいイメージだと思います。

熊谷　やはりどちらか一方の世界に生きてきた人が多いですよね。

國分　なるほどね。『暇と退屈の倫理学』で紹介した、ハイデッガーの語る「退屈の第二形式」もやはり孤独になることでした。僕がハイデッガー本人の意見に反して第二形式が重要だと言ったのも、孤独であることの重要性を説くためでした。

熊谷　それに対して退屈の第一形式と第三形式は私的領域か公的領域のいずれかに引き込まれた状態ですよね。

國分　確かにそうですね。第一形式では自分と向き合うことができなくなっていて、つまりすべてが公的領域に覆い尽くされている。第三形式では「何となく退屈だ」という内なる声に向き

合うばかりで，私的領域に引きこもっている。第二形式がおもしろいのは，パーティーに来ていて皆と社交しつつ，しかし孤独が現れるというところですね。

　アレントは，公的領域は「明るい」，私的領域は「暗い」という言い方を好んでいるんですが，心のなかには暗いところが必ず残ると言うんです。心は「暗い闇」があってはじめて正常に作動する。だから，この暗さと向き合うことを厭うべきではない。

熊谷　それは当事者研究の方法でも重視されていて，最近話題の「オープンダイアローグ」[註26]にも「垂直な対話」と「水平な対話」という表現があります。「垂直な対話」は「自問自答」で「水平な対話」は「人との対話」という定義が与えられていて，双方が必要だとされています。これも当事者研究の現場では直感的に理解されていることです。

世界にひとつの真理
―― スピノザの「自由」と体得される「真理」

熊谷　『中動態の世界』の第8章「中動態と自由の哲学――スピノザ」のなかでは，スピノザが『エチカ』で論じている自由論が，自らを貫く必然的な法則にもとづいて，その本質を十分に表現しつつ行為するときにこそ人は「自由」であるとして紹介されています。この定義は当事者研究にも共通する部分があります。訳のわからない自分の法則やカオスを生きてきた人にとって，自分の肉体や経験のなかに一定の法則・秩序を見出すのが当事者研究だからです。綾屋さんの言葉で言えば「自己感」ということになりますが，自分のパターンをとらえるだけで楽になって自由を感じられる……

國分　実はこの第8章を書いているときに，僕はずっと熊谷さんや綾屋さんから聞いた話を思い出していました。たとえば，「変状する」という意味のラテン語afficiturについて説明している次の箇所などがそうです。「たしかにわれわれは外部の原因から刺激を受ける。しかし，**この外部の原因がそれだけでわれわれを決定するのではない**。この外部の原因はわれわれのなかで，afficiturという中動態の意味をもった動詞表現によって指し示される**自閉的・内向的な変状の過程を開始するのである**」(p.251)。この自閉的・内向的な変状の過程を考えると，外部から影響を受けつつも，その人なりの反応があるという当たり前のことをうまく説明できる。

熊谷　このことは昨今，もっとも軽視されてきた気がします。たとえば行き過ぎた社会構築主義の文脈で言うと，必然的な自己の法則を社会的文脈で解かすことになったり，障害者運動の文脈で言うと，「自分のことばかりにとらわれないで社会に目を向けよう」という情念的な社会変革のロジックに自閉的・内向的な変状の過程が置き去りにされたりもする。当事者研究を実践するときの「たたずまい」は自閉的・内向的な状態に見えるかもしれないし，研究で社会は変わらないように思われるかもしれない。しかし，外部からの刺激を受けながらも自閉・内向化している変状の過程こそが当事者研究の力点が置かれる地点であり，その過程以外に社会変革の源などありえない。私と綾屋さんは自分に固執しすぎていると誤解されることもありますが，そうした誤解をわかりやすく解きほぐすときに，よく「見えやすい障害」と「見えにくい障害」と対比させながら説明します。今までの障害者運動は「手が上がらない」「歩けない」といった「見えやすい障害」を中心に推進されてきました。見えやすいからこそ必然的法則も知りやすく，自分のみならず他者に対しても表現しやすい。自らの必然的法則を知って表現するコストが低いというのが「見えやすい障害」の特徴です。「見えやすい障害」の人たちにとってこの段階は自明のことだから，早く次のステップに進みたくなる。だからこそ障害者運動でも「社会をもっとよくする方向に向かおう」という話に

なる。一方，当事者研究に魅力を感じる人たちは「見えにくい障害」の側にいることが多く，自らの必然的法則がつかめない状況に置かれていることも多い。「見えにくい障害」をもつ人は，スピノザの語る「自由」に近いものを手にしてはじめて社会と向き合うことができ，また変革の方向もわかるようになる。これまで見過ごされてきたこの段階が，当事者研究で重視されているのはそのためです。

國分 「自由」という言葉をスピノザみたいに定義した人は他にはいないと思います。そして僕にとってこれは実に腑に落ちる定義なんですが，能動／受動に支配された「尋問する言語」のなかにいるとこれをうまく理解できない。だからスピノザ哲学そのものは人気なんだけど，この定義がきちんと理解されないまま放っておかれるという状態でした。スピノザは僕らとすこし違う言語で考えている。だからスピノザを読むには彼の言語のなかに棲まわなくてはならない。エビデンス・ベーストの発想によるデカルト的・近代科学的な言語ではうまく理解できないんですね。

ミシェル・フーコー[註27]は17世紀に真理の地位が変わったと言っています（『主体の解釈学』）。それまで真理は主体がレベルアップしてはじめて獲得できるものだったが，それが単なる認識の対象になってしまった。つまり，真理というのは教えてもらえば誰でもわかるものだと考えられるようになった。フーコーはそのような真理観の出発点をデカルトに見ていて，17世紀におけるその例外がスピノザだと言っています。スピノザにおいては，真理は自分で体験しなければならない。真理は体験の対象として捉えられている。

熊谷 まさに当事者研究でいうところの，ディスカバリーですね。

國分 なるほど。こういうことって僕らが日常的に経験していることだと思います。でも，僕らの言語がそれを表現するのに向いていないから，スピノザが言っていることの意味がなかなかわからないわけです。

熊谷 以前，大澤真幸[註28]さんと対談したときに，「知識」と「信」というテーマで話題が展開したことがあります。2011年の東日本大震災後の原発事故をきっかけに，誰もが膨大なエビデンスをインターネットやテレビから浴びるように受け，どのエビデンスを信じればいいかわからない状況に置かれました。今日，誰でも手軽に「エビデンス」「知識」は得られるけれど，それを「信じる」段階になると急にハードルが上がって「生活に組み込まれる知識」になかなかならない。ただし，そこから「行動を導く知識」になるまでにはさらに大きな隔たりがある。当事者研究もこの知識の展開から離れて単なる勉強にならないように，身体で学ぶことを重視して，経験を通じて信じられる知識を獲得することが大切になってくるでしょう。デカルト的科学からは当事者研究も解放されてはいません。本特集でもその一端が紹介されていますが，当事者研究であってもエビデンスの要請に抗えない昨今の状況があります。一方で，当事者研究の場はおそらくスピノザ的科学の実験場でもあります。今はまさにこの2つに当事者研究が引き裂かれているという状況かもしれません。

國分 どのようにエビデンスと付き合うのかは非常に難しいですね。もちろんエビデンスが必要ないわけではありません。問題はエビデンス主義でしか考えられなくなっていることであって，その意味では考え方の複数のルートを作らないといけないのかもしれない。そもそも，エビデンスがなければ科研費も取れない（笑）。当事者研究について研究する熊谷さんはエビデンスを重視しつつも，スピノザの語る「体得する真理」を大事にしているわけですよね。

熊谷 おっしゃる通りです。一方で，現在蔓延しているエビデンス主義は，特に医学領域でも早晩行き詰まりを迎えており，エビデンスというものを従来とは別様に考えなくてはならないと

いう機運も，医学のなかから沸き起こりつつあり，従来の流儀でエビデンスを証明しようとする研究は，無視できないほど費用対効果が悪いということが言われます。たとえば「自閉スペクトラム症の人にとってある療法は効果があるのか？」といったリサーチクエスチョンを立てるとします。すると100％自閉スペクトラム症の診断要件を満たす人たちばかりを何人も集めなくてはならなくなります。しかし，現実には，純粋な自閉スペクトラム症の方はほとんど存在しない。つまり，得られた知見を適用できる現実の範囲がきわめて限定されている。しかも，ある療法に関する治療的エビデンスを取ろうとしたら，毎回一部分たりとも内容を変えずに複数回同じ療法を繰り返さなくてはならないという現実離れした条件が課せられる。実際の現場では，諸条件に合わせてもっと臨機応変に療法をカスタマイズしたり組み合わせたりして進めているわけですから，その実験室内（in vitro）のエビデンスは到底現場では使えない。それにもかかわらず莫大な費用ばかりが投下される……この事実に最近ようやく遅まきながら多くの人々が気づきはじめたようです。

國分 費用対効果という側面からエビデンス主義に切り込むのは優れた作戦ですね。

熊谷 世相も反映した傾向ですよね。そこから必然的に「エビデンスとは何か？」という根源的な議論も浮上しつつある。スピノザの語るような「体得される真理」というものがあるとすれば，暗殺集団に狙われているという妄想をもった人による，死を賭して池袋で路上ライブを3回決行して，それでも殺されなかったという命がけの実験による妄想からの解放のエピソードは，優れて豊穣なエビデンスでもあるということを，今ふたたび真摯に考える必要があると私は考えています。

國分 「計量化」でしかないエビデンスではなく，より広域の視野からエビデンスを考える必要がありますね。

*

熊谷 今日は國分さんの『中動態の世界』を手がかりに，中動態がいかに当事者研究と相即するのか，いやそれ以上に中動態がいかに当事者研究を前進させてくれるのかを話し合ってきました。当事者研究の未来を明確に描くことは未だ誰にもできていません。しかしながら，『中動態の世界』と國分さんが与えてくれたさまざまな知は，当事者研究が進む道を照らしています。来たるべき当事者研究の相貌を，当事者研究の仲間たちと共に，そして國分さんと共に見つめていきたいと思っています。

▶註

1 熊谷晋一郎ほか（2017）atプラス31（特集－他者の理解）．太田出版．

2 熊谷晋一郎による「当事者研究への招待──Recovery is Discovery」は，『臨床心理学』において第15巻第4号（2015年）から第17巻第1号（2017年）まで計10回にわたって掲載された連載（金剛出版より近刊）．

3 表象文化論学会 編（2017）表象11（特集－ポスト精神分析的主体の表象）．月曜社．

4 國分功一郎（2017）中動態の世界──意志と責任の考古学．医学書院．

5 川口有美子（2009）逝かない身体──ALS的日常を生きる．医学書院．

6 Leudar I & Costall A (2009) Against Theory of Mind. London : Palgrave Macmillan.

7 Iijima K, Yomogida Y, Asada K, Abe K, Sugiura A, Kumagaya S & Matsumoto K (2016) Excessive association between negative intentionality and immorality is diminished in autism spectrum disorder. Neuroscience 2016, San Diego, USA, Nov.

8 國分功一郎（2017）中動態の世界──意志と責任の考古学．医学書院，pp.24-29.

9 熊谷晋一郎（2013）痛みからはじめる当事者研究．In：石原孝二 編：当事者研究の研究．医学書院，pp.217-270.

10 同上

11 熊谷晋一郎（2014）自己決定論，手足論，自立──概念の行為論的検討．In：田島明子 編：「存在を肯定する」作業療法へのまなざし──なぜ「作業は人を元気にする！」のか．三輪書店，pp.16-35.

12 國分功一郎（2015）暇と退屈の倫理学 増補新版．太田出版．

13 ブレグジット（Brexit）はイギリスのEU脱退（Withdrawal of the United Kingdom from the European

Union）を指す通称で，BritainとExitからなる造語．

14 ジャック・デリダはポスト構造主義を牽引したフランスの哲学者で，エクリチュール，散種，差延などの概念を駆使した脱構築の思想で知られる．主著に『グラマトロジーについて』『声と現象』『エクリチュールと差異』『プシュケー』『友愛のポリティクス』などがある．

15 平井秀幸（2015）刑務所処遇の社会学．世織書房，pp.364-368．

16 マルティン・ハイデッガーは，フッサールの現象学，カントやヘーゲルのドイツ観念論，キェルケゴールやニーチェの実存主義，古代ギリシア哲学の解釈を通じて独自の存在論を展開したドイツの哲学者．主著『存在と時間』．対談で言及された『放下』は「ハイデッガー選集第15巻」として刊行されており，『中動態の世界』では第7章「中動態，放下，出来事——ハイデッガー，ドゥルーズ」で論じられている．

17 千葉雅也，松本卓也，小泉義之，柵瀨宏平（2017）共同討議 精神分析的人間の後で——脚立的超越性とイディオたちの革命．In：表象文化論学会 編：表象11（特集－ポスト精神分析的主体の表象）．月曜社，pp.14-53．

18 ジャック・ラカンはフランスの構造主義・ポスト構造主義思想に影響を与えた精神分析家．フロイトの精神分析を発展させた「パリ・フロイト派」を牽引するとともに「フロイトの大義派」を立ち上げた．主著『エクリ』のほか，叢書「セミネール」が数多く刊行されている．

19 ジョルジョ・アガンベンは美学・政治哲学を専攻するイタリアの哲学者．主著に『スタンツェ——西洋文化における言葉とイメージ』『バートルビー——偶然性について』『ホモ・サケル——主権権力と剥き出しの生』がある．

20 2012年11月11日（日）に一橋大学佐野書院においてイースト・プレス主催で開催された熊谷晋一郎と國分功一郎の対談「発達障害とサリエントな世界秩序」（前半：http://matogrosso.jp/yuragu/yuragu-11.html／後半：http://matogrosso.jp/yuragu/yuragu-12.html）．

21 「解離がさまざまな表現領域で多用され，まさにポップ表現のための技術（スキル）として無意識的に導入されつつある状況一般」を指す表現（斎藤環（2004）解離のポップ・スキル．勁草書房，p.342）．

22 熊谷晋一郎，五十公野理恵子，秋元恵一郎，上岡陽江（2016）痛みと孤立——薬物依存症と慢性疼痛の当事者研究．In：石原孝二，河野哲也，向谷地生良 編：シリーズ精神医学の哲学3 精神医学と当事者．東京大学出版会，pp.225-251．

23 ハーマン・メルヴィル［留守晴夫 訳］（2009）ビリー・バッド．圭書房．

24 アレントが『全体主義の起源』の「エピローグ」で言及した概念分類．参考文献——ハンナ・アレント［大久保和郎，大島かおり 訳］（1974）全体主義の起原3——全体主義．みすず書房，pp.318-324．

25 エドムント・フッサールはフランツ・ブレンターノに師事しながら哲学から諸学問を基礎づける現象学を提唱し，ハイデッガー，サルトル，メルロ＝ポンティなどの後継者を生み出した．主著に『論理学研究』『イデーン』『ヨーロッパ諸学の危機と超越論的現象学』がある．

26 「オープンダイアローグ」は，フィンランド西ラップランド地方にあるケロプダス病院に勤務する家族療法家を中心に1980年代から実践されている，統合失調症に対する治療的介入の手法．危機状態のクライエントのもとに依頼から24時間以内に専門家チームが出向いて，状態が改善するまで毎日患者と家族や親類を交えて対話を続けるアプローチ．参考文献——斎藤環 著・訳（2015）オープンダイアローグとは何か．医学書院．

27 ミシェル・フーコーはポスト構造主義のフランス哲学者．主著に『言葉と物』『狂気の歴史』『監獄の誕生』『性の歴史』がある．

28 大澤真幸は日本の社会学者．主著に『行為の代数学——スペンサー＝ブラウンから社会システム論へ』『不可能性の時代』『〈世界史〉の哲学——古代篇』『〈世界史〉の哲学——中世篇』『〈世界史〉の哲学——東洋篇』がある．

当事者研究のドライビングフォース
―― 当事者研究の「歴史／哲学」

「当事者研究」とソーシャルワーク

北海道医療大学／浦河べてるの家
向谷地生良

ソーシャルワークのルーツ

2014年9月，私はべてるのスタッフ，メンバーと共にイギリスのノリッチにあるイースト・アングリア大学で開催された"Mental Health Self-knowledge : Recovery initiatives in Japan and Britain"に参加するために，はじめての渡英をした。この企画は，東京大学のUTCP（東京大学 共生のための国際哲学研究センター）と障害学者として知られるトム・シェークスピア（Tom Shakespeare）（Norwich Medical School, the University of East Anglia）をはじめとするリカバリーカレッジの研究者，スタッフと，イギリスで普及しつつある「リカバリーカレッジ」（レパー，2012）と日本発の「当事者研究」をテーマに開催されたシンポジウムであり，イギリスにはじめて当事者研究の種が撒かれた記念すべきイベントであった。

渡英における私の目的は，もちろんはじめての交流プログラムへの参加もさることながら，イギリスがソーシャルワークの発祥の地であり，その象徴であるロンドン郊外にある「トインビーホール」を訪ねることであった。

1884年，産業革命の最中にセツルメント運動の拠点として設立された「トインビーホール」は，オックスフォード大学の経済学者であったアーノルド・トインビー（Arnold Toynbee［1852〜1883］）の名前を冠したものである。18世紀後半から19世紀前半にわたってすすめられた産業革命の余波は，人口集中が進むロンドンを中心に貧富の格差と失業を拡大させ，戦禍を逃れてきた移民も含めて東部の「イーストエンド」と言われる地区は貧困と退廃が人々の暮らしを蝕みスラムが広がっていた。当時の人々の貧困観は，「貧しい人は怠惰者」という個人の責任に帰するものであったが，若き経済学者であったトインビーは，机上の経済学ではなく，自ら学生を伴ってスラムのなかに飛び込み，働き，暮らしながら研究する「臨床経済学」を極めた。「産業革命」という言葉もその実践的な研究を通じて彼が生み出したものと言われている。そのスラムに飛び込み，共に暮らすなかで，この現状の変革を模索する若者たちは，「セツラー（移住者）」と呼ばれ，セツルメント運動の活動拠点は，30歳の若さで活動中に急逝したトインビーの功績を称えて「トインビーホール」と名づけられ，セツルメント運動として世界中に広まる起点となった。そして，その後，これらの活動を担う市民の自発的な活動が組織され，養成システムが整えられ，ソーシャルワーカーの原型となっていくのである（伊藤，1996）。

そして，今から40年前の1978年，北海道日高の浦河町に，総合病院の精神科専従のソーシャルワーカーとして赴いた私がその地においてみた光景は，当時言われていた「新しい貧困」ではなく，イギリスの産業革命の時代にも似た「昔ながらの貧困」であった。

次の文章は，当時の実践を記したものである。

「浦河の地域は，実にアルコール依存症の人達が多く，家庭訪問をすると，焼酎を飲んで喚いてい

るお父さんの傍らにたくさんの子供達が共に暮らしていた。茶の間で父さんが酒を飲んで母さんと喧嘩をしていると，奥の部屋から子供達が嵐の過ぎ去るのを待つかのように，戸を空けながらちらちらとこちらを見ている。訪問先の多くは，アイヌ民族の人たちであった。近所に住む親戚の家族でも同じようなアルコールの問題を抱えていた。そして，その親達の元でたくさんの子供達が暮らしていた。実はそのお父さん達もかつては同じような境遇で育ち，そのおじいちゃん達も同じような境遇で育つという貧しさとアルコールによる家庭崩壊の悪循環の中で子供時代を過ごしてきたのである」（向谷地，2006）。

　私は，「いつでも，どこでも，いつまでも！」というキャッチフレーズをかかげ，そのような子どもたちの暮らすコミュニティに入り込み，牧師夫人や教会の有志メンバーの協力を得ながら学力不振や情緒不安定に陥る子どもたちを対象に，毎週土曜日に川遊びをしたり，遠足に行ったりするボランティア活動をはじめた。しかし，当時の私の実践モデルは治療を目的とした典型的な医学モデルをベースとした精神科におけるチームの一員というスタンスから抜け出すことができないままに，昼夜構わず地域を奔走していた。そんななかで，私を打ちのめす出来事が起きた。

　「ある日，緊急の電話が入った。いつも訪問している家庭の奥さんからであった。夫がアルコール依存症で，弟さんもアイヌ民族のアルコール依存症で入院中であった。「入院中の弟が家に来て暴れているので来て欲しい」ということだった。「小学生の娘が，近所の子にアイヌの乗ったブランコなんか乗りたくないと言われたらしいの。そのことを入院中の弟に話したら，弟が逆上して病院を抜け出して，いじめた子のお母さんを呼びつけて怒鳴り挙げている」という。駆けつけると，弟さんは大声で一人の主婦を怒鳴りつけていた。「俺は，子供のときに担任の先生が"石をぶつけられたら，痛い痛いと言って鳴く犬はなんだ"っていうクイズを出されて，その答えが"アイヌ"だといって笑われたときから学校に行くのを止めた男だ。それから，焼酎をかっ喰らってシャモ――和人――に仕返ししてやろうと今まだ来た。俺は，アル中だ。何にも恐くない！」。そう言われると母親は，畳に額を擦り付けるように土下座して「申し訳ありません」と泣いて謝った。その時だった。父親が酔って帰宅したのである。緊迫した家の様子に当惑しながらも，ベランダから家に入ったとたん「父親のお前がこんなザマだから子供がいじめられるんだぞ！　この野郎！」と言って顔面を殴りつけた。父親の唇が切れて鼻血が噴出した。私は，床に倒れた父親に向かって蹴り続ける弟を羽交い絞めにして「逃げて！」と叫んでいた。鉄拳は，私にも向けられた。弟は，ヨロヨロと外に逃げ出した父親を，薪小屋から持ち出したマサカリを手にしながら追った。私は，110番をした。そんな父親を助けたのは，ちょうど学校から帰宅したばかりの中学生の長女だった。マサカリを振り上げる弟と父親の間に割って入って，叔父の体にしがみ付いたのである。鉄拳を喰らった私の顔は無残に腫上がった。強烈な無力感が私を襲った。頬の痛みを通じて100年以上にわたって繰り広げられてきたアイヌの人達のこの苦しみの現実の一端を知ったときに，立ちはだかる巨大な壁を前にして，ちっぽけな自分がその中でへたり込んでいるような感じがした。

　そのことがあってから私は子供たちに「なあ，みんな。君達の父さんも，叔父さんも，爺ちゃんもみんな酒で倒れたように，もしかしたら酒で苦労するかもしれないよ。でも，そうなってもう駄目だと思わないで，いつでも相談に来るんだぞ」と語るようになった。「この子たちを"アル中"にしない」という立場から「"アル中"になってもいいよ」ということを私自身が受け入れられたとき，私は，本当の意味でこの子供たちと心が通じ合えたような気がした」（向谷地，2006）。

　この経験は，私のソーシャルワーカーとしての実践のベクトルであった上昇志向的な実践に方向転換を促す重要な転機となった。

降りてゆく実践としてのソーシャルワーク

　そのなかで私があらためて読んだのが，学生時代に恩師（松井二郎）からいただいていたパウル・ティリッヒ（Paul Tillich）の論文「ソーシャルワークの哲学」であった（松井，1977）。ティリッヒは，ソーシャルワーカーとクライエントとの間に成立し，互いに成長的な変容をもたらす「傾聴し，応答し，変容をもたらしていく愛」とは，「不幸，醜さ，罪を高めるために，そこに降りていくような愛」だと語っている。まさに"昇るような実践"をしていた私にとって，あらためて出会ったティリッヒの至言は，ティリッヒの代表的な著書である『存在への勇気』（ティリッヒ，1969）に著された生まれた瞬間の高さから，"毎日死んでいる"という「死への連鎖」と「プレディカメント（人間が本来担っている苦しみ）」の概念は，その後のソーシャルワーク実践の礎となっていく。特に「実存的状況への参与」の視点は，先に述べた「貧困と退廃」に見える社会的な環境のなかに身を置きながら実践を重ねたセツルメントの思想とも重なり，私自身の立ち位置に大きな影響を与えた。

　それは同時に，統合失調症を持つ若者たちとの自助グループの立ち上げと将来の起業に向けた実践のひとつとして，浦河教会の旧会堂（後のべてるの家）で回復者クラブメンバーと一緒に暮らすという"実験"へと結びついていった。これは，私なりの"降りてゆく実践"としてのセツルメントの試みであった。その意味でも，念願がかない教科書でしか見たことがなかったソーシャルワークのルーツであるトインビーホールを見上げながら，トインビーに思いを馳せ古びたレンガの建物に手を触れたとき，120年を越えるソーシャルワークの歴史を共に歩んだかのような深い感慨に包まれた。

「医学モデル」と「生活モデル」の分断

　ソーシャルワーク実践は，つねにその視野のなかに人々の「貧困」を見据えながらも，「貧困とは何か」をめぐる議論がそうであったように，「個人にあてるか，あるいは当事者を取り巻く環境条件の改善におくのか，いわば，あれか，これかの論理を中心に，二重の焦点（double focus）をめぐって右往左往してきた」（岡本，2015）という歴史的な背景を持っている。それは，「心の病」の原因をめぐる「心」か「脳か」という議論にも似たものがある。特にソーシャルワークは，一貫性を持って説明可能な社会科学であり実践科学であることを志向し，そのエビデンスの追及は，長きにわたって重要なテーマであった。そのなかで，精神医療の現場で実践を重ねるソーシャルワーカーは，つねにそのヒエラルキーから時代の精神医学の治療観に影響を受け，その範囲内での実践を強いられてきた。そこから生まれたのが「医療モデル」から距離を取り，「生活モデル」という新たな実践領域を確立することであった（谷中，1996）。その先駆となったのが，1970年代に精神病院のソーシャルワーカーであった谷中輝雄たちが埼玉県の大宮を中心にはじめた「やどかりの里」の実践であった。

　私が1978年に北海道の片田舎で，回復者クラブ「どんぐりの会」の自助活動をベースにはじめた実践活動の中心となる理念は，先行する谷中たちの「やどかりの里」の取り組みのなかから学んだと言っても過言ではない。谷中の記した「生活支援の理念と方法」があり，そこに今日のべてるの当事者研究にもつながる興味深い記載があるので紹介したい。

　谷中は「試みと修正ということ」と題して次のように書き残している――生活支援の方法には「失敗」という言葉はない。目標の設定をして，問題解決のための作戦会議を開いて，課題に挑戦を試みる。そのときに目標達成や課題解決ができなかった場合，もう一度作戦の変更をすればよいの

表1　医療モデルと生活モデルの比較（谷中，1996）

	社会復帰活動 （医療モデル）	生活支援活動 （生活モデル）
主体	援助者	生活者
責任性	健康管理をする側	本人の自己決定による
かかわり	規則正しい生活への援助	本人の主体性へのうながし
とらえ方	疾患・症状を中心に	生活のしづらさとして
関係性	治療・援助関係	共に歩む・支え手として
問題性	個人の病理・問題性に重点	環境・生活を整えることに重点
取り組み	教育的・訓練的	相互援助・補完的

であって，決して失敗とは見做さない。そのプロセスを支える手立てとして「患者の自己決定権を尊重すること，グループ活動の有効性，患者同士の支え合い（セルフヘルプ）が可能なこと，病の自己受容と自らを語ること，健康の自己管理能力（セルフコントロール）があること」を挙げ，病識がないのではなく情報を与えないからであり，失敗は1つの体験であるとして，1990年代に誌上で示された谷中の視点は，欧米で注目されつつあったリカバリーの視点を取り入れた最も先駆的な提案であった。しかし，この谷中の提案を，我が国の精神保健福祉領域のソーシャルワーカーがしっかりと受け継ぎ，それを実践に取り入れ，定着させていったのかについては心もとないものがある。

その理由のひとつに，欧米と異なり，入院医療が9割以上を占める我が国のなかにあって「医学モデル」から距離を置き，「生活モデル」に足場を移すことによって，「疾患と障害の併存」という精神障害の特徴に対する一貫性のある実践の視点を見失ってきたことが挙げられる。その一例として，表1に示したように，「教育・訓練」は「医療モデル」であるとして，「生活モデル」を基盤とするソーシャルワーカーの多くが，エンパワメント・アプローチとしてのSST（生活技能訓練）を受け入れない時期があった。また，就職したての新人ワーカーが，入院中に幻聴に悩まされるクライエントの話に耳を傾けていると，「病気の症状は，医師や看護師に任せてかかわらないこと」という指導を受けたという話も聞かされたことがある。このようなソーシャルワークにおける「医学モデル」と「生活モデル」の分断が，現場に，「二重の焦点（double focus）をめぐって右往左往」するというジレンマをもたらしてきた。

「認知・ヒューマニスティックアプローチ」との出会い

私のなかで，この歴史的なジレンマを解くカギとなったのが，認知科学による「認知理論」への着目である。認知科学は，イメージとして「脳科学」を想起させるが，同時に研究領域として人間の情動や感性も視野に入り，当然，そこには芸術や哲学も加わってくる。この分野に興味を持つ契機となったのが，認知行動療法としてのSST（生活技能訓練）との出会いである。1988年に，カリフォルニア大学のロバート・リバーマン（Robert Paul Liberman）によって紹介されたSSTは，1990年代には浦河べてるの家の活動に取り入れられている。SSTに着目したのは，そこに「心」と「脳」，「専門家」と「当事者」という長年の対立を乗り越える可能性を感じたからであった。

そこで，あらためて関心を寄せたのが，1984年に，『ソーシャルワーク研究』第10巻第3号に寄せられたH・ゴールドシュタイン（Goldstein H）の論文「ソーシャル・ワーク実践理論の変化の果す役割——統合アプローチから認知的ヒューマニズムへ」である。この論文のなかで，ゴールドシュタインは「自己，システム，人間関係などに関して，人がどのように思考し，意味づけ，認知しているかの深い認識こそが，実践に対して信頼しうる理論的基礎を提供する」キーワードとして「認知的ヒューマニズム」を提唱している。

学生時代は，ソーシャルワーク論のなかで注目

表2　認知・ヒューマニスティックアプローチ
（小松，2002）

①認知科学に由来する最近の知識，道徳，哲学，人がいかに学習し変化するかに関する諸理論を統合する実践のモデル
②クライエントのみが自身の生存について，究極的にもっともよく知り，判断できる者であるという立場
③援助者は同僚として，ある点では参加者・観察者としてクライエント自身の土壌で［…］クライエント自身の意味，現実，価値，目標という主観的な世界の内部でクライエントに出会う
④クライエントと共同してクライエントの生活状況の問題となる，もしくは混沌とした事情のなかで意味を理解し，意味を見出していこうとする立場

表3　認知・ヒューマニスティックアプローチの原則（小松，2002）

第1の原則
- クライエントが自分なりに理解している主観的世界を汲み取る
- この理解を達成するために，一時，われわれ自身の理論的仮定や社会的文化的な固定概念を脇に置く。

第2の原則
- クライエントに診断名を当てはめて分類し，対象化し，烙印を押すことになりがちな傾向を阻止し，クライエントを範疇化された対象としてではなく，われわれと同じ人間として見ていく。

第3の原則
- 援助者がクライエントの主観性の意味を理解できるのに対して，クライエントの行動や対応の仕方についての相互理解が深まっていく。

第4の原則
- クライエントの主観的な世界や現実的な世界の意味を理解するためには，対話と反省をとおして意識が高められ，問題が見直されていく過程が不可欠となる。

第5の原則
- 援助経験の成果は援助者によってもたらされるものではない。クライエントのみがニーズと目標を定め，かつそれらが達成できる可能性を持つ文化的・道徳的・社会的背景を配慮していくことができる。

されていたシステム理論との関係でゴールドシュタインの名前を聞くことがあったが，深い関心を寄せることなく現場の忙しさに忘れていた私は，定期購読をしていた『ソーシャルワーク研究』の論文も，気に留めることなく過ごしていた。

しかし，2000年代に入り，ゴールドシュタインの「認知・ヒューマニスティックアプローチ」に注目が集まり，ソーシャルワークの研究者によって論文で紹介されるようになり，それが浦河べてるの家の実践と，そこから生まれた「当事者研究」の意義を誰よりも的確に説明していることに気づいたのである。何よりもゴールドシュタインが，「医学モデル」と「生活モデル」の分断を解消するために「認知ヒューマニスティックアプローチ」をまとめあげるうえで，ベック（Beck A）が提唱する認知療法や認知／実存的な立場をとるフランクル（Frankl V）の研究を参考にしていた（狭間，2001）ことも，この理論の持つヒューマニスティックな性格を物語っている。そして，「認知・ヒューマニスティックアプローチ」の大切な理念である「クライエントの場からの出発」は，それ自体が示唆的であり，当事者研究そのものを説明しているように思えた。

その「認知・ヒューマニスティックアプローチ」を理解するために示したのが，表2の4項目である（小松，2002）。このなかでゴールドシュタインが強調しているのが「対話と反省の重要性」である。具体的には「実践プロセスにおいて，クライエントの主観的世界を理解するためには，クライエントとワーカーとの対話が重要であり，対話を通してクライエントが自らを関係性のなかに反映することができる」と述べている。まさしく，昨今，注目を集めているオープンダイアローグを説明しているかのような視点が示されているのは注目に値する。

当事者研究とソーシャルワークの可能性

ゴールドシュタインが，晩年，ソーシャルワーク理論の集大成として残した「認知・ヒューマニスティックアプローチ」は，未来への重要な提言である。それを実践レベルで活かすことにおいては理論の域を出ないところもあるが，手前味噌ながら当事者研究は，それを臨床において展開する，ささやかな試みのひとつと考えている。そして，この方向は，「科学としてのソーシャルワーク」を

目指すなかで，社会的にも国家資格者を目指し，より専門職としての立場を志向する傾向に対する「自己批判」も含むものである。

　精神医療において注目されているダイアロジカルな関わりを重視する「オープンダイアローグ」が「高度な平凡性」を重んじるように，「認知・ヒューマニスティックアプローチ」は，「常識的視点」と「わかりやすさ」を大切にしている。それは，「専門家」という固い鎧を脇に置き，混沌とした日常の人々の暮らしのなかにとどまり，日常の言葉で人々と対話を重ねるなかで，自分と自分が生きる時代を説明する言葉をつかまえながら，ゆるやかに人と場を変革し，創造していくという営みを諦めないことへとつながる。そして，120年以上前に，トインビーともに，スラムのなかへの移住を志した名もない若者たちの思いと，「クライエントの場からの出発」という理念を取り戻すことでもある。「当事者研究」という発想とその営みは，それに向けたひとつの「社会実験」であり，私は当事者たちと「自分自身で，共に」を大切に続けていきたい。

◉文献

狭間佳代子 (2001) 社会福祉の援助観――ストレングス視点・社会構成主義・エンパワメント. 筒井書房.

伊藤叔子 (1996) 社会福祉職発達史研究――米英日三カ国比較による検討. ドメス出版.

小松源助 (2002) ソーシャルワーク実践理論の基礎的研究. 川島書店.

松井二郎 (1977) ソーシャルワーカー論――哲学的基盤を求めて. 北星論集15；15-38.

向谷地生良 (2006) べてるの家から吹く風. いのちのことば社.

岡本民夫 (2015) ソーシャルワークにおける援助論の歴史とその継承. ソーシャルワーク学会誌30；45-54.

ジュリー・レパー (2012) リカバリー中心のメンタルヘルス・サービスへ――英国での経験から学ぶこと. 平成23年度東京都地域の拠点機能支援事業講演録.

パウル・ティリッヒ (1969) 存在への勇気. 新教新書.

谷中輝雄 (1996) 生活支援――精神障害者生活支援の理念と方法. やどかり出版.

当事者研究と精神医学

福島県立医科大学会津医療センター
丹羽真一

リカバリーを求めて──陽性症状とつきあう

　私たち治療者が目指しているのは，当事者の「リカバリー」ということになるでしょう。アメリカのロバート・ポール・リバーマンによれば，治療者から見たリカバリーには4つの基準があります。つまり，「症状が寛解している」「就労／就学している」「自立した生活を送っている」「社会的人間関係を維持している」という4つを2年以上継続していることが基準として提案されています。さらに統合失調症のみなさんがこの基準をどのくらいの割合でクリアできているかを，これまでにさまざまな研究者が調べていて，リカバリー率は平均14〜15％であることが導き出されています。つまり，先ほどの4つの基準を満たすことはなかなか難しいとわかります。しかし治療者としては，この基準をクリアできるように努力することをゴールと設定して，当事者とともに取り組んでいくことになります。

　統合失調症という病気にはいろいろな症状がありますが，当事者研究で主な研究対象となっているのが，陽性症状と言われる妄想・興奮・幻覚などです。では，これらの陽性症状がどのようにしてリカバリーを阻害する因子になっているのでしょうか。

　長期的な治療のゴールというのは，自立して社会生活を営むことができる，就労・就学ができるといったものですが，それを達成するうえで大きな力になるのが，当事者の神経機能・認識機能・認知機能と言われています。逆に阻害因子として考えられるのが，統合失調症に認められる陰性症状や陽性症状です。陰性症状が軽いと社会機能が良くなりやすく，治療のゴールにも到達しやすいということになります。一方の陽性症状のほうは，どうも長期的なゴールとの関係がはっきりしないところがあって，これまで多くの人たちが研究を重ねてきています。陽性症状が軽快する人や，なかなか軽快せずに長く陽性症状が続く人など，当事者によって実にさまざまなタイプがあるわけですが，長期に陽性症状が続いている人の場合には，長期の予後・経過と陽性症状との間，あるいは陰性症状との間に関連はあるけれど，その関連はあまり強いものではないという研究もあります。

　しかし，幻覚・妄想は当事者にとって自分を侵害する内容であることが一般的ですから，その陽性症状が持続しているということは，当事者の自信喪失につながり，孤立をもたらし，生活の質を低下させる要因となります。あるいは，内なる偏見，自己効力感の低下，社会適応の阻害要因になるとも言われています。ですから，うまく対処して自信を回復していくことが大切になってきます。

リカバリーへの第一歩──苦労を取り戻す

　ここで医療のなかにいる私の立場から，陽性症状がこれまでどのように取り扱われてきたかを簡単にまとめてみます。古い時代から言われているのは，「妄想は当事者が自分を守る一種の壁であ

る」ということです。したがって内省を促したりすると自分を守る壁が崩れるので精神的に望ましくない，あるいは自分が病気であるという現実に蓋をしてかきみださないほうがよい，病気を自分として認識できるように外在化することは本来は耐えられないからしないほうがよい――そう言われてきました。つまり，本人にとってよくないから妄想を取り扱うべきではないと長く言われてきたわけです。

そしてもうひとつ，幻聴・幻声が実際に聴こえるという当事者の性質を治療者が軽視して，それは実際にはないもので勘違いにすぎないとされてきました。あるいは治療者が当事者に，当事者自身が作り出したものであると説明し，その非現実性を認識してもらうことを治療目標としながら，治療が重ねられてきました。しかし，皆さんも体験しているように，決して良い効果があがっているわけではありません。

それに代わって比較的最近，主にイギリスを中心にして幻覚・妄想に対する認知行動療法を行おうという試みが始まりました。私たちも2003（平成15）年から，陽性症状に対する治療効果があがっていない現状をどうしたらよいかと考えて，認知行動療法を実施してみることになりました。当事者の方と一緒に「正体不明の声ワークショップ」を開始したのがその始まりです。このワークショップでは，「正体不明の声とは何か？」「幻聴にはルーツがあるのか？」「認知行動療法とはどういうものか？」というテーマをもとに，認知行動療法は幻聴・幻声・妄想の受け止め方や対処法であることを学び，実際に対処法を一緒に勉強するようにしました。

そのような試みを続けるなかで，私たちは当事者研究というものを知るようになりました。そこで2006（平成18）年からは，「当事者研究方式でうまく対処する方法を学ぼう」ということをテーマに掲げて，向谷地生良先生に福島まで来ていただいたり，2015（平成27）年7月には「当事者研究全国交流集会」を福島で開催して，一緒に勉強を始めました。「当事者研究交流集会」にはアメリカから中村かれん先生にも来ていただき，「外国から見ると当事者研究はどう映っているのか」ということ，アメリカの精神医療の現状と日本の精神医療の現状のなかでの当事者研究の意味を教えていただきました。

私が言うまでもなく当事者研究は，幻覚・妄想，ひきこもり，過食，自傷，暴力などの行動を，当事者による苦労への対処方法だと考えて，よりよい自分の助け方ができるように自分の苦労を分解して，みんなで一緒に苦労への対処法を見つけようとする方法です。浦河べてるの家の人たちが何度も語っているように，当事者研究のエッセンスは，「問題と人との切り離し」「自己病名」「苦労のパターン解明」「自分の助け方を考える」「場面を使って練習して結果を検証する」というバラエティ豊かな手法にあります。そして，「爆発は自分の助け方」「症状ではなくて苦労と捉える」「苦労を自分から切り離す」「自分の苦労の助け方を見つける」「自分自身で，共に」「弱さの情報公開」「三度の飯よりミーティング」といったキーワードとともに，当事者研究は進められています。

なかでもここでは「自己病名」を付ける意味について再確認したいと思います。「自己病名」は当事者研究の基本や根本を示すものだと思うからです。東京大学の石原孝二先生が言っている通り，「自己病名」を付けることは専門家から自分の苦労を取り戻す作業であり，自分が今まで生きてきた歴史とこれからの生き方をつなぐシンボルになります。医師の診断という医学的事実や，自分が経験してきた忌まわしい記憶として自分の苦労を捉えるのではなく，自分が一人の人間として社会に生きていくための生きた証として，自分自身の苦労として苦労を取り戻していく。それを認めることが「自己病名」を付けることの意味で，当事者研究がまさに「当事者」の「研究」であるということを明示するキーワードになっています。

当事者研究が生まれてきた背景には，生活技能訓練（Social Skills Training：SST）があることを

忘れてはなりません。かつて浦河べてるの家でSSTが広まったことが、当事者研究を生み出す基礎となっています。SSTは自分で自分を助ける道具で、浦河べてるの家の事業・活動のなかで生まれてくる諸問題や困難を、SSTを使いながら当事者がみんなで解決してきたという経緯があります。そしてSSTが当事者の間で普及して生活に馴染んだ結果、治療や援助といった専門家の立場からの言葉ではなく、当事者の実感と主観のなかで描かれて形を整えつつ生活のなかに定着していったものが当事者研究です。向谷地先生は、当事者の症状の自己管理や再発の警告サインの把握という作業から当事者研究が自然に生まれてきたのだと語っています。

治療同盟の革新──治療の主人公になる

現在、精神科に限らない医学・医療のさまざまな領域において、インフォームド・コンセントが「説明に基づく同意」「説明と同意」という意味で使用されています。しかし、ほとんどは治療者が説明して当事者が同意するというもので、情報の流れは一方向的なものにすぎません。それは当事者が「治療の主人公になる」という本来目指すべき姿とは異なります。ですからインフォームド・コンセントは先進的な言葉のように聞こえますが、決して先進的な言葉にはなっていないというのが現状です。

当事者が治療の主人公になること、あるいは治療に主体的に参加すること、それはまた「治療同盟」という言葉でも言われていることです。治療者と当事者が治療方法について協同で決定していくと考えるのが「治療同盟」で、言葉自体は古くからあるのですが、この「治療同盟」という言葉は今、当事者研究のように形を変えて新しい発展を遂げつつあります。

当事者研究は当事者が主体性を取り戻す方法で、言い換えれば、当事者が主体的に行なえる認知行動療法でもあります。その意味で、当事者研究主体の治療は世界でも初めてのものであり、浦河べてる発で日本発、世界に誇るべき方法です。ですから海外から多くの方が来て一緒に勉強しようとしているのも、実に納得の行くことです。

希望のリカバリー──4つの前提条件

リカバリーというものは、「希望」「エンパワメント」「自己責任」「生活のなかでの役割」、この4つが前提条件になって進むものだと私は考えています。「希望」というのは眼に見える現実的で根拠のあるヴィジョン、「エンパワメント」というのは自分の生活のありかたを自分自身で決めていくこと、そしてそれを実現する過程を大切にした考え方です。「自己責任」というのは自分が前に進んでいくために必要な可能性と能力を感じること、リスクを抱えて失敗してもそこから学んで次に進めるようになること、「生活のなかでの役割」というのは一人の人間として担うべき普通の役割を引き受けていくことです。この4つがリカバリーを進めていくうえでの条件になっていきます。包括的に言えば、エンパワメント、社会参加を促すノーマライゼーション、医学的リハビリテーション、これら3つが縒り合わさって社会参加を促していくことができます。

幻覚・妄想は当事者の自信喪失につながり、社会的な孤立、生活の質の低下の要因となることは明確です。そして陽性症状は、内なる偏見、自己効力感の低下、社会適応の阻害など、主観的な障害水準を高めて社会参加に逆行する方向に働きます。

しかし当事者研究では、認知行動療法を用いながら、この陽性症状に対する主体となること、苦労に対処する方法を見つけることを目指します。そして自己効力感を高め、自信を回復し、社会参加を促して、当事者のリカバリーを実現する方向を志向します。世界に先駆けて取り組むことができる新しい取り組みとして、これからもその考え方に基づいて当事者研究をさらに進め、当事者のリカバリーを推進していく方法を模索し、当事者

の希望を育んでいきたいと考えています。

●附記
　本稿は，2015年7月に開催された第12回当事者研究全国交流集会の基調講演「当事者研究に期待するもの──当事者研究は日本初，世界最先端の治療パラダイム」の講演録をもとに再構成している。

アディクションと自助グループ，そして当事者性

原宿カウンセリングセンター
信田さよ子

はじめに

　当事者研究について，アディクションの専門家や自助グループではどのように受け入れられているのだろうか。医療と司法，専門家と本人，医師と患者，加害者と被害者といった二項を例にとることで，当事者という言葉がそれらの関係性をどのように照射するかを考察してみたい。

日本における当事者

　もともと法律用語だった当事者という言葉であるが，石原（2016）によれば，日本での用いられ方には，独特の展開がみられる。医師・患者関係とは異なる関係性を表すサバイバー，コンシューマー，クライエント，ユーザーといった言葉もあるが，「当事者」という言葉は一種独特の用いられ方で日本に定着しようとしているからだ。この言葉が，多くの人の目に触れるきっかけとなったのが『当事者主権』（中西・上野，2003）だった。本書において，上野は当事者について次のように述べている。

　「当事者とはだれか？　当事者主権とは何か？　ニーズを持ったとき，人は誰でも当事者になる。［…］だからニーズに応じて，人はだれでも当事者になる可能性を持っている」

　さらに上野は，当事者という言葉にマイノリティ（少数者）性を含意させている。そして多くの専門家が，客観性の名のもとに研究や治療をすることに異議を唱え，当事者学を提唱し，フェミニズムはそのひとつであるとする。

本人不在のIPという名づけ

　筆者が運営する開業心理相談機関（以下，センター）においては，来談者分類のカテゴリーに「本人」と「家族」の2種類が用いられている。娘の過食・嘔吐に困って来談する母親は，摂食障害の家族としてカテゴライズされ，来談を拒否し自らの問題を認めようとしない娘は摂食障害本人であり，家族療法ではIdentified Patient（IP）と呼ばれる。カウンセリングで母親とお会いする場合，彼女はクライエントであるが，自分の問題で来談しているわけではなく，娘の異様な食行動をなんとかしたいと思っているのだ。その場合，娘のことを相談者はIPと呼ぶのである。

　この言葉には大前提がある。専門家がクライエントである家族の言葉を聴取しながら，まだ会ったこともない人をpatient（問題を起こしている本人＝患者）と定義づけることの正当化である。たとえば引きこもって1年間も顔を合わせようとしない29歳の息子を，patientと定義づけることを権力の行使と感じる人はいないだろう。この定義が精神科医療の正当性・科学性に裏打ちされていると考えられるからだ。

　ではアディクションはどうだろう。検査結果に

よれば明らかな肝硬変が認められ，これ以上飲んだら食道静脈瘤が破裂すると言われても飲酒を続ける男性と，なんとか飲酒をやめさせたいと願う妻の組み合わせは，無数に存在する。医師が「アルコール依存症という病気である」と診断しても，本人はそれを認めようとしない。それを「否認の病」とし，本人の承諾なしにIPと呼んでいいのだろうか。

その男性が「自分の飲酒に問題はない，勝手に依存症などというなら世の酒飲みは全員依存症だ」と考えるなら，妻との対立は激化するだろう。ますます彼は自分の飲酒に問題がないことを証明しようとするはずだ。それを否認と呼ぶのは，依存症と診断する治療者側なのだ。このようにアディクション臨床は，自らの行為がアディクションであると認めるまでに長い時間がかかり，なかには認めないままに死亡したり，専門家の援助を受けずとも何らかの理由でアディクションから離脱する人たちもいることを前提としなければならない。アディクションという言葉も知らないまま，頑健な身体ゆえに90歳を超えて長生きする人もいるだろう。

統合失調症と依存症

同じ診断名でありながら，統合失調症という診断とアディクションは大きく異なっている。家族からも，そして世間からも「異常だ」とされ，精神科医療に包摂され患者と呼ばれるしかなかった人たちと，病気と呼ばれることを頑強に拒否しつづけ，家族との対立も厭わない依存症者たちは，同じ障害としてくくることができるのかと疑問を抱くほどだ。依存症という精神科医による勝手な診断に対して人権侵害だと息巻く人たちも少なくなかった。前者が，脱患者化を試み，診断主体を奪還し自己病名をつけ，治療されるのではなく当事者研究を行うのに対して，後者はどうだったのだろう。見方によっては残念なことだが，依存症には最大のメリットがあった。それは「アディク

ションをやめさせる薬がない」という事実である。診断名だけを付与し入院させたものの，治療の内実が乏しいという現実が生み出されたのである。

1935年に誕生したAA（アルコホーリクス・アノニマス）を見るまでもなく，多くのアルコール依存症者が自助グループを形成し，そこで生み出された多くの言葉は，専門家をむしろバックアップしてきたように思える。底つきやタフラブといった概念が，自助グループにルーツをもつことはよく知られている。それほど長くない依存症治療の歴史において，自助グループの果たした役割は，先導・競合・協働といった形容がふさわしい。医療や専門家に圧倒され抑圧されるはずもなく，「無能な専門家よりやっぱり自助グループだよね」といった影の評価者として機能してきたのだ。つまり，依存症者は「当事者研究」という言葉が誕生するずっと前から，自助グループで語り，そして仲間の語りを聞くことで，自分たちで回復の道を探ってきた。

無理解という宿命

アメリカにおける自助グループの隆盛に，医療保険制度の不備を指摘する説（石原ほか，2016）もあるが，日本における自助グループは，断酒会やAAといったアディクションを始め，医療が相対的に無力である疾病に苦しむ人たちやその家族，さまざまな被害者などにも広がっている。

大きなできごととして，2013年12月にアルコール健康障害対策基本法が成立し，2014年6月に施行されたことを挙げなければならない。筆者も含めて，長年アルコール依存症にかかわってきた関係者は，遅きに失したとはいえ，地道な活動が実を結んだという感慨をおぼえたはずだろう。しかしそこで語られたり，キャンペーンで訴えられる内容は，40年前とほとんど変わっていないことに軽い衝撃を覚えるほどだ。

また多くの芸能人が薬物不法所持で逮捕されたときのマスコミの反応も，相変わらずの激しいバッ

シングだけである。酒や薬、ギャンブルなどのアディクションが日本デビューしてまだ40年弱しか経っていないという事実だけではなく、そこにはアディクション特有の問題が潜んでいるように思われる。野口（1996）が述べているように、アディクションは「自己」をめぐる病いであり、近代的自我や資本主義的価値観を色濃く内包している。セルフコントロールに彩られた「より良い自己」や、自分を好きになるといった大衆心理学的な言葉までが、アディクション発生の土壌となっている。言うなれば、社会における主要な価値適合的な生き方と、現実適応的行動の果てにアディクションは誕生するのであり、だからこそ多くの人たちは、依存症を病気として認められず、依存症者を責めるのだ。「意志の弱さ」「逃げている」「甘え」といった精神論が渦巻くのは、単なる病気への無理解ではなく、それこそがアディクションの持つ宿命ではないだろうか。

　もうひとつ、アディクションの行為がもたらす快体験を、一般の人たちもよく知っているという点も重要だ。「酒やギャンブルは憂さ晴らしになる、でもなぜあの人たちは依存症になったのか」と問うのだ。正と負の強化で説明しても、両者は連続している。アディクションが一種の問題解決の手段であり、生存には欠かせないと説明しようと、それがどうして病気なのかと問われるだろう。このようなマジョリティからの無理解という宿命が、カウンターカルチャーとしての自助グループを形成する大きな理由になったのだと考えている。

加害・被害における当事者性

　アディクションという医療に親和的なカテゴリーの隣に新たに誕生したのが、司法に親和性の高い暴力の加害・被害というパラダイムであった。2002年にDVの被害者と加害者をめぐって、当事者という言葉を用いた論考（信田，2002）を著した。

　1995年の世界女性会議北京大会において、夫から妻への暴力にDVという名前がつけられた。さらに2001年にDV防止法（配偶者からの暴力の防止および被害者保護に関する法律）が制定されてから、多くの女性たちが、事後的に「あれはDVだった」「わたしはDV被害者なんだ」と認めるようになった。その一方で、夫から激しく殴られていても、「全然平気、やり返せばいい」と主張し、自分は被害者ではないと主張する女性もいた。

　外側から観察すればDV被害者だと判断されても、そう認めない女性たちは今でも多いだろう。外部から与えられた言葉を「これは自分のことだ」と取り入れ（引き受け）、私はDV被害者だと自己定義する。これが当事者になるということではないだろうか。

　もっとさかのぼれば、「現在の自分の生きづらさが親との関係に起因すると認めた人」という定義のAC（アダルト・チルドレン）という言葉も、虐待被害者としての当事者宣言といえる。

　一方でDV加害者はどうだろう。虐待や性暴力同様に、家族やジェンダーにまつわる常識や規範に沿って行動しただけなのに、加害者呼ばわりされるのは心外だという反応は一般的だ。外圧による定義に対する反発や怒りは、それが警察や裁判所といった司法機関か、それとも精神科医療によるものかの違いはあっても、共通している。DV加害者プログラムに13年間かかわってきたが、ファシリテーターとして最初にグループに参加したときの印象は、驚くほどアルコール依存症のグループと似ていた。おそらくそれは、司法的に加害者とされ、精神科医療によってアルコール依存症とされた男性たち、つまり同意なく定義されたという受動的屈辱感の醸し出す空気感だったろう。カナダのDV加害者プログラムの多くは、認知行動療法をベースとした心理教育的アプローチから成り立っている。目的は、彼らが暴力によって被害を与えたパートナーへの責任を果たすことである。再発防止・謝罪・償いといった柱に沿って、ワーク形式による学習的雰囲気を涵養させることで実施される。プログラムの成功はもちろん暴力が再発しないことだが、もうひとつは彼らがDV

加害者という自覚をもつことである。これを加害者としての当事者性をもつことだといえば，それこそが共に暮らすパートナーにとって最も安心感を与えるものなのである。

当事者とマイノリティ性

　当事者という言葉をめぐって，統合失調症，アディクション，DV被害・DV加害について，述べてきた。そこからいくつかの発見が得られる。当事者研究には，統合失調症をはじめとする障害をもった人たちによる医療や専門家権力から脱し，自分たちで研究するという意味合いが含まれている。その点からすれば，そもそも医療や専門家の権威が揺らいでいたアディクションにおいては，自助グループの活動が当事者研究という言葉をそれほど必要としなかったといえないだろうか。

　このことは多くの依存症者にとって，果して幸いだったのだろうかと思う。世界中に広がったAAやNA（ナルコティクス・アノニマス）の活動は目を見張るものがあるが，現実社会の縮図的な諸問題も発生しているのではないだろうか。ジェンダーや性的少数者，さらには国によっては民族などの諸問題がそこには横たわる。上野が述べるような当事者という言葉の孕むマイノリティ性は，アディクションの自助グループにおいて今後大きなテーマになるのではないだろうか。

　マジョリティになれたはずの男性依存症者（DV加害者も）ほど，マイノリティ性には抵抗感を覚えるだろう。その敗北感からさらなる弱者への差別や暴力が生まれる光景は，残念ながら稀ではない。女性依存症者たちが当事者研究の試みによって，一歩ずつ自らの生を生きやすくするための発見を言語化し共有可能にしつつある（上岡・大嶋，2010）のと好対照である。そこでは多くの言葉が生み出され，使い古されれば，さらに上書きされていく。

「研究」することの意味

　向谷地（浦河べてるの家，2005）は，当事者研究に関して「当事者自身が，自らのかかえるさまざまな生きづらさに対して，周囲の過剰な保護や管理から脱して，自律的，研究的にそのテーマを担い，対処していこうとする前向きな動機を育て，維持する」と述べている。筆者は女性ACのグループカウンセリングにおいて，1クールの最終回には生育歴を発表することにしているが，これは一種の母親研究（信田，2016）でもある。生まれてからずっと分離不可能なほど密着され，「あなたのために」と言われながら人生を支配されつづけてきた女性たちが，母から距離を取るためには母親研究が欠かせない。責めたり，理解を求めたり，逃げたりするだけでは不十分であり，研究することで初めて母をメタ的立場から俯瞰することができるのだ。母からの「過剰な保護や管理から脱する」ために，母を研究することも，広い意味での当事者研究ではないだろうか。

　グループで生育歴を発表したメンバーに対して，全員から感想を述べられる。その肯定的で発見に満ちた場面に居合わせるたびに，「研究」とは本来このように集団で行うものではないかと思わされる。

おわりに

　自分自身の痛みに向き合うことがそれほど容易ではないことは，アディクション臨床にかかわっているとよくわかるが，集団で仲間とともに研究すれば，それはむしろ楽しい活動になる。アディクションは疾病概念の脆弱さゆえに，自助グループを生み出し，それによって多くの依存症者が死を免れた。この経験が当事者研究を駆動させたことは間違いない。当事者研究という試みは今では一種のムーブメントとして，精神障害者はもちろんのこと，発達障害やその他の障害者，さらには援助者自身も巻き込んで広がりつつある。それはアディクションが，無理解という宿命ゆえに作り

上げてきた自らの枠を超えて他の障害とつながり，仲間としてともに学び合うようになることを意味するだろう．

◉ 文献

石原孝二, 河野哲也, 向谷地生良 編 (2016) 精神医学の哲学 3──精神医学と当事者. 東京大学出版会.

上岡陽江, 大嶋栄子 (2010) その後の不自由──「嵐」のあとを生きる人たち. 医学書院.

中西正司, 上野千鶴子 (2003) 当事者主権. 岩波書店.

信田さよ子 (2002) 人はいかにして「当事者」となるのか──家庭内暴力と支配関係の中で. 世界 701. 岩波書店.

信田さよ子 (2016) 母からの解放──娘たちの声は届くか. ホーム社.

野口裕二 (1996) アルコホリズムの社会学──アディクションと近代. 日本評論社.

浦河べてるの家 (2005) べてるの家の「当事者研究」. 医学書院.

当事者研究の哲学的・思想的基盤

東京大学大学院総合文化研究科
石原孝二

　当事者研究は2001年に浦河べてるの家で始まったものだが，現在では日本統合失調症会などで当事者研究のセッションが行われたり，2015年4月に東京大学先端科学技術研究センターのバリアフリー領域に当事者研究分野（熊谷晋一郎准教授）が設置されるなど，精神医学やアカデミックな領域で広がりを見せつつある（向谷地，2016）。また，発達障害や依存症などの当事者の間にも当事者研究は広がってきた（綾屋・熊谷，2008；上岡・大嶋，2010；綾屋，2016；熊谷ほか，2016）。本稿では紙幅の制限もあり，べてるの家において展開されてきた当事者研究を対象としながら，当事者研究の哲学的・思想的基盤について検討していきたい。

当事者の役割とリカバリーの思想

　べてるの家の当事者研究は当事者運動や認知行動療法・SST，フランクルの思想など，さまざまなアプローチや技法，思想から影響を受けて2001年に始まったものであるが，後述するように，1984年に設立されたべてるの家の活動を基盤に生まれてきたものである（石原，2013a；向谷地，2016）。べてるの家の当事者研究の思想的基盤を比較検討するために，ここでは1970年代以降のメンタルヘルス分野の世界的な傾向について確認しておく。
　1970年代以降のメンタルヘルス分野における傾向の大きな特徴は，当事者の位置づけが大きく変わったことである（石原，2016）。その変化を特徴づけるもののひとつが，アメリカを中心に展開されたconsumer-survivor (ex-patient) 運動と呼ばれる運動である（Morrison, 2005）。この運動は，「患者」という呼び方を拒否するということにひとつの特徴がある。「患者（patient）」という言葉は，「疾病役割（sick role）」（Parsons, 1964），すなわち，患者は労働などの社会的責務を免除される代わりに医者の指示に従って病気を治し，社会復帰に向けて努力をする役割を担うという考え方を想起させる。疾病役割の考え方のもとでは，患者は医療サービスを受けるにあたって実質的に弱い立場に置かれるだけでなく，さらにサービス提供者の指示に従うことが求められる。精神科医療サービスを利用する人は，「患者」ではなく，「消費者」もしくは「サービスユーザー」であるという言い方は，まさにサービスユーザーとしての権利を明確化させる効果をもつものである。また，consumer-survivor運動には，精神障害を経験した人のほうが，精神障害やよりよいサービスについてよりよく理解できる，という考え方も含まれている。
　もうひとつの重要な思想は，1980年代以降に展開されてきた「リカバリー」の思想である。特に統合失調症と診断された経験をもつ当事者ディーガンの論文（Deegan, 1988）が有名であり，ディーガンは，リカバリーを「障害がもたらす限界の内で，あるいはその限界を超えて，自己の新たな意味と目的を回復すること」と定義している。精神疾患が治癒していない場合でも，リカバリーは可能であるということが重要である。このことは，

精神疾患の経験に対する社会的な見方と当事者自身の見方の転換を求めるものになっている。精神疾患が「治癒」しなくても，リカバリーは可能である。リカバリーの意味は，当事者自身によって見出される。精神疾患を経験した当事者が，精神疾患を経験する前の状態に戻ることを目指すのではなく，精神疾患をもった（あるいは，もちつづけている）という経験を経て，自己の新たな意味を獲得することがリカバリーなのである。イギリスで展開されているリカバリーカレッジでは，当事者の「生きた経験」は，専門家の専門的知識とともに「共同生産」のための重要な資源として位置づけられている（Perkins et al., 2012）。

弱さでつながる当事者研究

当事者研究は北海道浦河町のべてるの家で2001年に始まるが，べてるの家のそれまでの約30年間のユニークな活動を基盤として生まれてきたものだった。べてるの家は1978年，浦河赤十字病院にソーシャルワーカーとして赴任した向谷地生良が，当事者たちとともに1984年に設立したものである。向谷地は当時の精神科医療において，当事者は管理・保護されて，人としての「苦労を奪われ」ていると感じていた（向谷地，2002b）。べてるの家は，昆布の販売などの「商売」や，幻覚・妄想大会，当事者による各地での講演活動など，精神科医療の常識を打ち破るユニークな活動を続けてきたが，型破りなそうした活動は，従来の精神科医療において奪われてきた当事者の「語り」や仲間・社会とのつながりを取り返し，「苦労を取りもどす」ための活動であったと言える。苦労を取り戻すための活動は，consumer-survivor運動やリカバリーの思想などにおける，当事者の社会のなかへの再取り込みと権利の取り返しという方向性を共有する一方で，「苦労」などのネガティブな表現にフォーカスするところに特徴がある。consumer-survivor運動やリカバリーの思想においては，「リカバリー」や「希望」などポジティブな表現が強調される傾向があるのに対して，べてるの家では，「弱さの情報公開」「弱さを絆に」「昇る人生より降りる人生」「それで順調」「安心して絶望できる人生」といった理念や表現が好まれてきた（向谷地・浦河べてるの家，2006）。Consumer-survivor運動やリカバリーの思想と同様に，べてるの家の理念も，精神障害に対するイメージの変更を求めるものとなっているが，その方向性が異なっているのである。ポジティブさを必要としないべてるの家の理念は，当事者が自己変革を求められることなく，そのままで，社会的なネットワークを再構築することを可能にしている。

研究の機能

当事者研究は，弱さを保ったままで社会的ネットワークを形成するというべてるの理念を体現する有効なツールとして機能すると同時に，べてるの家の理念と活動がより広い文脈において共有されることに寄与してきた。べてるの家の活動は1990年代から次第に知られるようになっていくが，2002年頃からべてる関連の書籍の出版が相次ぎ，広く認知されるようになる。当事者研究はそうしたべてる関連の書籍のなかで中心的なコンテンツとなっている。当事者研究の進展とともに，べてるの家の理念も明確化され，定式化されていくことになる。

「研究」は人間に特徴的で固有の活動である。他の生物種が生体の構造によって規定される生態学的環境のなかに埋め込まれ，限定的な数の行動のレパートリーをもつに過ぎないのに対して，人間は生態学的環境から一定の距離を保ち，独自の文化を他者と共有し，さらには共通の「世界」をもつことに特徴がある（cf.ゲーレン，1970）。「研究」は，個人もしくは集団が，そのつどの環境から相対的に独立した「問い」を保持しつづけることによって可能になる。研究は，そのつどの環境によって生じる「問題」に単に対処するのではなく，事象そのものを探求するものである。たとえば，道

を歩いていて雨が降ってきたら、私たちは濡れるのを避けるために、雨宿りしたり傘を差したりする。このときにとられている私たちの思考や行動は、その状況において生じた問題の回避と解決のために使われている。しかし、雨が降るという事象に対して私たちは研究的な態度をとることもできる。なぜ雨が降るのか、雨が降るメカニズムは何か、どのような条件がそろえば雨が降るのか、雨の降り方にはどのような種類があるのか、といったことを探究することが可能である。こうした探究は当座の雨をしのぐことには役に立たないが、当座の役に立たないこの研究的な態度は、そのつどの環境から自由になることを可能にする。

当事者研究において、この研究的な態度は、問題を「棚上げ」するという機能をもっている。研究は問題を解決することを直接的な目的としない。対象となる事象を確定し、観察もしくは実験的な介入を通してその事象のメカニズムを解明しようとする。特に問題の解決が容易ではない場合に、研究的な態度は、私たちに自由度を与えるという効果がある。解決が困難な問題に継続的に向き合うためには、実践から相対的に切り離された研究的態度が必要となるのである。

そのような当事者研究は、精神医学や臨床心理学などに大きなインパクトを与えるものとなりうる。従来の精神医学や臨床心理学は一般に、現実を反映しない幻聴・幻覚や妄想を消去し、不適応な思考や行動を適応的なものに変え、苦悩を取り除くことを目標としてきた。もちろんそれらを取り除けるのであればそれに越したことはない。しかし、それらを取り除くことが困難な場合もある。

現象学としての当事者研究

当事者研究の実践は、現象学的な実践としてとらえることができる。自己や他者が抱く体験を一定の方法を用いて把握することを「現象学」と呼ぶならば、当事者研究とはまさに現象学である。べてるの家の当事者研究を特徴づける言葉として有名な「自分自身で、ともに」という言葉はそもそも現象学（フッサール）の言葉に由来する（石原、2013b）。当事者研究は、当事者が自身の経験や困りごとに向き合い、仲間や支援者とともに、その意味と機能をとらえなおしていく作業である。たとえば、「幻聴」に苛まれている当事者は、「幻聴さん」が何人いるのか、それぞれの幻聴さんはどのようなときに現れるのか、幻聴さんは自分にとってどのような存在なのかを当事者研究によって明らかにしていく。幻聴を除去されるべき「症状」とみなす医療的な文脈においてこうした作業を行うことは困難であろう。当事者研究において、当事者は自らの経験を、自分自身で、時として仲間の力を借りながら、言語化し、また言語化した経験を複数の視点によって検討していくことによって、経験の輪郭を明確化し、自らの経験へのアクセスを容易にする。アクセスが容易になった経験は、結果的に操作可能なものとなりうる。自分をいじめる幻聴に苛まれていた当事者は、幻聴さんの現れ方のパターンを把握し、幻聴さんとの交渉の仕方を見につけることによって、幻聴さんの性格を変えることができるようになる[註1]。当事者研究はまた、個々の経験の意味と機能のとらえなおしを通じて、病気の経験全体や人生に意味を与え、とらえなおすことにも寄与する。「人は語るに値しないと思い封印してきたみずからの歩みを、『私の生きてきた歴史』として語るとき、人のつながりとして知ったとき、無意味であった日々が突然意味をもちはじめる」（向谷地、2002c）。

当事者研究を現象学としてとらえた場合、それはたとえば、ヤスパースの精神病理学や現象学や現象学的精神病理学、そしてまたフッサールの現象学よりも現象学的であると言うことができる（石原、2013b）。ヤスパースの現象学や現象学的精神病理学は、精神障害をもつ人たちの体験そのものを把握しようとしながらも、そのための具体的な方法論を欠いていたし、精神障害の体験を固定的なものとみなし、その本質を抽出しようとする傾向をもっていた。ヤスパースの現象学や現象学的

精神病理学の考え方では，当事者研究において可能になっているような，体験の意味を動的にとらえなおすという作業が困難になる。またフッサールの現象学においては，精神障害をもつ人は，「世界の共同の担い手」となることから排除され，現象学的な実践から事実上排除されている（同上）。

オープンダイアローグと当事者研究

最後に，オープンダイアローグと当事者研究を比較することにより，当事者研究の哲学的な特徴を明確化することを試みておきたい。オープンダイアローグ（以下OD）は，フィンランドの西ラップランド地方（ケロプダス病院）で生まれた「ダイアローグ」による治療ミーティングを中心とする精神科医療のアプローチであり，現在国際的に注目を集めつつある[注2]。

ODのアプローチは，先行するさまざまなアプローチや思想を取り込みながら，当事者のニーズと声に丁寧に向き合うことを徹底して追求してきた。ODにおいては，当事者や家族，治療者たちなど，ミーティング参加者のポリフォニー（多声性）のもとでダイアローグを実現することが重視される。当事者の思いや語りを勝手に解釈しないこと，当事者や家族など，ミーティング参加者のそれぞれの視点の違いを大切にすることなどがODの重要なポイントである。

ODは当事者研究やべてるの家の活動との共通点を多くもつが，治療的なアプローチであるという点は，当事者研究とは決定的に異なる。ODは専門的な訓練を受けたセラピストたちによって提供される精神科医療のサービスであり，当事者が行う活動ではないし，当事者研究のように，当事者自身によってその内容が広く社会に向けて発信されるということもない（ただしODのサービスを受けていた当事者「経験専門家」が自らの経験を語るという活動は始まっている）。ODと当事者研究を比較してみると，治療的アプローチであるからこそ実現できるダイアローグの空間というものがあるし，治療ではない，開かれた当事者の活動であるからこそ可能になる発見の場というものもあるのではないかと思う。今年のべてる祭り（2017年7月）にフィンランドから「経験専門家」が招聘されるなど，フィンランドのOD関係者とべてるの家の交流が始まっている。ODと当事者研究の接触が，それぞれにどのような影響を与えるのかが注目される。

哲学を問う当事者研究

当事者研究は日本で展開されている非常にユニークな活動である。他の国にも類似の活動があってもよさそうなものだが，なかなかぴったり対応するものはない。その特異性は，まさに「当事者」が自らの問題に関して「研究する」ところにある。当事者が研究することによって，当事者の視点を研究成果に反映することができるし，また，研究という共同的で社会的な活動に参加することによって，当事者の社会的ネットワークを強化するという効果がある。本稿で見てきたように，精神科医療サービスの提供において，当事者の役割は1970年代以降大きくなってきたし，また，最近の医学的研究においては，当事者の参加が世界標準になりつつある。当事者研究はこうした潮流と親和性をもちつつも，そこには収まりきらない先鋭さがある。それはおそらく，他の国で行われてきた活動がおおむね，専門家による研究や専門的な医療サービスのなかにおいて，当事者の参加と発言権，決定権が拡大していくというものであったのに対し，当事者研究が，「研究」とは人間にとってそもそもどのような営みであったのか，また，私たちが共通の世界をもつとはどういうことなのか，ということを思い起こさせる活動であるということに起因するものだろう。当事者研究はそのような哲学的な基盤をもつものであると同時に，哲学の基盤に関わる問いを提示するものともなっている。

● 注記

本研究はJSPS科研費（JP16H03091）およびMEXT科研費（24119006）の助成を受けた。

▶ 註

1 幻聴を「幻聴さん」と呼び、幻聴の性格を変えるというスキルは、当事者研究が始まる前から確立していた（向谷地（2002b）参照）（なおこうしたスキルに近いものをモレノのサイコドラマ（Fox, 1987）の手法の一部に見出すことができるかもしれない。この点については別の機会に論じたい）。べてるの家の当事者研究は、べてるの家で長年にわたり獲得されてきたスキルや経験を定式化したものとみなすことができる）。

2 日本では筆者も運営に関わっているオープンダイアローグ・ネットワーク・ジャパン（www.opendialogue.jp）などがODの導入を試みている。ODについては、Olson et al. (2014), 斎藤（2015）などを参照。

◉ 文献

綾屋紗月（2016）発達障害の当事者研究──情報保障の観点からの考察. In：石原孝二, 河野哲也, 向谷地生良 編：精神医学と当事者. 東京大学出版会, pp.206-224.

綾屋紗月, 熊谷晋一郎（2008）発達障害当事者研究──ゆっくりていねいにつながりたい. 医学書院.

Deegan PE (1988) Recovery : The lived experience of rehabilitation. Psychological Rehabilitation Journal 11-4 ; 11-19.

Fox J (Ed) (1987) The Essential Mereno : Writings on Psychodrama, Group Method, and Spontaneity. Springer. (磯田雄二郎 監訳（2000）エッセンシャル・モレノ──自発性、サイコドラマ、そして集団精神療法へ. 金剛出版)

アルノルト・ゲーレン［亀井裕, 滝浦静雄ほか 訳］（1970/1999）人間学の探究. 紀伊國屋書店.

石原孝二（2013a）当事者研究とは何か──その理念と展開. In：石原孝二 編：当事者研究の研究. 医学書院, pp.12-72.

石原孝二（2013b）精神病理学から当事者研究へ──現象学的実践としての当事者研究と〈現象学的共同体〉. 共生のための障害の哲学──身体・語り・共同性をめぐって（UTCP Uehiro Booklet）No.2, pp.115-137.

石原孝二（2016）総論──精神医学と当事者. In：石原孝二, 河野哲也, 向谷地生良 編（2016）精神医学と当事者. 東京大学出版会, pp.3-30.

上岡陽江, 大嶋栄子（2010）その後の不自由──「嵐」のあとを生きる人たち. 医学書院.

熊谷晋一郎, 五十公野理恵子, 秋元恵一郎, 上岡陽江（2016）痛みと孤立──薬物依存症と慢性疼痛の当当事者研究. In：石原孝二, 河野哲也, 向谷地生良 編：精神医学と当事者. 東京大学出版会, pp.225-251.

Morrison LJ (2005) Talking Back to Psychiatry : The Psychiatric Consumer/Survivor/Ex-Patient Movement. Routledge.

向谷地生良（2002a）幻聴から「幻聴さん」へ──だんだん"いい奴"になってくる. In：浦河べてるの家：べてるの家の「非」援助論. 医学書院, pp.98-104.

向谷地生良（2002b）苦労をとりもどす──だから私たちは商売をする. In：浦河べてるの家：べてるの家の「非」援助論. 医学書院, pp.42-46.

向谷地生良（2002c）あとがき. In：浦河べてるの家：べてるの家の「非」援助論. 医学書院, pp.249-253.

向谷地生良（2016）当事者研究と精神医学のこれから. In：石原孝二, 河野哲也, 向谷地生良 編：精神医学と当事者. 東京大学出版会, pp.180-205.

向谷地生良, 浦河べてるの家（2006）安心して絶望できる人生. NHK出版.

Olson M, Seikkula J & Ziedonis D (2014) The key elements of dialogic practice in open dialogue. The University of Massachusetts Medical School. September 2, 2014, Version 1.1. (山森裕毅, 篠塚友香子 訳：オープンダイアローグにおける対話実践の基本要素──よき実践のための基準（Retrieved from http://umassmed.edu/globalassets/psychiatry/open-dialogue/japanese-translation.pdf.［2017年6月11日閲覧］）

Parsons T (1964/1951) The Social System. New York/London : Free Press, colier Macmillan. (佐藤勉 訳（1974）現代社会学大系〈第14〉社会体系論. 青木書店.

Perkins R, Repper J, Rinaldi M & Brown H (2012) Briefing : Implementing recovery through organisational change. 1. Recovery College. London : Center for Mental Health, Mental Health Network NHS Confederation.

斎藤環 著・訳（2015）オープンダイアローグとは何か. 医学書院.

当事者研究と「教育学」

立教大学文学部教育学科
河野哲也

当事者研究とは，北海道浦河町にある「浦河べてるの家」と浦河赤十字病院精神科で行われてきた精神障害当人やその家族自身による自助プログラムである。当事者研究についての詳細な説明と検討は別稿に譲るとして，本稿では，この実践が教育という分野にとってもつ意味と可能性について考えることにしよう。

「普通」と自律性の回復

従来の医療や治療と比較して，当事者研究の重要な特徴は次のようなものと思われる。すなわち，障害の当事者が，自分自身の観点から障害を対象化して問題の改善に取り組む。そこで，とりわけ大切になるのが，同じような問題や困難を抱える人々（ピア）と話し合う機会を頻繁にもち，情報や実践方法を共有することである。当事者研究は，外在的な観点から「正常」や「健常」「治癒」に到達することを目指すのではない。現在の自分のあり方をありのままに受け止め，そこから自分にとっての改善を見出すのである。そのために重要なステップとなるのが，自分が抱えている問題や困難をそのままに名づけることである。たとえば，「統合失調症他人の苦労のごみ集めタイプ」とか，「人格の不一致日本語失調症家族内タイプ」といった具合に，である[註1]。当事者研究とは，簡単に除去できない自分が抱える問題とどのように付き合っていくか，疾病と共に生きるなかでどのような暮らし方が生活の質を向上させていくかを探る試みと言ってよい。

当事者研究とは，自分自身を他者による「治療」から取り戻し，自身の自律性を回復しようとする試みである。「回復」というと，もともと私たちが自律性をもっていて，それを当事者たちだけが失ったかのようであるが，そうではない。現代社会に生きる私たちはだれでも自律性をもちえないでいる。そこでは，「普通」と呼ばれる他律的な基準を暗黙のうちに強制されている。「普通」の代わりに「空気」という言葉を使ってもよいかもしれない。

日本で流通している「普通」という言葉は，「平均的」とか「通常の」を意味するのではない。それは，社会が要請してくる個人が到達すべき水準のことである。つまり，高校を卒業するのが「普通」であり，女性は気づかいをするのが「普通」であり，上司に求められた仕事ができるのが「普通」である。能力の問題だけではない。サラリーマンはコレコレの髪型をするのが「普通」であり，学校では協調行動ができるのが「普通」である。「普通」とは，「それに合わせよ」という，どこから発されているのかわからない命令である。実際には，「普通」を命じているのは権威や権力であり，「普通」という言葉には，権威や権力からの要請への恭順と，それに従う人々への同調という2つの圧力が働いている。

多くの人々は，この押し付けられた他律的な理想を内面化し，それに固執しつつも「普通」にはなりきれないでいる。そこから生じた自己否定的な感情を他者へと投げつけ，「普通ではない」他者

を排除する。本人は「普通」になろうと頑張っているから、「普通」ではないくせにノウノウと生きている人々、たとえば、移民、老人、貧困者、障害のある人たちが許せなくなるのである。日本の社会は、この「普通」によって個人が結びついているため、「普通」に従わない人々は社会そのものを破壊する因子に思えてくる。障害や疾患のある人々にスティグマが貼られるのは、「普通」によってしか社会が成り立たないと信じられているからである。

人々は、「普通」を内在化することで自らを苦しめる。浦河べてるの家で掲げられたスローガンは、この呪縛から自らを解き放とうとするものである。いわく、「昇る人生から降りる人生へ」「そのまんまがいいみたい」「安心してサボれる職場づくり」「弱さの情報公開」「それで順調」などである。これらは、自分を犠牲にしてでも社会からの要請に応じようとする他律的な態度を棄却するための言葉である。

教育と治療

浦河べてるの家のスローガンは、他者から強制された進歩、発展、成長を拒否する。上で述べた「普通」は、学校教育を通して人々に内在化される。教育はしばしば、社会の都合に合わせた進歩や発展、あるいは「理想」を子どもに押し付ける（辻田, 2017）。さらに言えば、現代社会はあらゆる場所が教育の場である。現代社会で人はつねに何かを学び、つねに変化する社会に適合しなければならないとされる。イリイチがすでに以前に指摘したように、現代社会は「学校化」されている（Illich, 1977）。学校化とは、自分たちの人格や認識能力は学校教育の結果向上すると思い込まされることであり、それによってあらゆることを受け身に享受するようになり、操作されることに慣れていき、最終的に自発性を失うことである。

フーコーは、『監獄の誕生』という著作のなかで、近代以降の社会がいかに人々を一律の規格に嵌めようとしてきたかを論じている（Foucault, 1977）。近代社会は、定まった所作、たとえば、整列、行進、立礼、姿勢、着席などが集団でできるように人々を訓練し、その身体の動きを細部にまで至るまで型にはめ、それによって人々をコントロールしようとする。規律訓練は、監獄、病院、工場、軍隊、学校など、少人数で大人数を管理するための施設で実践されてきた。規律訓練型の管理方式は、一度に大量の人を扱えるために管理する側にとっては効率的な方法であるが、他方で、個々人のニーズはないがしろにされ、規格に合わせられない人びとは集団を害する因子として排除される。

このような環境でもっとも不利を被るのは、障害のある人や子どもたちである。障害のある子どもは、学校環境や学級での授業にうまく適応できないことがある。しかしそれは、学校で求められる振る舞いがもともと定型発達に合わせて作られているからである。環境因が、障害のある子どもをむしろ「できなく」させていることもある。スクールカウンセラーは、障害のある子どもたちを見ることも多く、そうした子どもたちがそれぞれの特性に応じた個別的な対応を求めていることをよく理解している。にもかかわらず、上で述べたような学校の構造や制度、環境の問題を批判する声がカウンセラー側からあがることは多くない。その反対に、クライエントを「教室に返す」とか、不登校の子どもが登校できるようになったことを「回復」と語るような驚くべき表現が、スクールカウンセラーの教科書や著作のそこここに見出せる。ここには、学校という場所の暴力性、とりわけ日本の教育制度の決定的な古臭さには目を向けず、「学校は良い場所であり、そこに通うのが当然である」、あるいは「どのような集団であれ、集団になじむのは良いことだ」といった、カウンセラーのなかに巣食っている内在化された「普通」が見て取れるのではないだろうか。

教育をいまだに規律訓練として捉える傾向が、教師のみならず、カウンセラーのなかにも根強く

残っているのではないか。障害のある子どもに対するカウンセリングが、子どもたちを早く「回復」させて教室に戻るように「治療」することにあるのだと考えられているとすれば、恐ろしいことである。現在の日本の学校や学級のあり方を所与のものとして受け止め、個々の子どものメンタルヘルスだけに焦点を当てるべきではない。学校という場そのものがこころの問題を引き起こしていることを認識し、その問題を指摘して改善を求めるのが心理職の役目である。臨床心理士や今後の公認心理師の養成過程のなかには、現在の学校教育のあり方（あるいはさらに、職場や組織のあり方）を批判的に検討するような発想を得られる、教育哲学的あるいは倫理学的な講義を含めるべきだと提案したい。

当事者研究の教育における可能性

教育は「すべての人への教育（education for all）」でなければならず、国家にはそこに属するすべての子どもを教育する義務がある。ユニバーサルデザインの理念は教育の分野にも適用されるべきであり、あらゆるタイプの子どもを想定して、カリキュラム、教科書、教材、指導法、教育環境、制度が準備される必要がある。すべての人を包括する教育は、画一的で均一なものであるはずがない。すべての人への教育とはどのような目標を掲げるべきであろうか。

すべての人への教育とは、本人が望む生活のあり方、すなわち、「生活の質」を自律的に追求できるようなケイパビリティを開発するためものである。優れた教育とは、個々人においてそれぞれに異なる生活の質を実現できるように、本人がどのように環境に働きかけていけばよいかについての情報と方法を示唆し、その自発的な開発を促すものである。ロックやルソー以来、教育について論じたリベラルな哲学者たちは、教育とは子どもの自律性を育成することだと主張してきた。

現在、自律性は最終目標であるだけではなく、教育の過程においてもっとも尊重されるべきだと考えられている。たとえば、ユネスコの「児童の権利に関する条約（子どもの権利条約）」第12条では「意見表明権」が明記されている。意見表明権とは、「自己の意見を形成する能力のある児童がその児童に影響を及ぼすすべての事項について自由に自己の意見を表明する権利を確保する」権利である。子どもたちは、自分に関係のある事柄について自由に意見を表したり、集まってグループを作ったり活動したりする権利がある。よって、カリキュラムの策定に学習者を参加させることはきわめて重要である。近年、日本でも注目されているオランダのイエナ・プランでは、小学生低学年から毎週のカリキュラムの進み具合を子どもが自分自身で管理し、自分で内容を選択するようになっている（リヒテルズ，2004）。他方、日本の教育は、一般的に言えば、子どもの主体的な学習参加を十分に促進しているとは言えない[註2]。

日本の教育の現状において、当事者研究の考えは、押し着せられた発達から子ども本人による自律的な学びへの転換を促す点において、大きな意義をもちうる。当事者研究は、何よりもまず障害のある子どもたちの教育において有効である。

当事者研究の特徴は、第1に、医療的な診断からでなく、自分が感じる問題から始めることにある。それは病名と判断を自分に取り戻すことである。障害のある子どもを、医療的に細かに診断したところで、教育やリハビリテーションにはほとんど意味がないことがある。そもそも「もとの状態に戻す」という意味での治療の概念そのものが、ある種の障害ではまったく意味をなさないことがある。たとえば、発達障害や脳性まひのような障害では、「もとの状態」なるものがない。医療的な疾患名はあくまで医療者や教育者側の観点を反映したものであり、医療上の範疇分けがどれだけの妥当性をもつのかについても大きな論争がある[註3]。当事者研究では、自己病名をつけることによって問題への主体的な取り組みへの道が開かれる。

第2に，当事者研究においてピアの存在が重視される。浦河の当事者研究では，同種の問題（「苦労」と表現される）を抱えた人たちが集まって自分の問題とその解決方法を検討しあう。ここでいう「同種」の問題とは，医学的な意味での同種の疾病のことではない。当事者の観点から見て似ていると判断される「苦労」のことである。医療的診断を軽視すべきではないが，同じような「苦労」をもつ人たちの対処法は当事者にとって非常に参考になる。熊谷晋一郎（2009）は，どのような特別支援教育のプログラムよりも，脳性まひの当事者たちのアドバイスが自分の問題に対処するのに役立ったと述べている。

　したがって，障害のある子どもの教育には，通常の学校や学級に包括する「インクルージョン」の理念がきわめて重要であると同時に，それと並行して，当事者同士が相互的な自助支援を行う当事者研究的なプログラムも導入する必要があるだろう。つまり，障害のある子どもの教育と支援には，専門の教師や医師ばかりではなく，同じ「苦労」を抱えた当事者が先輩や同輩として関わり，ピア同士の相互的なケアを行う機会を，学校教育のなかに何らかのかたちで設けるべきなのである。当事者同士の教え合いや助け合いを学校に導入することは，貴重な学びと共同の機会を当の子どもたちに与えるだろうし，専門の教師や医師，カウンセラーの視野を大きく広げることになるはずである。

　しかしながら，当事者研究は，いわゆる「障害」のある子どもたちに有効であるだけでなく，あらゆる子どもにとっても意義のあることに思われる。障害の有無は，くっきりと線が引けるものではなく，連続的で，誰もが何らかの度合いで障害を有しているという理由だけではない。子どもたちは，つねに勉強ができるかできないか，能力があるかないかという学校的な基準で自分が評価されることに怯えており，一定のレッテルを貼られた子どもたちは人生の始まりにおいてすでに諦めの気持ちさえもってしまう。勉強に関しても，現代の学校教育でもっとも深刻な問題とは，学ぶ意欲そのものが失われていることである。それは，なぜ学ばなければならないか，子どもたちはその意味や理由がわからないからである。

　ここにおいて子ども同士による，あるいは，同じ「苦労」を抱える「先輩後輩」同士が，当事者研究的な対話を行うことは有効なのではないだろうか。普段の生活のなかで出会う「苦労」について，同じ「苦労」をもつ者同士が対話し，それにどのように対処すればよいかを共同で探求することは，いまの学校教育ではほとんど行われていない。子ども同士が，自分が直面する問題について語るどころか，それに気づく機会さえ与えられていない。いや，そもそも学校では子ども同士が真剣に対話することがない。当事者研究が目指しているのは，究極的にはより良く生き，質の高い生活を送ることである。その自律的な探求を行うために，共同体での対話が求められる。「自分自身で，共に」という浦河べてるの家のスローガンはこれを意味している。学校教育には，ピア同士の対話と相互自助によって自分自身を客観視し，自分を位置づけ，自分自身を生きる道を探る機会を制度的に導入すべきである。

▶註

1　「当事者研究の部屋」（http://bethel-net.jp/tojisha-23.html）参照（2017年4月24日閲覧）
2　「TALIS（OECD国際教員指導環境調査）日本版報告書」参照。
3　たとえば，DSM-5の診断基準や方法，精神の「異常」「正常」の線引きをめぐって大議論が巻き起こっている（Frances, 2013）。

◉文献

Foucault M［田村俶 訳］（1977）監獄の誕生――監視と処罰．新潮社．
Frances A［大野裕 監修，青木創 訳］（2013）〈正常〉を救え――精神医学を混乱させるDSM-5への警告．講談社）
Illich I［東 洋，小澤周三 訳］（1977）脱学校の社会．東京創元社．
熊谷晋一郎（2009）リハビリの夜．医学書院．
OECD（2014）TALIS（OECD国際教員指導環境調査）日本版報告書．2013年調査結果の要約．国立教育政策研究所．
Paris J & Phillips J（Eds.）（2013）Making the DSM-5 :

Concepts and Controversies. Springer.

リヒテルズ直子（2004）オランダの教育——多様性が一人ひとりの子供を育てる．平凡社．

辻田真佐憲（2017）文部省の研究——「理想の日本人像」を求めた百五十年．文藝春秋．

当事者研究と現象学

大阪大学
村上靖彦

　当事者研究と哲学研究者が連携を始めたとき，河野哲也や石原孝二をはじめとした現象学者たちが関わったことは偶然ではないであろう。現在でも当事者研究に関心をもつ哲学研究者の多くは現象学と関わりがある。そしてたとえば当事者である熊谷晋一郎の記述が現象学的なものであることも知られているであろう。以下では，当事者研究にとって現象学はどのような意味をもつのか，あるいは現象学によって分析したときに当事者研究がどのような姿を取るのか，当事者研究をかなり広い意味で取りつつ考えてみたい。

当事者研究と現象学の親和性

当事者研究としての現象学

　まず歴史的な確認になるのだが，そもそも現象学そのものがある意味で当事者研究として始まったともいえる。エドムント・フッサール（1859-1938）が創始した現象学は，世界が実在するという素朴な確信をカッコに入れて，世界がどのように意識に現れ，意識がいかにして世界を意味づけ構成するのかを考えようとした。いいかえると，想定されている規定をいったん脇に置いて，現象学者の一人称の視点で意識に現れる諸現象の移ろいを記述することが，フッサールが行った現象学の営みである。社会から与えられたラベルを脇に置いて，自分自身で自分の経験に意味づけをしていく，という風に現象学の営みを読み替えることもできる。

　数学者であったフッサールの目的は自然科学の基礎付けであるから，現代の当事者研究の目的とは大きく違うが，違いの詳細は省いて近い点を考えてみたい。各地でさまざまな形で広まっている当事者研究は，向谷地が鮮やかな言葉で描いているものと比べると，もしかするともう少し地味なものかもしれず，しかし地味なものが広まりつつあるということの意味があるように思える。私が以下で念頭に置いているのは，自分が見学したことがあるべてる型の当事者研究，そしてさらには集中的にフィールドワークを行った虐待当事者である母親たちのピアグループである。

内側からの記述

　当事者研究の大きな力は，外から押し付けられた医学的なラベルをいったん脇に置いたうえで，自分自身で自分の苦労を分析して「自己病名」を与えて，苦労をめぐるさまざまな文脈を自分の言葉で編み上げて，そして他の人と共有していくことにあるだろう。そこには**内側**からの視点と問題の**外在化**と共有という働きがあることは，すでに向谷地が議論してきたところである。

　経験を内側から記述するということを学問的に追求したパイオニアの一人がフッサールであり，もう一人が直観という方法を錬成したアンリ・ベルクソンであった。彼らはみな19世紀末から20世紀初頭に別々の場所で，自分の経験を内側から記述する学問を構想した。二人は実証科学に対する批判あるいはオルタナティブな学問を意識してい

たのであり，広い意味では当事者研究もこの流れを継いでいる。その意味で当事者研究と現象学のあいだには方法上の連続性がある。物質を分析する実証科学の客観主義が，物質には還元できない「心」や「対人関係」の真理をとらえると称してプレパラートの上に乗せることへの違和感が，当事者研究や現象学を突き動かしている。

フッサールの語彙からは離れてしまうが，経験を内側から記述することは，経験記述のリアリティを確保するための唯一の方法であると思われる。患者の困難に巻き込まれることのない専門家が客観的な視点から診断名というラベルを貼り，多くの人に当てはまる一般概念によって病を説明したとしても，当事者自身のリアルな経験にはあてはまらない。とりわけ経験の核にある切実さには届かない[註1]。経験の切実さは，経験の内側からしかも複雑な文脈の絡み合いを言葉にすることでしか描けない。そしてその切実さが他の人と分かち合われるときに肩の荷を下ろすことができる。

問題の外在化

問題の外在化は，自分自身の心理的な葛藤を自己からいったんは切り離して分析し，他の人と共有することであろう。実はこれは現象学的な還元と似ている。というのは状況に巻き込まれることをやめて，何らかの距離を置いて意識への状況の現れ方を記述するという態度は両者に共通するからである。内側から，しかし，なにがしかの距離をもって自己描写する態度こそ現象学が発見したものである。

フッサールの場合には，一人称の「私」から非人称的で普遍的な「意識一般」の水準への還元を行うことで「普遍学」へと移行すると考えたわけであるが，当事者研究の場合は「私の切実な経験」でありつづけつつも，切実さに対して若干の距離を取る余裕が生まれ，他の人とともに議論する余地が生まれるというかたちで「研究」が成立する[註2]。当事者の「私」につなぎとめられつつ他の人と経験を共有する仕組みを作るという点は

フッサールとは異なるが，（医療現場を個別事例ごとに分析する）現在の現象学的な質的研究と当事者研究との共通点である。個別の経験に名前をつけ，それをめぐる文脈の構造を明らかにして他の人と共有する。フッサールが求めた理念の**普遍性**の代わりに，当事者研究（と現象学的質的研究）は個別経験がもつ理解可能性と**共感可能性**を置いている。

言語化され外在化された経験は語り手と聴き手（読者）双方を揺さぶり，ときには新たな行動へと促す。これが当事者研究と現象学的な質的研究が見出しつつある新たな研究の技法である。内からの経験記述が，しかし共有可能なものになったとき実践的な効果をもつ。これは古典的な現象学が想定していなかった現代の現象学の可能性であり，ほぼ同時期に生まれた当事者研究とともに開いた力である。

現象学から見た当事者研究の特徴

経験の意味を書き換える装置としてのピアグループ

さて，今度は当事者研究のグループがもつ特異な共同性の構造を現象学の視点から記述してゆきたい。

多くの当事者研究はグループで行う。帰宅してからも独りで研究を続ける場合は多いであろうが，独りでの当事者研究もあくまでグループでの議論があって可能になるはずだ。そこにはいくつかの要素があるだろう。グループで語ることによって問題が実際に外在化するがゆえに，単なる悩みではなく，研究課題として取り扱い可能になる。独りの思いは単なる悩みごとだ。そして，他の人に向けて語ることで経験の意味づけは変化し，さらに別の視野をもつメンバーからのコメントによってさらに意味が変化する。孤独な堂々巡りの悩みとは異なって，やりとりを通して**変化していく**意味付けの途上にある言葉である。グループのなかの言葉は変化の可能性をもつ言葉なのである。

グループは有機的に運動するひとつの場であり，

（他者身体の認知に偏ったフッサールの「間主体性」ではなく共同体の場を重視する）メルロ＝ポンティの語る意味での「間身体性」である。グループにおいては参加者個人の言葉が有機的に意味をもつ。グループは，語りがそこにおいて共有される意味づけを獲得する場所となる。

　当事者研究の場合，グループのなかで経験を語り出すことで，自分の現実の経験が劇のようなものになる。現実なのに劇となることで距離が生まれ，これを取り扱って意味づけを変更していくことも可能になる。べてるの家において当事者研究を発表する「幻聴妄想大会」という舞台が用意されたことは象徴的であろう。教会の薄暗い告解室（フーコー）から，ライトを浴びた劇場の舞台へと悩みの語りは移動したのだ。フィクションではないにしても舞台に乗ることで現実とは別の位相へと移る。つまり個人から集団に開かれ，かつ現実の経験でありながら同時に想像の位相にも置かれる。フッサールの言葉で言うと知覚的空想，ウィニコットの言葉で言うと移行領域に経験が位置づけられることで，共有可能性と意味付けの可変性が生まれるのだ。

全員を巻き込みフラットにするピアグループ

　グループは安心と安全の場所である。外在化・変化の可能性・安全をグループは生み出す。グループは単に人が複数いるという状態を超えた意味をもつ。ウィニコットによると移行領域がホールディングという安心安全の構造を前提としているように，当事者研究においても安全に気を配る仕組みがある。多くのピアグループが，言いっぱなし聞きっぱなしの約束を導入しているのは，一人ひとりの語りがメンバーからの批判によって脅かされてはいけないからだ。

　さらにフラットさも安心安全を生み出す要素であろう。当事者研究においては参加者全員が「研究者」なのであるから，医療者が指導するであるとか，大学の研究者がフィールドワークを行うというような構造は不可能になる。誰であってもそ

こにいたらメンバーの「研究者」になるのだ。当事者研究の共同性はそこに集うあらゆる人を**不可避的にメンバーにして巻き込んでしまう**。傍観者にとどまることができないだけでなく，逆にその場にいる人は誰も排除することが不可能であるという特異な集まりである。

　外から当てはめられたラベルのカッコ入れについてはすでに述べたが，当事者研究の場においては診断名だけでなく自分がもっているさまざまな社会属性をカッコに入れてフラットにコミュニケーションすることができる。職場にいたままで，上司と部下という関係を無視してフラットに議論することは現実的には不可能である。しかし当事者研究の場所においては（少なくとも私が経験した限りでは）さまざまな社会的な立場や病名の人がいることがお互いにわかっていても，しかしにもかかわらずフラットに語り，聴き，コメントを出し合う。このフラットさがもたらす軽さ，重荷おろしにはある効果がある。誰であれ社会的な役割や社会から貼られたラベルを重荷に感じており，それゆえ社会のラベルをはぎとって全員がフラットになるグループは安全と身軽さをもたらすのだろう。

触発によって成り立つグループ

　語られたことがない過去を語ることの意味は『ヒステリー研究』（1895）でのブロイアーとフロイトが「除反応」や「トーキング・キュア」と名付けて以来，心理療法の世界で十分に語られてきた。自分で自分の経験に言葉を与えることが効果をもつのだ。この点について現象学的に分析することもできるが，この効果自体は現象学に由来するものではない。

　秘密を語るという心理療法の技巧が教会での告解に由来するとみなしたのはフーコーだったが，「秘密」という視点からすると，当事者研究が心理臨床とは全く異なる文脈に属していることがわかる。教会の告解も心理療法も，守秘義務をもったスペシャリストが秘密の告白を聴くという制度を

もつ。とりわけこのスペシャリストは権威と限界設定ゆえに告白する人の困難に巻き込まれることがない。

しかし当事者研究では聞き手もまた「苦労を抱えた同じ人」として語りを聴く。このとき，語る側と聴く側双方にとって，個人心理療法には存在しない効果が生じると思われる。語る側にとっては自分と真に苦労を共有できる人が聴いてくれるという安心感と信頼感，そして聴いてもらうことの重みがある。そして聴き手の側も，語りに強く触発され動揺するかもしれないが，それゆえに**聴くことを通して変化しうる**（このことは私が関わった虐待の回復グループで強く感じたことだ）。そして翻って語りに影響を受けるがゆえにこそ，聴き手の存在が語り手にとってもまた意味をもつ。多くの参加者が暴力のサバイバーでもある虐待当事者の母親グループでは，しばしば「孤独だと思っていたけれども私だけではなかった」という感想が述べられる。この感想には重い意味があるであろう。

アナロジーと触発の連鎖

虐待の母親グループでは「私も〇〇さんと同じで……」と語り始める人が多かった。そして語り出される内容は，ときには全く違ったものであり，なぜ「私と同じで」と感じたのか私にはよくわからないこともあった。

当事者研究のグループを成り立たせるのは，ある独特なアナロジーによる触発であるように感じる。他の人の語りが自分の経験を触発し，さらに語りが生み出されるのだ。あるいはもちろん逆に自分の語りに触発されて他の人がまた別の語りをつむぎだす。実際には前の人が語った内容は全く異なることもあるかもしれない。しかしそうであったとしても「私も〇〇さんと同じで……」何か感じ取られたアナロジーの糸によってメンバーとメンバーはつなぎとめられ，仕方で語りが連鎖することで生まれてくる共同性があるようだ。異なる背景をもつ多様な人が，にもかかわらず「私も〇〇さんと同じで……」という触発による結びつきでひとつのグループとなる。このようなグループがメンバー一人ひとりの経験に存在を与えるのだ。「私も〇〇さんと同じで」と結びつけられた2つの困難な経験は，世界のなかに初めて場所を得る。（虐待であれ妄想であれ）今まで孤独のなかで独りだけの想念だった経験はこうして世界のなかで人に認められ，意味をもつことになる。

なぜ，他の人の経験談が，自分の経験の語りを促すのかというと，それがリアリティをもつからであろう。あるいは身体によって生きられた生々しさを反映しているからであろう。語り手の経験と聴き手の経験は，客観的な共通項によるくくりで集められたわけではない。抽象的な一般概念はたしかに二人に当てはまるであろうが，それが語りを促すことはまれであろう。誰にでも当てはまる一般概念は誰にとってもリアリティをもたない。そうではなく，個人のナラティブの流れと勢いが，このリアルさゆえに聴き手を触発し別の流れと勢いをもつナラティブを導き出す。経験のリアリティはナラティブの流れによって伝達可能なものになる。個人の経験がもっていた切迫性としてのリアリティは，グループで語られることで世界のなかでのリアリティへと変換されるのだ。統計的なエビデンスにより外からあてがわれた概念でまとめられる均質な集団とは異なる仕方で，触発に基づいて内発的にリアリティが連鎖することで生み出される集団がある。これが当事者のピアグループが発明した仕組みであり，現象学的な質的研究が読者を巻き込む理由と同じであると思われる。いいかえると，「当事者性の共有の技法」として，自らの経験を明快に語りだす現象学は意味付けされなおすのだ。

▶註
1　発達障がいをもつ人から診断を受けて「ほっとした」と言うのを聞くことがあるが，それは内側から感じていた経験のリアリティに名前が与えられたことによる。経験との接続が内側から生きられた場合にのみ診断名もリアルなものとなる。

2 この点ではむしろ当事者研究は，フッサールが現象学的心理学と呼んだものと近い。ただし，当事者研究で紡ぎ出されるのはあくまで「自分の言葉」であり，フッサールが終世その価値を疑うことのなかった学問的な普遍的概念ではない。

当事者研究としての女性学

東京大学名誉教授
上野千鶴子

女性学創成期

　当事者研究が登場したとき，既視感があった。これは知っている……なぜなら，そうと呼ばれずにわたしたちが女性学の名においてやってきたことだったからだ。

　女性学と出会ったとき。目からウロコだった。先に何の見通しもないまま，大学院に在籍を続け，自分が学問に向かないと感じていたとき，自分自身を学問の対象にしてよいという女性学が，目の前に現れたのだ。それまで学問とは，中立・客観的で，誰がやっても一定の手続きさえ踏めば，同じ結論に達するものと考えられていた。女だったわたしには，学問のなかに居場所がなく，わずかに「女性向きゲットー」として家族社会学をやれば，と親切な先輩が忠告をくれたが，それに背いた。当時，構造主義にのめりこんで理論社会学を専門にすると宣言していたのは，理論なら男も女もないだろう，と予想したからだ。今から思えばエリート女の陥りがちな謬見だったと言うべきだろう。

　それどころか，理論も概念もジェンダーまみれだと知ったのは，ジェンダー研究を始めてからだった。当時からすでにレヴィ＝ストロースの交換理論は，「女はただの交換財ではない」とフェミニスト人類学者たちから批判を浴びていたし，究極のグランドセオリーであったはずのパーソンズのシステム理論も，そのジェンダーバイアスを鋭く批判されていた。パーソンズの「家族システム論」とは，せいぜい近代家族の性別役割分担を事後的に追認したものにすぎない，とフェミニストによって歴史化された。

　女性学は，ウーマンリブの学問版だった。高等教育の場に入っていった女性たちが，アカデミック・コミュニティに殴り込みをかけたのだ。既存の「男仕立ての学問」には女の居場所はない，これまでの学問とは「人間学」の名において，せいぜい人類の半分にだけ通用する知だったのだ，と。ルソーの『エミール』を読んだときに，終章まで行って驚愕したことを覚えている。最後に，彼は「以上述べてきたことは女性にはあてはまらない」と明言していたからだ。

　女性学は民間学としてスタートし，大学の外で生まれ育った。社会教育の場で，女性たちが女性史や女性学の学習サークルをつくって共に学んだ。その当時，女性学を大学の教壇で教えるようになったり，女性学で食えるようになるとは夢にも思わなかったから，「女性学は趣味」とうそぶいていたものだ[注1]。職業になるとは思えなかったからである。後になってわたしは，自分が学問に向かないのなら，学問を自分向きに変えてやろうと思うようになったが，同じ時期に同じように考えるおんなたちが世界中のあちこちに存在していたことは，幸運だったと思う。

　日本では女性学は外国から入ってきた。当初，「女性に関する学際的研究（interdisciplinary studies on women）」でしかなかったwomen's studiesに，「女性学」という訳語を当て，これを「女の，女によ

る、女のための学問（studies of women, by women, for women）」と定義したのは井上輝子である（井上，1980）。この定義には、民主主義（democracy）とは「人民の、人民による、人民のための政治（government of people, by people, for people）」であると定義したリンカーンのことばが響いている。

この定義は物議を醸した。「女（について）の」は問題ない。「女のための」という条件は、女性学が女性運動の産物であり、それに貢献することを意味していた。一定の集団利益に奉仕する学問は、イデオロギーと呼ばれて嫌われていたから、女性学が新たなイデオロギー（偏った思想）として登場したと受け止められた。学問は「中立・客観」でなければならない、と今日に至るまで堅く信じられている原則に、この定義はまっこうから抵触した。「それは学問ではない」と。

それ以上に物議を醸したのは、「女による」という条件である。「女性が女性を研究対象にする」だけで、「主観的」と思われた時代である。主観的なものは学問ではない。それなら「客観的」な研究とは何か？　女性を女性以外の者が研究すれば「客観的」になるのか？「女性以外の者」とは男性しかいないから、女性研究は男性が行えば「客観的」と言えるのか？　それまでに男性の手になる女性論、女性研究はあまたあったが、それにはおそるべきジェンダーバイアスがあることがわかった。19世紀の知識人、オットー・バイニンガーやショウペンハウエルは女が男に劣る存在であることを「哲学的に証明」し、20世紀の社会学者、ゲオルグ・ジンメルは女性を存在そのものに価値がある母性的な存在と称えた。蔑視も神聖化も、共に女性の「他者化」の機制にほかならない。いずれも男が女にこうあってほしいという妄想の産物に過ぎず、女性自身の経験を反映したものではない。それなのに、「おんなについてはオレサマが一番よく知っている」とおんなの専門家を任じる男性の書き手がもてはやされた。そのひとり、作家の吉行淳之介を、「女とは何かが知りたくて」読んだという同世代の女性に会って、痛ましい思いをしたことがある[註2]。

もうひとつの条件、「女による」が物議を醸したのは、学問とは誰がやっても同じ結論に達する中立的なものだから、男を排除する理由がない、と思われたからである。それだけでなく、当時女性学はもっとも刺激的で発展途上の学問分野のひとつだったから、野心的な男性研究者がそこに参入したいと思うだけの理由があった。そういう男性研究者のひとりが、「理論は自分がやったほうがうまくいくと思って」参入したと聞いたことがある。パターナリズムでなくて何だろうか。女性の研究者のなかにも、男性を排除するのは得策でない、女性学とは、「ジェンダーの正義（gender justice）」を目標とするすべての研究者に性別を問わず開かれているのだから、と主張する者もいた。わたしの立場はこうである。女性学に男が参入するのは拒まない、ただしそれは性差別者としての「男という経験」を語るためであって、「女の経験」を代弁するためではない、と。この考えに今でも変わりはない。後に女性学を経由して男性学が登場したが、男性学にわたしは次のような定義を与えた。「フェミニズムを通過した後の、男性の自己省察の学問」（上野，2002a, p.208）と[註3]。

女性学の誕生は、外だけでなく、内にも困難を抱えていた。高学歴の女性が圧倒的に少数派である当時、学問の用語はよそよそしく、言語で表現されることがらに対する根強い不信感と反主知主義とが女性運動のなかにはびこっていた。そしてそれには相応の理由があった。女たちは男仕立ての言語にだまされてきたからである。その反発は女性学にも向けられた。フェミニズムは思想と運動、理論と実践の両輪からなるはずだったのに、運動と理論のあいだにはつねに潜在的・顕在的な葛藤や対立があり、女性学の研究者は、現場のアクティビストから「おまえたちは何の役に立つのか」「わたしたちの経験を搾取するだけではないのか」と責められてきたからである。現場の女性たちからは、高学歴の女性研究者は特権的なエリートと見えていたことだろう。事実、女性研究者の

なかには，過激なリブと同一視されることを嫌って，「リブではありませんが（I'm not lib, but...）」という弁明が定着していた。フェミニズムという用語が登場したとき，それをリブよりも穏健な用語だと思ってとびついた人も多い。この時代を覚えているひとびとのなかに，ずっとリブを自称して，フェミニストと差別化するひとがいるのは，当時の怒りを覚えているからである。だがフェミニズムもすぐにスティグマ化され，「フェミニストではありませんが（I'm not feminist, but...）」という言い方が拡がった。フェミニズムの「イズム」を嫌って（「イズム」とつけばそれだけで偏った思想ととらえられた），「ジェンダー研究者」と名乗るひとびとも登場した。「ジェンダー」概念が登場したとき，その「中立的」に聞こえる学術用語に反発して，あえて旗幟鮮明な「フェミニスト研究」を名乗るひとびともあらわれたくらいだ。高学歴エリート女性に対する活動家たちの猜疑心はそれほどつよく，それだけの理由もあったのである。

女が何者であり，何を感じ，どんな経験をするかは，男に教えてもらわなくてもよい，女は女自身の専門家である。わたしはわたし自身の専門家である……今ならそれを当事者研究と呼ぶだろう。あとになって「当事者」という概念を手に入れたとき，わたしたちがやってきたのは，当事者の自己定義権の要求だった，とようやく言語化することができた。そして当事者研究としての女性学は，誰の代弁も，代表も許さない，と。「当事者主権」（中西・上野，2003）に通じる考え方がすでにそこにある。

女性学がその創成期に味わってきたこのような困難を今さらのように思い起こすと，当事者研究が現場にもアカデミアにも歓迎されて登場したことには，隔世の感を覚える。そして思わず，その茨の道を切り開いてきたのは，われわれなのだ，と言いたくもなる。

女性学の理論的背景

女性学の理論的背景であり，その同伴者だったのは，構築主義とポストコロニアル理論である。

フェミニズムがまずもって闘わなければならなかったのは，フロイトとマルクスという19世紀の2つの巨大な決定論だったが（前者は心理決定論，後者は経済決定論），その闘いの武器になったのが，構築主義理論である[註4]。今日では言語論的転回（linguistic turn）とも呼ばれるこの認識論上のパラダイム・シフトをもたらしたのは，構造主義言語学であった。回顧的に言えば，20世紀後半の思潮にもっとも大きい影響を与えたのは言語学だったと言ってもよい。ラディカル・フェミニズムが登場した時期は，フーコーやラカンなどポスト構造主義の哲学者たちが，決定論に抗して論陣を張った時代だった。彼らは（そうとは言わずに）フェミニズムから影響を受け，またフェミニズムに影響を与えてきた。また同時代のフェミニストから批判を受けることで，その批判に答えて自らの理論を精錬してもきたのである。

フェミニズムはセックスとジェンダーという概念を区別したが，その背後にあるのが，ポスト構造主義のもたらした言語論的転回である。女がまず闘わなくてはならなかったのは，「解剖学的宿命（anatomy is destiny）」であった。ペニスの有無で一生が決まると信じられ，フロイトがそれを理論化した。そこに内分泌学や遺伝子学，脳生理学などがよってたかって，ホルモンやDNA，果ては男性脳／女性脳という「科学的知見」によって，性差を「宿命」化した。「ジェンダー」という概念は，「性差」を生物学的決定論によってではなく，文化的社会的に構築されるものと見なした。その後，LGBTなどのセクシュアル・マイノリティの研究が進むにつれ，今日では解剖学やホルモン，DNAが性別（性自認）を決定すると信じる者はいない。それどころか体と心の性別が一致しない場合，心の性別を体に合わせる代わりに，体の性別を心の性別に合わせることが必要だということ

は「常識」になった。

　障害学の文脈に置きかえれば，セックスからジェンダーへの転換は，障害の「医学モデル」から「社会モデル」へのパラダイム・シフトにも比すべき変化だった。いや，この言い方では倒錯的に過ぎる。その後の障害の社会モデルのみならず，精神障害をめぐるラベリング理論や構築主義的人種理論などは，この構築主義的ジェンダー論（上野，2002a）の影響を受けて成立したはずだからである。

ポジショナリティという概念

　もうひとつ，ポストコロニアル理論もまた重要な役割を果たした。20世紀後半は，グローバリゼーションの時代でもあった。グローバリゼーションとは，情報，カネ，モノ，ヒトの国際移動の増加とそれに伴う国内外の秩序の再編過程を言う。移動の速度はこの順番に早い。そのなかでもっとも移動が遅く，国境の壁に阻まれていたヒトの移動が，大量に起きるようになった。移民と難民の時代である。20世紀は脱植民地化の時代だったはずだが，圧倒的な富の偏在と権力の非対称状況のもとで，植民地の清算は容易ではなかった。ポストコロニアル理論は旧宗主国による経済的支配のみならず文化植民地主義，さらには植民地出身者の宗主国への移動を論じる概念装置をもたらした。ディアスポラ（diaspora），ハイブリッド（hybrid），コンタクトゾーン（contact zone）などの分析概念である。なかでも重要なのはポジショナリティ（positionality）という概念であった（上野，2005）。複数の文化が圧倒的に非対称な権力関係のもとで出会うとき，同じ現象が異なる立場から異なる現実として経験されるのは，あまりにも当然のことである。そのとき経験されているのが「同じ現象」かどうかすらわからない。強圧的な異文化接触はしばしば「強姦」の比喩で語られるが，そこで起きている性的接触の経験は，強姦者と被害者とのあいだでは天と地ほどの落差がある。同じようにケアをめぐってもケアする者とケアされる者，虐待をめぐっても虐待者と被虐待者とのあいだには，まったく異なる現実が経験されている。ある現象をどの立場から見るかで，現実はまったく異なる様相を示す。それを表現するのが，ポジショナリティ（立場性）という概念である。

　ポストコロニアル研究の最大の成果のひとつが，エドワード・サイードの「オリエンタリズム（Orientalism）」（Said, 1978=1986）という概念であろう。オリエンタリズムとは，「オリエント（東洋）についての西洋の知」と定義される。サイードのオリエンタリズムには，ジェンダー関係のメタファーが頻繁に登場する。80年代のニューヨークにいて，彼がフェミニズムの影響を受けなかったとは考えにくい。サイードが属した比較文学の分野は，言語論的転回とフェミニズム批評とがもっとも豊かな成果を生んだ分野だった。

　サイードのオリエンタリズムは，「西洋」と「東洋」を「男性」と「女性」に置き換えて読んでも成り立つ[注5]。「この東洋についての西洋の知」はほとんど「妄想」と言ってもよい域に達しており，したがっていくらテキストを読んでも肝心の「オリエントとは何か？」がついにわからない。これは男の手になる女性論が，女についての男の妄想の集合であって，女性についてはついにわからないのと似たところがある。その「妄想」のなかには，当然のように蔑視と差別が含まれている。そしてポジショナリティという概念は，差別される少数者の経験の代弁（representation）も領有（appropriation）も決して許さない，という立場に立っており，したがって学問の中立性に対抗するものであった。

女性学からジェンダー論へ

　女性学はその後，発展と共にさまざまな新たな困難に遭遇するようになった。

　女性学から男性学が生まれ，両者を合わせて「両性学」などという珍妙な名前も登場したが，その後，構築主義のジェンダー論が「ジェン

ダー」を「身体的差異に意味を付与する知」（Scott, 1988=1992）と簡明に定義して以来，ジェンダーは項ではなく，差異化の実践であると考えられるようになった。したがって「ジェンダーする（gendering）」ことはあっても，「ふたつのジェンダー（genders）」という複数の項は成り立たない。しかもジェンダーはありとあらゆる社会的行為のなかに入り込んでいるから，ジェンダー研究は女性（について）の研究とは限らなくなった。女性のいるところでは女性の研究を，男性のいるところでは男性性がいかに構築されるかの研究を，女性のいないところ（軍隊など）ではなぜ女性がいないかの研究を。今やジェンダー研究が網羅できない対象はないと言ってもよい（上野，2002a）。

　ジェンダーは今日では国際的に認められた強力な分析ツールだが，フェミニズムは思想と実践，女性学はその理論的武器という両輪の位置づけは，ジェンダー研究においても変わらない。多くのひとびとが誤解しているようだが，「ジェンダー」とは非対称な権力関係を示す用語であり，ジェンダー研究の戦闘性は，名称が変わっても少しも失われていない。そのフェミニズムからの出自を忘れないために，わたしは「女性学・ジェンダー研究」と併記するようにしている。

　女性学が「偏った学問」であるという批判に，ジェンダー史家のジョーン・スコットはイエス，バットと答える。そして返す刀で，これまでもこれからも歴史が中立・公正であったことなどない，おまえたちはただの「男性史（his-story）」に過ぎない，と喝破したのだ。だからこそ，「誰のための，何のための学問か？」はつねに問われ続けなければならない。ポジショナリティが変われば現実は変わる。「たったひとつの歴史」に代わって，「さまざまな歴史」が登場する。支配的な語り（master narrative）に代わって，少数者の対抗的な語り（counter narrative, alternative narrative）が登場する。そしてこの「さまざまな歴史」という考え方ほど，実証主義史学に受け容れがたいものはない。歴史の法廷の唯一の審判者とい

う地位から降りようとしない歴史家たちは，ジェンダー史がもたらしたインパクトを見ないふりしているようだ。

　皮肉なことにジェンダー概念の精緻化は，「女性」という集団アイデンティティを掘り崩した。女性という項があるのではなく，女性を構築する差異化の実践が，他の変数とともにその時・その場で生産・再生産されるとすれば，女性のあいだの多様な差異にも敏感にならざるをえない。フェミニズムのなかからは，エスニックマイノリティ，性的少数者，障害者等々が差異を主張するようになった。それはポストコロニアル理論がフェミニズムにもたらしたものとも言えるし，フェミニズムそのものが少数者に自己主張を可能にする装置を作っていったとも言える。人種，階級，国籍，障害，セクシュアリティなどをめぐる反差別の理論は，フェミニズムと同伴しながら，相互の影響関係のもとに育っていった。その結果，「どんな領域もジェンダーだけで解くことはできないが，ジェンダー抜きには論じることはできなくなったのである」（上野，2002a，p.88）。

　ジェンダー研究は成熟し，普及し，多様化し，制度化した。制度化の過程で，アカデミックな市民権を得ていった。今日ジェンダー研究は，研究の一分野として公認され，ポストが生まれ，学会が誕生し，科学研究費の配分を受けることができるようになった。そしてその制度化の功罪もまた検証されなくてはならないだろう（上野，2001b）。「学問」と認められるためには，学会の設立，学術ジャーナルの発行や査読システムの整備，そして書式や文体も標準化を要求される。それだけでなく，専攻や学科が成立し，学位を取得できるようになって，学知としての再生産サイクルにすでに入ってしまった女性学・ジェンダー研究は，その後継者を高学歴女性に限定するようになり，かつて現場にあった「女性の経験の言語化」というダイナミズムを失いつつある。既存の学問に異議申し立てをしたはずの女性学は，いつのまにか「ミイラ取りがミイラ」になっているかもしれない。

学知を女向きにつくりかえるはずだったのが，反対に女性学がこれまでの学問に似たものになっているかもしれないのである。

当事者研究の未来

　当事者研究のパイオニアとしての女性学の経験から，今日の当事者研究が学ぶことは多いだろう。当事者研究が障害当事者の経験の言語化であり，理論化であるとしても，そこに健常者が参入してその成果を領有したり代弁したりする誘惑はつねにつきまとう。また障害学会が成立したように，学問として市民権を得ることによって，いつかどこかで見たようなものに変貌していくかもしれない。障害学が制度化を求めて，ポストや研究費の配分を争うような一分野になっていくかもしれない。その過程で学知（専門知）と当事者の知とのあいだに，緊張関係が生まれたり，後者が失われたりはしないだろうか。

　精神障害者の世界で登場した当事者研究には，また異なる背景がある。そこには「精神医療」という制度的裏付けがあり，医療保険による統制や管理，利益誘導がある。当事者研究は，精神病デイケアの認知行動療法の一技法として定着するかもしれず，また精神医学の専門家によって領有され，学術用語で表現されるようになるかもしれない。ピアカウンセラーやファシリテーターが資格化され，利権化されるようになるかもしれない。専門知のパターナリズムを告発するはずだった当事者研究は，専門知を補完するその従順な同伴者になるかもしれないのである。

　学問の「中立・客観」の神話はまだなくなっていない。「神話」とここで呼ぶのは，「根拠のない思い込みの集合」のことである。わたしたちはまだ闘いの途上にある。

▶註

1　初期のフェミニズムについては上野（2011）を参照．
2　吉行淳之介については上野ほか（1992）を参照．
3　上野ほか編（1995）による『岩波シリーズ 日本のフェミニズム』別冊『男性学』には編者上野による「解説 オヤジにならないための男性学のススメ」がある（上野（2002a）に収録）．
4　構築主義については上野（2001a）を参照．
5　サイードのジェンダー論的読解については上野（2013）のサイードの章を参照．

◉文献

井上輝子（1980）女性学とその周辺．勁草書房．
中西正司，上野千鶴子（2003）当事者主権．岩波新書．
Said E (1978) Orientalism. Pantheon Books.（今沢紀子 訳（1986）オリエンタリズム．平凡社）
Scott JW (1988) Gender and the Politics of History. Columbia University Press.（荻野美穂 訳（1992）ジェンダーと歴史学．平凡社）
上野千鶴子 編（2001a）構築主義とは何か？　勁草書房．
上野千鶴子（2001b）女性学の制度化をめぐって．女性学9．日本女性学会．
上野千鶴子（2002a）差異の政治学．岩波書店．
上野千鶴子（2002b）ジェンダー研究への誘い．AERA Mook ジェンダーがわかる．朝日新聞社．
上野千鶴子 編（2005）脱アイデンティティ．勁草書房．
上野千鶴子（2010）女ぎらい．紀伊國屋書店．
上野千鶴子（2011）不惑のフェミニズム．岩波現代文庫．
上野千鶴子（2013）〈おんな〉の思想．集英社インターナショナル．
上野千鶴子，小倉千加子，富岡多惠子（1992）男流文学論．筑摩書房（1997ちくま文庫）．

好評既刊

Ψ金剛出版 〒112-0005 東京都文京区水道1-5-16　Tel. 03-3815-6661　Fax. 03-3818-6848
e-mail eigyo@kongoshuppan.co.jp　URL http://kongoshuppan.co.jp/

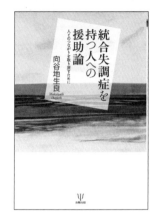

統合失調症を持つ人への援助論
人とのつながりを取り戻すために
[著]向谷地生良

精神保健福祉士，臨床心理士，福祉，看護の専門職等，心を病む人の援助に関わるすべての人へ。人が生きる，現実に暮らすとはどういうことか。精神障害を抱える当事者たちの活動拠点「べてるの家」の設立に関わった著者は，独創的な当事者研究，SSTを取り入れた専門家としての手法，など，クライエントの側からの心理援助で知られている。
精神医療に必要なのは，当事者の力を前提とした援助である。著者は，真に当事者の利益につながる面接の仕方，支援の方法をわかりやすく解説し，精神障害者への援助の心得を詳述する。　　　　　　　　　　本体2,400円＋税

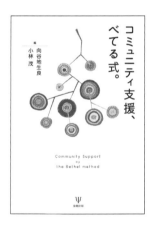

コミュニティ支援、べてる式。
[編著]向谷地生良　小林茂

「降りてゆく生き方」「弱さを絆に」の名の下に当事者主権を実現した当事者研究。「何の資源もない」浦河だからこその革命的活動。だからといって弱くて無力で前向きな支援者たちが何もしなければ何も生まれなかった。精神障害者が直面する生活上の困難を個人的な問題に矮小化せず，一人の地域住民の切実なニーズとして社会化すること，いわば「自分の苦労をみんなの苦労に」「みんなの苦労を自分の苦労に」のプロセスを重視して，コミュニティ全体に浸透する「共助」の理念に貫かれた，希望へと降りてゆく共生の技法の足跡がここに示される。　　　　　　　　　　　本体2,600円＋税

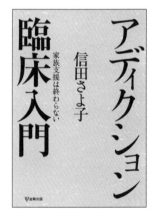

アディクション臨床入門
家族支援は終わらない
[著]信田さよ子

アディクション臨床における「当事者」とは誰か？　「抵抗とともに転がる」とは何を意味するのか？　「家族の変化の起動点」はどこにあるのか？　カウンセラーとクライエントの「共謀」とは何か？――DVや児童虐待をも視野に収める逆転の発想でアディクション臨床における心理職の役割を確立し，アダルトチルドレン，治療的共同体，被害者臨床を補完する加害者臨床などのコンセプトと実践を取り込む機動力でアディクション臨床とともに走りつづける臨床家の思想遍歴と臨床美学を一挙公開。藤岡淳子との初対談を収録したアディクション・アプローチの聖典！　　　本体2,800円＋税

当事者研究をはじめよう!
――当事者研究のやり方研究
綾屋紗月

当事者研究をはじめよう！
当事者研究のやり方研究

東京大学先端科学技術研究センター／おとえもじて
綾屋紗月

1　はじめに

　2001年に北海道にある「浦河べてるの家（以下，べてるの家）」で当事者研究が誕生してから16年になる。当事者研究には，いわゆる決まった手順はなく，テーマ設定も研究方法も「基本的に自由」（べてる しあわせ研究所，2009, p.45）であり，その堅苦しくない気軽な雰囲気も魅力となって，日本全国だけでなく海外にも広まっている。とはいえその一方で，べてるの家をはじめ，それぞれのグループで試行錯誤しながら進められてきた当事者研究には，長年大切に積み重ねてきた理念や実績があることもまた事実である。それらを土台として行われる具体的な形式や進行方法の事例を記録・分析し，多様な在り方や，共通する要素を後世に伝えていくことも，眼前に差し迫った課題だと言えるだろう（綾屋，2016, p.164）。

　そのような問題意識を，長年さまざまな領域で当事者研究を実践してきたメンバー同士で共有した結果，2015年6月から2016年4月にかけて全14回にわたり，互いの当事者研究のスタイルを体験しあい，その後，意見交換を行う「当事者研究のやり方研究会」が実施された。その記録はビデオやICレコーダーにおさめられ，現在も引き続き分析を行っている。

本稿の筆者は自閉スペクトラム症当事者であり，自身の当事者研究に2007年から取り組み，2011年からは発達障害者が中心となって運営・参加する当事者研究会を行うグループ「おとえもじて」を主催している。当事者研究においては，その理念，歴史的経緯，研究成果などがまずは重要であると筆者は考えているが，本稿ではそれらを本号の他稿や先行研究にゆだね，当事者研究がどのように行われているか，その形式や方法になるべく絞って報告する。本稿は，文献，ビデオ・音源記録，各団体のスタッフやメンバーとの対話，現場に訪れた体験などをもとに筆者がまとめたものを，「ダルク女性ハウス」代表の上岡陽江（薬物依存症当事者／精神保健福祉士），「べてるの家」理事の向谷地生良（ソーシャルワーカー／北海道医療大学教授）が確認・修正して作成した。

今回，比較対象とするのは「べてるの家」「ダルク女性ハウス」「おとえもじて」の3団体である。まず10年以上の当事者研究歴がある「べてるの家」と「ダルク女性ハウス」の当事者研究の形式について概観し，次に両者の共通点を見出し，最後にこれら2つの団体を手本にした「おとえもじて」の実践の試行錯誤について述べる。3団体の「基本設定」「場の配置」「進行手順」を比較した図表は，末尾に付録1・2・3として掲載した。

2　浦河べてるの家

北海道の浦河町にある「べてるの家」は，統合失調症やアルコール依存症などをもつ人たちの起業を通じた"社会進出"の拠点として1984年に設立された（向谷地，2016a，p.180）。当事者研究と言えばまず思い浮かべるのが，発祥の地である「べてるの家」であるが，べてるの家の活動全体からみれば，当事者研究はメンバーの日々の暮らしを支える，数々の取り組みのうちのひとつだと言える。べてるの家のメンバーやスタッフとして，会社や作業所で働いたり，共同生活をしたり，イベントを開催・参加したりするなかで生じる苦労や困りごとを，当事者研究によって仲間と共有し，次の実践につなげている。

①基本設定（付録1A）

今回比較の対象としたのは，べてるの家の当事者研究のなかでも「当事者研究ミーティング」と称されるグループで行う当事者研究であり，実施頻度は週1回である。当事者研究というアプローチは「日常生活のなかで，時と場所を選ぶことなく，現実の問題に，研究的な態度をもって，向き合い対処しようとする暮らし方」であるため，グループで行うミーティングのほかにも，独りになった場面での「一人当事者研究」や，マンツーマンで行う当事者研究なども行われている（向谷地，2009a，pp.105-107）。

その日に参加したいメンバーが自由にやってきて参加するため，参加人数は10〜20名程度とばらつきがある[註1]。研究テーマは，その研究をするメンバーを中心に決めることが多く，べてるの家の場合は，地域で暮らしている当事者が多いため，人間関係や仕事のすすめ方における研究テーマが多い。また，進行役は当事者リーダーと健常者スタッフが協力しながら担当している（向谷地，2009a，p.107）。研究成果の発表媒体は，雑誌，書籍，WEB，テレビ，ラジオ，学術論文，講演活動，学術学会，当事者研究交流集会など，さまざまに広がっている。

②場の配置（付録2A）[註2]

べてるの家の当事者研究においては，なんといってもホワイトボードが欠かせない。座席の配置はなるべくきれいな輪になるように並べる。参加人数に応じて輪のサイズの大小は変化し，二重の輪になることもある。ホワイトボードと参加者の間には「ロールプレイなどができやすいように適当な空間をつくっておく」（向谷地，2009a，p.107）。また，理念を書いたポスターが部屋前方の壁上部に貼られており，ホワイトボード脇にあるポスター入れのなかにも，ラミネート加工された理念のポ

スター（パネル）が約15枚，収納されている。

そのほか，ミーティングではマイクが使用され，ビデオ撮影も行っている。べてるの家にはよく見学者が訪れており，見学者がいる場合には当事者研究ミーティングにおいても見学席が設けられる。部屋の奥にはスタッフ席があり，日常の事務仕事をしているスタッフが着席している。

③進行手順（付録3A）[註3・4]

べてるの家の当事者研究ミーティングにおける平均的な進行手順は以下の通りである。

①参加者全員が，自己紹介をかねて今日の気分体調や最近の面白い話といった近況について語る。
②初めて参加する人もいるため，主に常連の参加者が理念のポスターを用いながら，当事者研究の趣旨紹介，理念の確認，ルールの説明などを行う。
③その回のミーティングで当事者研究を行うメンバー（○○さん）が，自分の特徴に対する興味関心や，自分が抱えている苦労について語る。進行役は○○さんに質問をしながらホワイトボードへの記録を行っていく（ホワイトボードの記録は進行役に限らず得意な人が担当すればよく，時には○○さんに書き込んでもらうこともある）。○○さん以外の参加者はワイワイと自由にコメントや質問をしていく。このとき，いろいろな人が発言するほどハプニング的に展開する場面が増え，○○さんの研究が発展したり面白いものが出てきたりと盛り上がっていく。また進行役も身を乗り出して話を聞いていることが多い。
④やりとりが済んだところで，○○さんが研究を通じて発見したこと，わかったことについて語る。
⑤○○さん以外の参加者が今回の当事者研究を終えた意見や感想を語る。
⑥最後に進行役が感想やまとめを語り終了となる。このとき進行役は，○○さんのこれまでの経験と研究的な動機の尊さを伝えることが多い。ま

た，○○さんの語りが，まだ出会わない他者との回復に貢献する可能性についても再確認する。所要時間は「1時間を越えない範囲」で行っている（向谷地，2009a，pp.107-112）。

④研究スタイルの工夫

べてるの家における具体的な研究スタイルの工夫は多様であり，すでに数々の書籍で紹介されている。例えば発表者と同じような経験をもった仲間がいないか「アンケート」をとったり，イラストを用いた図式化やロールプレイの活用によって「苦労のマップ」を描き，発表者に起きている苦労を再現したりしている（向谷地，2009a，pp.109-111）。また，ホワイトボードの記入方法についても，変化を見る手段として，サイクルやパターンを図表化したり，グラフを用いて数値化したりとバラエティ豊かである（図1）。さらに向谷地が意識していることとして以下のような項目も示された[註5]。

(1) 経験を既成概念でとらえない

ミーティングの冒頭は「どういう問題を抱えていますか」「困りごとは何ですか」「今，何を悩んでいますか」というような発表者の経験に対してネガティブな解釈から始めるのではなく，良い／悪いはどちらに転んでもいいという立場でスタートできるように，「どういう苦労が得意ですか？」「苦労の専門分野は何ですか？」という価値基準を反転させた聞き方をしている。

中盤から後半にかけては，べてるの家の専門用語のひとつである「自分助け」という言葉が用いられることが多い。さまざまな困難に直面したときのために，自分に合った「自分の助け方」の具体的な方法（技）を知っておく（べてる しあわせ研究所，2009，p.36）という文脈で用いられることもあれば，自他共に問題行動だとみなす行為に対して「なるほど，そんな風に自分助けをしてきたんですね」と受け止める文脈で用いられることもあり，後者においてはやはり価値基準を反転さ

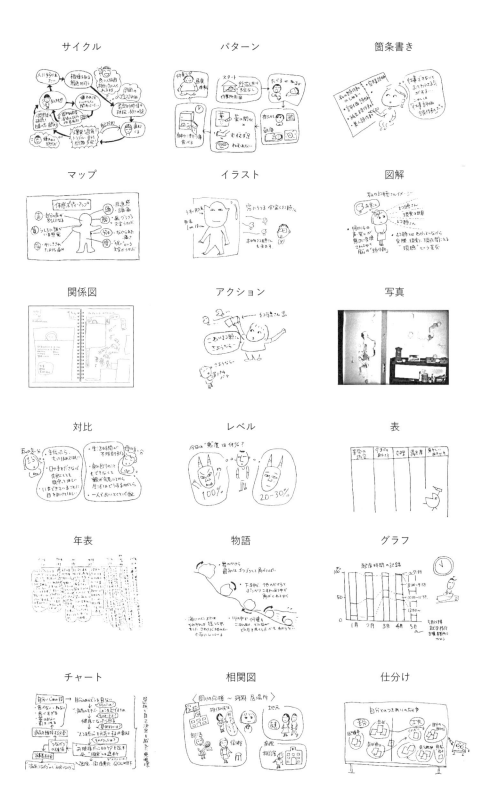

図1　べてるの家における当事者研究スタイルの工夫
当事者研究ネットワーク資料より（2014年）

せる機能を発揮している。また，一般的には悪いこととされている事象について「どんなことに効くんですか？」「幻聴さんに助けられていたことってあるんですか？」と尋ねたり，逆に「妄想がなくなる」といった一般的には回復していると見える段階の語りに，「妄想のおかげで現実を直視しなくても済んでいたんですよね？　じゃあ，それがなくなったら大変だったんじゃないですか？」と新たな苦労の到来について尋ねたりすることもある[註6]。

　このように世の中の善悪の価値判断から解放された視点で，発表者のストーリーや自分の助け方を解き明かしていくことを意識している。ただし，関係性によっては最初からこのような質問をしてしまうと，「こんなにつらいって言ってるのに何ですか！」と少しすれ違いが起きるので，「すみません，ちょっと変な言い方ですけど……」と前置きをしたり，ある程度，全体がわかってきたミーティングの最後あたりで質問したりしている。

(2) 比喩(メタファー)の使用

　話を聞いて浮かんできた映像をもとに「例えばこんな感じですか？」と提案する。その際に，「じゃ，昔の私の世代で言えば，『巨人の星』の星一徹みたいな」[註7]というかたちで，アニメや童話など，よく知られている物語や映画の話題などの喩えもよく使用している。詳細に伝えたからといって「伝わった感」につながるわけではないこと，一番大事なのは発表した本人が「そうそう！」「説明できたような感じがする」という伝わった感覚をもてること，そのために経験の形を象徴化することであると，これまでの当事者研究の実践経験から感じている。

(3) 年表の作成

　「どうしてそう思ったんですか？」「なぜなんですか？」「この理由は何ですか？」といった当時の動機を細かく尋ねる問いかけはあまりせずに，その人の苦労の輪郭を見ていくことを心がけている。

一つひとつにあまりこだわらず，やりとり全体からにじみ出て見えてくる人生の意味の発見や，「よく生きてきた」「これは意味ある歴史であり，歩みなのだ」というストーリーを共有する[註8]ことを重視している。そのような他者との共有の可能性を再確認するかたちでまとめていく方法のひとつとして，年表を作成して時間軸を意識することがとても重要になるケースがある。

(4)「～感覚」「～現象」という表現の使用

　例えば「私は責められている」という言葉が出てきた際に，「『責められ感覚』があるんですね」という取り込み方をしている[註9]。そのようなかたちで返すことによって，他者にとっても発表者本人にとっても，発表者の経験を取り扱いやすい状態になる。「責められている」という経験を，さまざまな方向に開かれていく可能性があるものにして受け取り，まずはその場に置くことにしている。

(5) 先行研究の引用

　ソーシャルワーカーという専門家の立場で話を聞く向谷地は，「どんな当事者の経験でも専門家はそこから教えてもらい，常に学ぶ立場である」ということを発信することを心がけている。例えばそれは「幻聴さんのことについてもいろいろと経験積んでいらっしゃる」「ぜひ聞かせていただきたいと思います」というように[註10]，当事者の話を聞く際に敬語で話しかけるという態度にも現れている。そして，専門家としての自分の知識や技術といった実践知をなるべく脇において，当事者の他の多くの仲間たちがすでによく話している「先行研究」から情報を数多く提示することを大切にしている。例えば，発表者の語りのなかに，「このときは幻聴さんが減ってきた」という内容が出てきた際，「幻聴さんが増えると現実の苦労が増える」という他の仲間の先行研究を参照して，「ここで幻聴さんが減ってきたとき，もしかしたら何かこう，代わりに増えているものとかって何かあるんですか？」と試しに聞いてみる。すると「幻聴

さんの減少とともに自分を責める度合いが減ってきた」という語りの流れが生じる[註11]。そんな風に仲間の先行研究から新しく何かに気づいていくプロセスを重視したいと向谷地は考えている。

⑤新しい形式——オープン方式の当事者研究[註12]

最近，新たに始めた形式として，べてるの家以外でワークショップなどを行う際に用いている「オープン方式の当事者研究」がある。これは，大学生や企業経営者など，お互いをよく知らない人同士が集まった際に，1枚のホワイトボード（または模造紙）のなかに1グループ5～6名の内容を書き込んでいく方法である。手順としては，次のようなものになる。

①自己病名[註13]・苦労ネーム[註14]を参加者全員がホワイトボードに記入する。
②記入した自己病名の内容紹介を一人ひとりが手短に話す。
③グループで自由に質問したり対話したりしながら，その病名同士を関連づけていく。
④終わった後に一言ずつ感想を言う。

「仕事にまつわる自己病名」というようにテーマを決めることもあり，それに対して例えば「結果に絶えず不安をもっている症候群」「残業病」などの自己病名を述べていく。この自己病名については，これまで症状の状態に合わせていくらでも変更可能なものとされてきたが，最近はさらに，「今日の」自己病名・苦労ネーム，という言い方も用いており，これまで以上にスパンを短くとらえ，変化しやすいものとして扱っている。

3　ダルク女性ハウス

ダルク女性ハウスは，1991年，東京の下町の小さなアパートでささやかに始まった，薬物依存症からの回復を望む女性たちのための日本で最初の民間施設であり[註15]，当事者スタッフが中心となって運営している。当事者スタッフのほかにも事務を担当する健常者スタッフや，心身の健康面を担当する看護師が働いている（上岡・大嶋，2010，p.12）。

ダルク女性ハウスもまた，べてるの家と同様，メンバー一人ひとりの人生を支えている。依存症の問題だけでなく，虐待やトラウマの問題を抱えているメンバーも多い。また，メンバーの子どもに対する支援，スタッフの支援，報道の在り方が抱える問題，他施設で生じる問題など，対応すべき課題は多岐にわたる。社会の変化によるマイナスの影響を真っ先に受けやすい環境に置かれているメンバーが多いため，まだ支援制度が整っていない"最先端の"困難が発見されやすく，それらひとつずつに丁寧に向き合い，まずは自分たちのできる範囲で解決するべくメンバー内で話し合っている。その困難を切り抜けてきた経験者がいない場合は，外部に人材を探しにいき，その分野に詳しい専門家に教えてもらうという方法をとっている[註16]。

このように，ダルク女性ハウスでは当事者研究という名前を知る前からすでに，自分たち自身のわからないことをみんなで一緒に考える活動を始めており，その時期を含めて当事者研究歴は今年で10年になる[註17]。

①基本設定（付録1B）[註18]

ダルク女性ハウスでは，個人を対象にした形式だと「自分は責められているのではないか」という感覚に陥りやすいメンバーが多いため，KJ法[註19]を用いて仲間同士で同じテーマについて語り合うなかで，お互いの同じ部分と異なる部分を共有していくテーマ研究の形式を中心に進めている。

当事者スタッフといえども，利用者である当事者メンバーのことがすべて手に取るようにわかるわけではない。自分の経験とは異なるメンバーに対しては，当然わからないことも生じる。「わかっていると思っていたら，具体的なことがわかっていなかった」という経験をするなかで，仲間同士

でわからないこと／必要なことをみんなで分かち合うために当事者研究が実施されている。テーマの設定は，施設運営の実践において当事者スタッフやメンバーからあがってくるそのときどきの問題提起を踏まえて，当事者スタッフが決めている。そして，そのテーマによる研究が必要なメンバーたちに声をかけて参加者を集めている[註20]。テーマが絞られすぎていると自分は該当していないと感じてしまうため，自分にも当てはまっているということがわかるようにテーマはあまり細かくしていない[註21]。

　参加人数は5〜8名程度であり，見学者については，特別に許可された1〜2名の関係者がときどき見学する程度である。進行役は当事者スタッフと当事者である施設長の2名で行うことが多い。

　実施頻度は，必要なときに1つの大きなテーマを設け，月に約1回のペースで計5〜6回を1セットとして行うため，テーマ単位で数えると年に1回，多くて2回になる。メンバーから語られる内容に沿って毎回小テーマを設けながら進行し，最後に内容をまとめあげるため，毎回，記録係が発言内容のメモをとり，次回の冒頭に振り返って復習するところから再開する形式をとることもある。また，研究成果の発表の場があるとメンバーのやる気を維持しやすくなるので，「この会で発表する」「パンフレットを作る」「本になる」というアウトプット先を設け，はじめに提示することにしている[註22]。そのほか，講演活動，論文や学会における発表を行うこともある。また，べてるの家が中心となって行う当事者研究交流集会に登壇した経験もある。

②場の配置（付録2B）[註23]

　ダルク女性ハウスの当事者研究では，付箋（ポストイット）と模造紙が必須アイテムである。座卓と座布団が中央にある部屋で，なるべくリラックスした気持ちで取り組めるように，お菓子や飲み物を食べたり飲んだりしてもよいことになっている。メンバーの体調が悪いことも多く，ソファに寝転がり毛布をかぶって参加しているメンバーの姿も珍しくない。ホワイトボードはどちらかというとサブアイテムとして使われ，覚書程度に書いたり模造紙を貼るのに使われたりする。マンションの一室で少人数にて行うため，マイクは使用していない。ビデオやICレコーダーによる記録を行うこともほとんどない。

③進行手順（付録3B）[註24-26]

　ダルク女性ハウスの当事者研究における平均的な進行手順は以下の通りである。

①参加者全員が「最近の様子」など近況報告を語るところからスタートする。
②今回の当事者研究の目的やテーマを進行役が説明する。
③参加者は短い文でテーマに沿った経験を正方形の付箋に記入し，模造紙に貼っていく。付箋の枚数は1人3〜5枚程度であり，字を書くことが苦手な人は絵を描いてもよいことになっている。参加者が黙々と書いている間，進行役は参加者のうち1〜2人に話しかけ，テーマに沿って具体的にどのような経験をしたことがあるか尋ねていることが多い。
④参加者全員が付箋を書き終わると，付箋をもとに経験談を話したり，お茶を飲んだり，進行役もメンバーの話を聞いて大笑いしたりとワイワイ盛り上がって相談しながら，進行役が中心となって，関連した付箋同士をいくつかのグループに分類し，グループごとのカテゴリ名を模造紙に書き込んでいく。模造紙がない場合は，ホワイトボードに貼り付けて分類し，グループ名を書き込んでいくこともある。この分類作業の際，進行役は，言葉だけを見て勝手に同じグループにしないように気をつけている。
⑤付箋のグループ分けが終わると，模造紙をホワイトボードに貼り付け，全員で模造紙を眺め，各自で付箋を読む時間を設けている。その後，進行役はどのようにグループ化したかをメンバー

全員に説明し，参加者は付箋に書いた自分のエピソードを語っていく。さらに進行役は，参加者一人ひとりのエピソードを聞きながら，付箋と模造紙に追加修正をしたり，グループ同士の関連性などを書き込んだりして，模造紙の情報を豊かにしていく。

⑥こうして参加者全員が情報を共有した後，進行役は今日の研究から得た気づきや感想を参加者全員に尋ね，参加者が順番に話していく。さらにデータを増やしたい場合は，休憩を挟んで，「今日の研究で一番心に残ったことは？」など質問を追加して尋ねることもある。そのため1回あたりの時間は70〜120分と幅がある。このように少人数のグループで一人ひとりがじっくりと何度も語ることが可能なペースで進められている。

⑦進行役が感想・まとめ・次回連絡事項を伝える。このとき，今日のメンバーからの語りが，いかに面白くてすばらしいかについて語ることが多い。

⑧参加者全員の気分体調を確認して終了する。最後に「今の」体の感じを聞いて確認しあうことは，「これで一区切り終わり」と気持ちや身体感覚を切り替える効果があるため，最後に気分体調を確認することは欠かせない手順になっている[註27]。

④研究スタイルの工夫

ダルク女性ハウスの当事者研究のビデオ・音源記録，上岡および当事者スタッフ・メンバーの語りの記録，および著書から，ダルク女性ハウスでは，当事者研究を行う際に以下のような点を意識していることが見えてきた。

(1) コントロールしない

ダルク女性ハウスの当事者研究の場では，全員当事者で平等であり，人を傷つけること以外は何を言ってもいいことになっている。そのルールが担保されていることで，ようやく本音を出すことができる場となる。設定したゴールを目指してむりやりコントロールしようとすると，メンバーたちはすぐに気づいて話せなくなってしまう。流れに任せることで，はじめに設定したテーマを超えたオリジナルな発見につながることを実感している[註28]。さらに進行役がKJ法の分類作業をする際には，言葉だけを見て勝手に同じグループにしないように気をつけている。例えば「話す」とだけ短い言葉が書き込まれていた場合，進行役にとっての「話す」の意味とそのメンバーにとっての意味は異なるかもしれないため，「これはどういう意味？」と意図を確認している[註29]。これもコントロールをしないことの具体的な一例だと考えられる。

(2) 生きのびるための犯罪

上岡陽江とダルク女性ハウスの著書『生きのびるための犯罪』では，暴力の被害を受けつづけてきた人が，自分の苦しさ，悲しさ，痛みからのがれ，生きのびる方法として，薬物や多量の処方薬，そしてアルコールなどに手を出した結果，犯罪に結びつけられていってしまうことが述べられている。つまり問題を抱えた境遇が個人を取り巻いていることが少なくないのである。にもかかわらず，やっぱり罪を犯した自分が悪かったんじゃないかという罪悪感にとらわれていることが多く，どこかでいつも自分を責めている（上岡ほか，2012，pp.9-11）。そこで，メンバーの語りが薬物を使用した自分を責めるような流れになったときには，「そうでもしなければ生きられなかったなかで嗜癖が必要だった」というその"意味"（上岡・大嶋，2010，p.228）を大切にする。例えば「親に助けを求められないからクスリ使っちゃったんだから，それ以外に応援団を作らなきゃいけないの」[註30]というように，「自己管理能力不足」という世間の偏見を内面化した解釈ではなく，「周囲からの支援不足」という解釈へと移行するような働きかけを心がけている。

(3) 自分や仲間のエピソードを伝える

話の流れによっては，当事者スタッフや慣れた

メンバーが「先行く仲間（先輩）」として，ビギナーメンバーに対して，「自分は当時こうだった」という過去の自分のエピソードや，「□□ちゃんは昔こんなことをした」という他の仲間のエピソードを伝えることがある。失敗談を笑いながら話すこともあれば，苦労話を真面目に話すこともある。このようなエピソードの共有によって，ビギナーメンバーが自分との類似点を見出して「先輩も自分と同じだったなら，心配しなくていいんだ」と安心できたり，困ったときに「こういうときにはこうすればいいんだった」と思い出せたりしている。また，「食後に何気なくみんなで刑務所や覚醒剤の話をしてしまうと，嫌なことを思い出さずいい話だけで盛り上がってしまい，あとから気分が悪くなってしまう」というような，かつてメンバーが嫌な気持ちになったエピソードを伝えることで，慣れたメンバーであればそのような場面で「今その話をするのやめようよ」「そうは言っても嫌なこともあったじゃない？」と声かけをすることや，「話すときはこの当事者研究のように，みんなで思いきり時間をかけて話して，よかったことと悪かったことを両方考える必要がある」という仲間同士のルールを共有していくこともある[註31]。

(4) フラッシュバック対策

ダルク女性ハウスでは，当事者研究で自分のことを考えていると，ついのめりこんでフラッシュバックが生じ，過去のつらかった時期の心身の感覚に戻ってしまうメンバーも少なくない。そこでミーティングを安全に進めるためのマニュアルである「パランのおやくそく」を作成し，考えすぎてあとで具合悪くならないためにも過去の話に重点を置かないこと，細かく説明せずざっくりと短く話すこと，言葉にならなくても「なんかイヤだ」という感じはとても大切なので仲間と分かち合うこと，最後に今の気持ちと体の感じを分かち合い，持って帰るのがキツい感じは「ここ」（筆者注：ミーティングの場所）に置いていくことを決めた（上岡・大嶋，2010，pp.123-125）。また，「あんまり苦しくなったら表に出ていいよ」と事前に説明しておくことで，安心してフラッシュバックできるようにしており，ぐるぐると過去を思い出してとまらなくなった場合は，メンバーみんなで話すことで助け合っている。さらに，進行手順の⑧でみたように，最後に参加者全員の「今の」気分体調を確認することも，フラッシュバックで飛んでしまっている過去から「今」に引き戻す重要な役割を果たしている[註32]。

(5) 先行く仲間としてのバランス意識

ダルク女性ハウスのメンバーのなかには，暴力的な環境をサバイブしてきたために，「人との関係が支配−被支配の関係になると学習してしまっている」（上岡・大嶋，2010，p.77）人が少なくない。実際，慣れたメンバーの語りによると，当事者研究の進行役を担当する際，他のメンバーに対してつい上から目線になりそうな自分が出てきてしまうので，自分も他のメンバーと同じように苦労を抱えている存在であることを意識するようにしているという[註33]。先行く仲間には，ビギナーメンバーを支配せず，かつ，手本となるようなバランスに意識を払う緊張感があると言えそうである。

⑤当事者研究の効果

ダルク女性ハウスのメンバーからは，当事者研究をやってみた感想やおすすめポイントとして，「世の中で悪いとされている部分を出せる」「自分ひとりで考えていると考え方や見方が狭くなり，一方的になってしまうが，仲間と話していると別の視点や言葉を知ることができ，膨らんで考えられるようになる」「自分だけではないという安心・安全を感じられ，大事にされている感じがする」「横並びの感じがある」という意見があがった[註34]。

ダルク女性ハウスでは言葉にするのが難しいメンバーが多く，普段は仲が悪いが悪巧みをして裏でつるむときだけ集まるなど，自分の困難について「開き直る」か「考えない」かのどちらかになってしまいがちだが，当事者研究には「開き直らな

いでみんなで大切な話を考える」ことをうながしてくれる効果がある。そして自分のことを話せるようになることで，自信のない人たちが自信を取り戻す効果もある。また，自分とは違うと思っていた人たちとテーマ研究することで，「実は同じだ」と思うことができた結果，世界が広がることで気がラクになり，その後，ビギナーも当事者スタッフも，自分のなかの問題を見つめやすくなる方向に変化する効果もある[註35]。

一方，当事者研究は，逃げようと思っていることが見えてきて突きつけられるため，ビギナーメンバーにとっては厳しいことがある。嘘をついて逃げられる療法もあるが，当事者研究は嘘をつくと自分に返ってきてしまううえに，当事者研究をしたからといってすぐにラクにしてくれるものでもないため，メンバーはだいたい不機嫌になる。しかし当事者研究をして3年くらい経つと，なんだかストンと自分のなかに整理されて落ちてくる。あとからじわじわとリアリティを伴ってわかってくることが多い。それを経験したメンバーはビギナーメンバーに「あとでわかるからやっておいたほうがいいよ！」と当事者研究をおすすめしている[註36]。

4 「べてるの家」と「ダルク女性ハウス」の形式の共通点

①自分を開いて仲間と共有する
　　　　──自分自身で，共に

べてるの家もダルク女性ハウスも，冒頭で参加者全員が自分の最近の経験を語るところからスタートする。ここに向谷地は「ちょっとした儀式」にも通じるものを感じている。この形式によって初参加者は「ああそうか，ここではみんな自分を開いているんだ」と感じられているのではないかと向谷地は思っている[註37]。また上岡は，みんなの様子をはじめに聞くことで，ミーティング中に反応が悪いメンバーを見ても理由がわかり，進行する自分が不安にならずにすむ効果もあると語る

（Necco当事者研究会，2013，p.279）。

両団体は，いずれも1回のミーティングのなかで，個人研究かテーマ研究かにかかわらず，冒頭の語りを含めて2回以上参加者全員が語る場面を設けている。これは重要な点であろう。特に個人研究の場合，あたかもその研究テーマを抱えている発表者本人だけの時間が繰り広げられているように思われるかもしれないが，実際には発表者以外の参加者たち（べてるの家では「当事者研究サポーター」と呼ぶ）のさまざまなコメントを聞くことこそが新しい視点をもたらし，発表者の研究を進めていると言えるだろう。また，発表者以外の参加者たちも，個人研究の語りや，自分以外の参加者たちの語りを聞いて，共感したり，これまで気づかなかった自分を発見したり，新たな実験にチャレンジしてみようと思ったりすることにつながっている。

また，べてるの家のオープン方式の当事者研究とダルク女性ハウスのKJ法によるテーマ研究のように，1つのスペースのなかに複数名の問題や意見が提示され，関連づけられていく方法は，自分の問題が他者の問題と集まって溶け合い，自分ひとりの孤立した意見から仲間の意見へと融合していくプロセスをたどる。このプロセスそのものも，孤立して心細かった気持ちから他者との共有に支えられている心強さ，頼もしさへと転換させているのではないかと，筆者は感じている。このように，当事者研究の醍醐味は，研究結果もさることながら，似た経験や身体的特徴を抱えた仲間とお互いに経験や言葉を共有するプロセスにあると言えるだろう。

②自分の問題を自分の外に出す──外在化

べてるの家では，「その年のもっともユニークで感動を呼んだ幻覚と妄想のエピソードを表彰する〈幻覚＆妄想大会〉や，幻聴という症状を親しげに〈幻聴さん〉と呼ぶ習わし」といった浦河のそれまでの取り組みが，ナラティヴ・アプローチ研究の第一人者である野口裕二氏によって「外在化の文

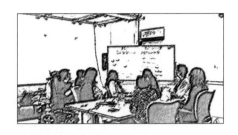

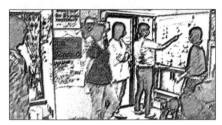

図2 自分たちの言葉をみんなで眺める
（ダルク女性ハウス）
（上：2015年7月09日／下：2017年4月17日）

化」としてとらえられたことをきっかけに，「外在化」という言葉を用いるようになった。この「外在化のプロセスをより明確にしたプログラムが当事者研究」（向谷地，2009b, pp.136-139）であり，自分を「見つめる」から「眺める」（べてる しあわせ研究所，2009, p.23）態度へと変化させるものだと言える。

ダルク女性ハウスでも，当事者研究では「ただその場で集まって研究して終わり」にするのではなく，そこで生じている問題をみんなで具体的に目で見，共有できるかたちにしていくことが重視されている[註38]（図2）。

その具体的な実践方法として，「ホワイトボード」「付箋と模造紙」と，それぞれのアイテムを用い，「自分たちが抱えている特徴や困りごと」と「自分」の距離を取って眺めるための工夫がある。本稿第2節④で述べた，向谷地が用いる数々の研究スタイルも，この外在化へ向けたこれまでの工夫の蓄積であろう。

③興味・関心によるワクワク感

べてるの家の向谷地とダルク女性ハウスの上岡の記録からは，当事者研究の進行役を行いながら，メンバーの語りに身を乗り出して関心を示している様子が観察された。向谷地の場合は，合いの手の「うん」の回数が増えるだけでなく，前のめりな「うん！」，関心している「う〜ん」，納得しているときの「うんうんうん」など，多彩な表現を繰り広げている[註39]。向谷地は「『興味がある』『関心がある』という言葉はすごく使う。興味・関心という糸口から入っていくなかで発見につながる」とも語る[註40]。また，上岡の場合は，「うっふっふ」「うははははは！」「しんじらんない」「いやーもー」「うっひゃっひゃ」と，時にはドンドンと机を叩きながら仲間の話を笑い転げて聞いている[註41]。それぞれの表出は異なるが，両者に共通しているのは，悪い部分があればそこを捕まえて相手を変化させようとする「治したい」「適応させたい」という構えではなく，今の相手の状態やこれまでの経験そのものを尊び，その仕組みを「知りたい」と思う構えである。これこそが研究的な態度であり，当事者研究の根底にある最も重要な構えのひとつであろう。聞き手も話し手もこの研究的な態度を共有したその先にこそ，「発見」を共有する楽しさが到来するのではないかと思われる。

④仲間の知恵の伝承

べてるの家の当事者研究では，冒頭に理念のポスターを用いて当事者研究について紹介したり，向谷地が専門家としての実践知をなるべく脇において，当事者の他の多くの仲間たちによって語られている「先行研究」を数多く提示したりと，先行く仲間による経験則や知恵を伝えていくことを心がけている。ダルク女性ハウスでも，当事者スタッフや慣れたメンバーの経験の開示を通して，仲間同士のルールを共有することがある。べてるの家とダルク女性ハウスの活動の源流のひとつとなっている，AA[註42]におけるアプローチとしての「12の伝統」も，過去に生まれた数々のアルコール症者たちの相互援助運動が，最後にはバラバラに崩壊してきたという状況を回避するための

枠組みとして確立したものである（ホワイト，2007, p.136）。そこからわかるのは，活動歴の長いグループの場合，仲間同士の関係には横並びの対等なつながりと同時に，「歴史的・経験的な積み重ねや価値観を伝承するつながり」もあるということである。それは支配－被支配を表す上下関係とは区別される「古新関係（古参⇔新参）」とも呼べるようなつながりとして，存在していると言えるだろう。

⑤自分助けとして症状や問題を扱う

べてるの家では，自他共に問題行動だとみなす行為であっても，「人」と「問題」を分けて，それを「自分助け」と肯定的に受け止めるという方法が見られる。またダルク女性ハウスでも，薬物を使用した自分を責めるメンバーに対して「生きのびるために必要だった」という解釈で語りかける方法が見られた。どちらも「問題行動」とみなされる行為が，本人にとって利益をもたらしており，意味があったことを承認する働きかけである。一方，べてるの家では，「単に『入院して，薬が効いて，ハイよくなりました』といって退院していく人は，必ず予後が悪い」（べてる しあわせ研究所，2009, p.17）と言われており，ダルク女性ハウスでも「適応しようとする人ほど逆に危機を体験し，結果として薬物の再使用に至る」（上岡・大嶋，2010, p.203）と言われている。これらのことから，問題行動と称して行為の不利益な点のみに着目し，何の対策もなくその行為をなくそうとしたり，変えようとしたりする限り，人は不自然でいびつな状態に陥り，再び症状が悪化するという経験則を共有していることがわかる。幻聴妄想や薬物使用などの症状を単に止めるということは，それしか頼る先がなかった唯一の自分助けを奪ってしまうことにほかならない。これまで不足していた仲間とのつながりを築き，環境調整を行うなど，症状以外の助けを増やすことで，ようやく少しずつ症状を減らす道が見えてくるのである。

⑥発見を祝う

向谷地はミーティングの最後の感想・まとめにおいて，「これまで○○さんは，困りごとをなんとか解決したいと思いながら，自分なりに生きやすさを模索してきたことがすごくわかった」「はじめは幻聴妄想が主役だったけれど，だんだん自分が自分を助ける主役になってきたんですね」「しかも自分ひとりじゃなくて仲間とかいろんな人たちと折り合いをつけながら助けるというストーリーがすごく見えてきた」「○○さんの人生がちょっと見えてきて，すごく面白かったです」というように[註43]，研究を通して，○○さんがこれまで頑張って生きてきた人生の意味が発見されたこと，それが仲間と共有された可能性があることを再確認することを意識している。「ダメな自分の物語」から「どう自分を助けてきたか」「まさに自分に助けられてきたんだ」というストーリーへと一緒に丹念に確認していくなかで，発表したメンバーの人生への敬意を表している[註44]。

また上岡も当事者研究の最後の感想・まとめにおいて，「なんかいい話だったなー今日も。あいかわらずの」「なんでハウスって……みんな正直に話すからかなあ」「すばらしかった」「すごく面白い」など，メンバーたちを大絶賛している[註45]。

両者の様子は支配的な目線で評価する感じとは異なり，興味・関心による純粋なワクワクした気持ちの先に到来した発見を，共に喜び祝うものだと言えるだろう。

⑦目的意識をゆるめる

べてるの家の当事者研究では，多くの人が発言することによる即興的でハプニング的な展開こそが，研究の発展につながるので，「ワイワイガヤガヤ」とした自由な雰囲気を「ワイガヤ」（向谷地，2016b, p.452）と呼んで大切にしている。また，ダルク女性ハウスの上岡も，コントロールをしないことを心がけており，場の流れに「あらがわず，身を任すとほんとに見えてくることってある」と述べる[註46]。さらにダルク女性ハウスの当事者ス

タッフも「当事者研究は『自分がいなくていい』ってわけじゃないけど，おまかせしてると答えが出てくるっていう感じ」と語る[註47]。

このような語りが示そうとしているのは，参加者の好き勝手にさせる無法地帯の奨励ではない。参加者全員が，仲間一人ひとりの語りを否定せず大切に扱い，受け取り合うプロセスを積み重ねた先に，新しい発見がもたらされることの重要性を示そうとしている。つまり，放任ではなくむしろ積極的に一人ひとりが安心して正直に自分について自由に語れる雰囲気を維持しようとしているのである。

先述したAAのプログラムである12ステップは，アルコール依存症者たちが自らをアルコールに対し無力であると認めることから始まる。ロビン・ルーム（Robin Room）によると，AAの第一世代は「自分の運命は自分で決め，自分の魂は売り渡さない」ことをモットーに，徹底した個人主義のなかで成功を目指した男たちであり，アルコール依存症の進行に伴う自分の衰退ぶりを，空威張りの偉ぶった態度で防衛し，権力を示そうと支配欲にますます取り憑かれていったが，自分で自分をコントロールできるとする考え方から降りることで，はじめて自己を超えた他者とのつながりを経験できるようになったという（ホワイト，2007，p.146）。ここからわかるのは，目的意識をゆるめ，支配を放棄する構えが必要なのは，他者に対してだけではなく，まずは自分自身に対してなのだということである。薬物依存症者を支援対象として12ステップを取り入れているダルク女性ハウスにおける心構えが，ここに立脚しているのは言うまでもないが，べてるの家でもこのAAのプロセスを「前向きな無力さ」（向谷地，2009a，p.55），「弱さを絆に」（浦河べてるの家，2002，p.188）という言葉を用いて取り入れていることを忘れてはならないだろう。

なお，今回の研究では，この「目的意識をゆるめる」という共通点に関して，それに対応する具体的な方法を見出してはいないため，今後，検討していく必要がある。

⑧先行して警戒を解く

ダルク女性ハウスのメンバーの一人は，「最近，進行役を担当するんだけど，得意じゃないし向いてないので，おろおろしながら自分が一番緊張している。だからまずは自分が武装解除しなきゃいけない」と述べる[註48]。また向谷地は，臨床心理士やソーシャルワーカーといった専門家の知識や技術を徹底して持ちこまず，丸腰で人に対して向き合っていくことが当事者研究の専門性であるとし，この構えのことを「重武装から，前向きに無防備になる」（向谷地，2016b，p.455）と表現している。この共通点も極めて重要な点だと思われる。なお，この「先行して警戒を解く」という共通点に関しても，今回の研究では，それに対応する具体的な方法を見出してはいないため，今後，検討していく必要がある。

5　おとえもじて

最後に，「べてるの家」と「ダルク女性ハウス」を手本にした，筆者が主催する「おとえもじて」の実践の試行錯誤について記述する。新しく当事者研究会を始めた団体がすでに歴史のある団体の取り組みを模倣する際に，そのまま取り込むことができた点，および，主催者および参加者の身体的特徴に合わせてオリジナルな方法にカスタマイズする必要があった点を概観する。加えて現時点において，前節で述べた当事者研究の要素である8項目が，「おとえもじて」の実践においてどのように実現されているのかについて検討する。

「おとえもじて」は，東京都内の「発達障害者による発達障害者のための」常設の居場所である「Alternative Space Necco」のフリースペースを借りて，2011年に「Neeco当事者研究会」としてスタートした。2015年からは東京大学先端科学技術研究センター当事者研究分野が開設した「当事者研究Lab.」に開催場所を移し，「おとえもじて」と

名称変更して活動を続け，2017年8月から7年目に突入する。

「べてるの家」「ダルク女性ハウス」は，どちらもメンバーの心身および生活全体の回復を支援しており，またそれだけにとどまらず，家族，地域，医療，触法の問題など，メンバーを取り巻くさまざまな環境について目配りをし，具体的な取り組みを続けている法人格の団体である。そのなかの活動のひとつとして当事者研究が存在しているのだが，それに比べて「おとえもじて」の活動は極めて小規模であり，当事者研究のみを行っている法人格のない自助グループである。とはいえ，しばしば当事者研究分野と協力し，当事者研究の経験・疑問からスタートした学術研究との共同研究に取り組んでいる点にはオリジナリティがあると言えるだろう。

① 基本設定(付録1C)

主催者（筆者）は，進行役を含めた運営全般を担当している。はじめは月2回でスタートし，また一時は主催者以外の当事者スタッフもいたが，主催者の多忙につき6年目から活動を縮小し，開催頻度は月1回，スタッフも主催者のみとなり，参加者全員の協力を得ながら，こぢんまりと活動を続けている。

参加者としてはWEBサイトを使って発達障害当事者（未診断を含む）を募集しており，毎回先着順の申込制としている。結果的に顔なじみとなっている参加者はいるが会員制ではなく，顔ぶれは毎回異なっている。部屋の広さと開催時間（2時間）のかねあいから17名を定員としている。見学者については，はじめは制限なく受け入れていたが，年数を経るにつれて見学希望者が増えて対応できなくなったため，2016年からは通常回では見学席を設けず，開催場所のキャンパス公開イベントの際に，年1回，見学自由の当事者研究会「オープンおとえもじて」を実施している。すでに終えた2回の開催日には両日とも，1回あたり30〜40名の見学者が訪れた。

「おとえもじて」では，前半にダルク女性ハウスのグループワークミーティングの進行方法を参考にした「言いっぱなし聞きっぱなし」[註49]を用いたテーマ研究を行い，後半にべてるの家の進行方法を参考にした「かけこみ当事者研究」[註50]と称する個人研究を行うという，2本立ての構成となっている。前半のテーマ研究で扱うテーマは，開催日の約1週間前に受付開始するWEB申込の案内にて告知する。最近の参加者の語りを参考にしながら，はじめての人でも申し込みやすそうなテーマを主催者が決めている。後半の個人研究で扱うテーマは，その回の個人研究を希望する参加者自身が決めている。

発表方法としては，はじめは会報を作成していたが，作成する時間を確保できない状況が続いたため，6年目からは研究会で書き込んだホワイトボードの写真をホームページに掲載するかたちに変更した。そのほか，書籍・雑誌，講演活動，論文や学会における発表を行うこともある。また，べてるの家が中心となって行う当事者研究交流集会にて運営委員を担当したり発表したりした経験もある。

② 場の配置(付録2C)

参加者席は円形ではなく，全員がホワイトボードおよびプロジェクターの映像が映し出される白壁のある前方を向く配置となっている。きっかけは，単に座席の配置を円形にできるほど部屋のスペースが広くなかったことだが，結果的に，他者と向き合って顔を見たり見られたりするのが苦手な参加者にとっては，いくらかラクな配置になっているようである。

主催者自身が音響の聞き取りと発声に困難を抱えているため，毎回マイクとスピーカーを使用している。毎回の発言はアンプ経由でICレコーダーに記録されている。また，適度に話を切り上げるのが難しい参加者が多く，また主催者も話を切り上げるように参加者にうながすのが難しいため，タイマーが鳴ったらまとめに入ることにしている。

多くの場合，時間配分の都合上，1分でタイマーを鳴らすようにセットしている。

WEB申込の情報をもとに毎回，出欠表を作成しており，①当日使用する参加者名（ハンドルネーム）の確認，のちに会報や論文などで発表する場合のために，②参加者名の公開／非公開の確認，③匿名による発言内容の公開／非公開の確認，を行っている。

なお，研究所の建物の一角が開催場所になっており，位置がわかりづらいため，建物内の3カ所（建物の入口，エレベーター前，会場となる部屋の前）に案内板を立てている。

③進行手順（付録3C）

「おとえもじて」の当事者研究における平均的な進行手順は以下の通りである。

前半：テーマ研究

① 初参加者，複数の別のグループに通っている参加者，久しぶりの参加者などさまざまなので，毎回，ルールや方法の確認表をプロジェクターに映し出し，同じ内容が書かれたA4サイズのルール確認表をマイクと一緒に回して，全員で少しずつ分担して読む。ルールの確認表の内容は，WEB申込ページでもあらかじめ紹介している。
② 自己紹介を行う代わりに今の気分体調を話すことにしているが，具体的な例がないと戸惑う参加者も多いため，「例えばこんなことのなかから選んで語ってみてください。全部言う必要はありません」と伝えたうえで，「今日の体調・今の気持ち・疲れ具合」「最近の愚痴・不満・困ったこと」「最近の良かったこと」の3つを例示している。参加者はマイクの回る順番に語っていく。
③ テーマ研究を始める。語る方法は「言いっぱなし聞きっぱなし」である。参加者はテーマに沿った経験を順番に話し，進行役はホワイトボードに内容を記録していく。
④ 簡単に進行役が感想やまとめを話す。
⑤ 後半の個人研究について進行役が「今抱えている困りごとなど，みんなと一緒に研究してみたいテーマをお持ちの方はいらっしゃいますか」と尋ね，該当する参加者（△△さん）が挙手をする。進行役は△△さんに，後半の研究内容について簡単な聞き取りをする。

後半：個人研究

① 5～10分の休憩をとる。
② 「かけこみ当事者研究」を始める。△△さんが，今抱えている困りごとを話していく。進行役はだいたいの流れをつかむ程度に質問をしながら，ホワイトボードに記録する。
③ ホワイトボードの3分の2程度が埋まったのを目安に，A：自分も似たような経験をしたことがある，B：そのとき自分はこんな風に対処した，C：質問，という3点について，△△さん以外の参加者が挙手して発言する。この発言については，はじめは言いっぱなし聞きっぱなしで全員に発言をうながしていたが，すぐにはコメントを思いつかずに戸惑う参加者や，無理やりコメントしようとして研究テーマから大きく内容がずれてしまう参加者が少なくないことから，まずは言いたいことを思いついている参加者から発言する方法になった。ここでのコメントはホワイトボードの残りの3分の1に〈仲間コメント〉として記録していく。
④ △△さんが，③の参加者のコメントや質問を踏まえて話し，進行役はホワイトボードに追加記録する。
⑤ 今度は，③で挙手しなかった未発言の参加者全員にマイクが順番に回るかたちで，③のABCの内容について参加者が発言し，進行役は〈仲間コメント〉として引き続き記録する。
⑥ △△さんが，⑤の参加者のコメントや質問を踏まえて話し，それを進行役が記録したあと，「明日からちょっとやってみようかな」と思える簡単な実験計画について，進行役が△△さんに尋ねる。進行役は△△さんが答えた実験計画を赤

いペンでホワイトボードに記入する。
⑦進行役が，簡単なまとめや感想を述べたあと，「貴重な経験をお話しくださってありがとうございました」と述べて，参加者全員で拍手をすることで△△さんへの感謝と敬意を表している。これは本稿第3節⑥「発見を祝う」に相当する方法でもある。主催者から参加者に向けたこのような感謝や敬意の言葉は，これまで「くだらない」「無意味だ」と言われつづけて，誰にも話を聞いてもらえなかった人たちが，自分の経験を人前で話すことにどれだけ勇気が必要だったであろうかと，かつての自分の姿と重ねながら思いを馳せたとき，自然と内側から湧き出てくるものである。また，自らの語りに対する感謝や敬意の言葉を当事者の先輩たちからもらったときに，「自分のことを大切な存在だと思ってもいいのかもしれない」と，少しずつ思えるようになっていった自らの経験から湧き出てくるものでもある。その後，次回連絡事項を述べて終了する。

④研究スタイルの試行錯誤

では，本稿でこれまで述べてきた，べてるの家とダルク女性ハウスにおける研究スタイルの工夫や共通点は，「おとえもじて」においてどのように反映されてきたのだろうか。その試行錯誤の記録を以下に示していく。

(1) オリジナルに作成した点

まず，べてるの家とダルク女性ハウスのどちらの活動も参照しなかった点として，「初期設定のルール」がある。開始当初，発達障害当事者を参加者とする当事者研究会を実施すると決めたものの，主催者には，発達障害当事者とされる人々が集まった際にどのようなルールがあると望ましいのかについて，まったく検討がつかなかった。そこで，そもそも主催者自身が既存の社会において集団性を求められる際に，心身がつらくなってその場にいられなくなったり，無理やり適応して体を壊したりしてばかりだったことを踏まえ，研究会において最初に設定するルールは，主催者個人の心身ができるだけラクでいることができ，開催の継続を可能にするものにしようと考えた。その結果，「過剰な刺激（音，におい，動きなど）はNG。それ以外であれば，飲食，遅刻早退，寝る，携帯・ネットなど，一般的には禁止とされるようなことでもOK」というルールを設定することになった（Necco当事者研究会，2013，p.275）。その後，6年目のスタートとなる2016年8月からは，電子機器の急速な進歩とプライバシーの保護のかねあいを検討した結果，携帯・ネットの使用を制限するルールへと変更したが，身体性を考慮した部分については開始当初から変わらずに継続している。

(2) カスタマイズが必要だった点

べてるの家とダルク女性ハウスを参照しようとしたが，カスタマイズが必要だったのは，以下の2点である。

1つ目は「対話形式のカスタマイズ」である。開始から3年間は，当事者である主催者自身が人前で声を出して話すのもやっとであり，べてるの家の個人研究で用いられる「即興的な対話を交わしながら行うホワイトボードへの記入」も，ダルク女性ハウスのテーマ研究で用いられる「KJ法のグループ分類」も不可能だった。そこで，ダルク女性ハウスにて毎日午前中に行われているグループワークのミーティング（当事者研究ではない）の形式である「言いっぱなし聞きっぱなし」を導入し，即興的に対話したり判断したりする負荷を減らすかたちで，前半・後半共にテーマ研究を行うことにした。またその際，主催者自身が話を聞き溜められないため，発言内容を即座にパソコンに打ち込み，それを読むことで内容を把握していた。それを試しにプロジェクターで映し出したところ，一部の参加者に「聞いているだけより内容がわかって助かる」と好評であったため，パソコン要約筆記通訳による情報保障として継続することになっ

た。さらにその後，参加者の有志によって，発言内容がホワイトボードにも箇条書きやイラストで記録されるようになっていった。

2つ目は「フラッシュバック対策」である。これはそもそもハイレベルな課題であるうえに，今振り返れば，活動初期の段階では知らない者同士が毎回集まることで，参加者の警戒心が高まりフラッシュバックも起きやすくなっていたのだと思われる。しかし当時はフラッシュバックと気づかずに，やってくるトラブルに主催者として対応しつづけていた。その後，フラッシュバックに関する知識を得るにつれて，いざというときの対応方法をいくつか学習すると同時に，このグループでは活動形態として日頃から密に参加者と関係性を築いていないこと，また活動時間外の緊急対応も不可能なことから，責任を負いきれないこともわかってきた。それ以来，「ご自身が安全だと思える範囲でお話しください」と冒頭で伝え，参加者自身に判断をゆだねている。

(3) 時を経て可能になった点

はじめは不可能だったが，年数を重ねるにつれて徐々に可能になってきたのは，以下の2点である。

1つ目は「先行して警戒を解く」ことである。当事者研究会を始めた当初は，攻撃性のある参加者に対してどのように接してよいのかわからず，主催者は毎回，「今日も予期せぬトラブルが起きるのではないか」と怯えていた。しかしトラブルと向き合い，参加者の思いを聞く経験が積み重なるにつれて，緊張，警戒心，不信感，攻撃性などを多かれ少なかれ抱えてやってくる新しい仲間たちにも，トラブルに怯える主催者と同様，これまで他者にも自分にも傷つけられてきた経験による怯えがあることに気づいたあとは，こちらがまず先に緊張を解くことの必要性を実感するようになった。現在でも主催者は毎回，当事者研究会が始まる前にひどく緊張しているが，そのたびに「緊張してグーになっている手を，こちらからパーにしないと仲間と手をつなげない」と自分に言い聞かせている。

2つ目は，ある程度の「即興性をもった進行」である。当事者研究が始まって丸3年が経つと，語りの集積が進み，参加者同士が共有できる仲間の言葉のデータベースができてきた。また，自分の身体的特徴や自分の置かれている環境がどのような状態なのかについて，具体的に語れる「場」として，当事者研究会が育ってきた雰囲気が感じられた。そして，自分たちの障害のせいにするばかりではなく，社会の側にある原因について考えて語ることも見られはじめた。そのようなプラスの変化を感じる一方で，当事者研究会によって得た知識を，実生活に反映させずにいる参加者の様子も気になりはじめた。これまで行ってきた「言いっぱなし聞きっぱなし」によるテーマ研究には，これまで誰からも認められてこなかった自分の感覚，経験，苦労を仲間同士で承認するという大事な役割があったが，それだけでは実生活を更新する力になるような取り組みが不足していることを突きつけられはじめたのである。そこで4年目になる2014年8月から，「言いっぱなし聞きっぱなし」によるテーマ研究に加えて，後半で「かけこみ当事者研究」に挑戦することになった。ここでいう「かけこみ当事者研究」とは，「今」自分が抱えている困りごとのうち，仲間と分かち合いたいことを共に研究し，そのなかから生まれた実験計画を，実生活で具体的に試してみるという取り組みである。この頃になると，主催者が仲間との人間関係を3年間積み重ねた結果，当事者研究会を始めた当初は無理だと思っていた「即興的な対話を交わしながら行うホワイトボードへの記入」が可能になってきており，その変化に主催者自身も驚くこととなった（綾屋, 2016, pp.163-164）。

それからさらに2年が過ぎ，6年目を迎える頃になると，主催者がホワイトボードの書き込みに慣れたため，パソコンに文字入力して記録する代わりに，前半のテーマ研究においてもホワイトボードに記入し，画像をホームページに掲載する方法に変更した。現在はホワイトボードを前半と後半

で1面ずつ使用している。

このように現在のスタイルは，はじめから可能だったものではなく，継続している間に，主催者がゆっくりと慣れることによって可能な作業が増えたことに伴い，変化してたどりついたスタイルである。現在，主催者はイラストを描くことができないため，ホワイトボードが文字ばかりになってしまうことが課題であり，この点についても今後，変化するかどうか実験中である。

(4) まずは真似してあとから実感した点

べてるの家とダルク女性ハウスの当事者研究スタイルを取り込むかたちで始めたところ，年月を重ねるにつれて主催者が自分なりの解釈によって新たな重要さを実感するようになったのは，以下の4点である。

1つ目は「会の初めに気分体調，最近の様子などを語る」ことの意義である。開催当初から，具合が悪くなる前に「ひとりで抱え込まず，ささいなことでも人に語る」ことの重要性を主催者自身が感じており（綾屋・熊谷，2010，p.194），「"小不満"の段階で話す」（上岡・大嶋，2010，p.108）ことができる安全に語れる場を求めていたこと，また参加者にとっても，世間で取り交わされるような「良く見える自分」をアピールするような自己紹介をするのではなく，弱さをさらけ出すことでラクになれる場であるようにしたいと思っていたことが背景にあった。そこに上岡から「進行する自分が不安にならずにすむという効果」もあると聞いたことが後押しとなって，3回目の当事者研究会から，はじめに気分体調などを語る方法を取り入れることにした（Necco当事者研究会，2013，pp.279-281）。

やがて，4年目を過ぎたあたりから，当初とは異なる意義を実感するようになってきた。それは，毎回その時点における「気分体調」や「最近のできごと」を数年間，聞きつづけることによって，べてるの家やダルク女性ハウスのように生活を全面的に支援しているグループでなくても，参加者一人ひとりの話し方や考え方，および生き様の変遷などの共有が可能になるということである。たまにやってくる仲間や，個人の当事者研究を一度もやったことがない仲間であっても，冒頭の「気分体調，最近のできごと」を語る時間があることで，「荒れていた人が落ち着いた」「また仕事をやめることになった」「なかなか動けずにいた人が新しいチャレンジを始めた」「話せなかった人が少し話した」といった長期的な個人の変化の情報を知ることができるのである。参加者のこれまでの過去の苦労話を聞くことも大切であるが，近況報告として「現在」の共有を積み重ねていくことによって，結果的に参加者の人生・歴史をゆるやかに共有し，お互いに伴走し合っているようなつながりを感じられており，その意義を実感している。

2つ目は「外在化」の意義である。これも，主催者自身がホワイトボードを記入できるようになり「かけこみ当事者研究」を行えるようになってきてから実感している。筆者個人の経験を振り返って考えてみても，そもそも，自分の経験を語るという行為は，自分の内側にある経験の記憶をたどりながら，さらには発言という行為そのものにも専念しながら行われるため，自分の言葉を語ると同時に発言内容を記憶し，整理し，分析的に考えていくのは至難の技である。さらに，想起される時点が行ったり来たりするため，できごとが起きた順に語ることも難しい。そのため，他者によって外部に記録されることや，時間軸に沿って自分の経験の語りが並べられることは大きな助けとなるのである。

また，他者と向かい合って対話する形式の場合，他者の視線や語りの宛先が「自分」に向かいつづけるため，「自分が抱えている問題」は自らに内在しつづけ，問題と自分が一体となって切り離されない状態のままとなる。その結果，相手からの話が自分を批難しているように感じてしまいがちである。よって，このように自分のなかにある問題や特徴を，「ホワイトボード」や「付箋と模造紙」を使用して，文字通り物理的に「外在化」するこ

とは，自分の視線も他者の視線も自分の外部に向けさせ，自分とは切り離したかたちで問題を眺めることを可能にするのだと感じている。

3つ目は「自分助けとして症状を扱う」ことの意義である。べてるの家では幻覚妄想，ダルク女性ハウスでは薬物使用が，それぞれ既成概念によって問題行動とみなされる主な行為であったが，「おとえもじて」の場合は，「コミュニケーション障害」「社会性の障害」とみなされる行為がそのひとつにあたるだろう。そして，「おとえもじて」でも，べてるの家とダルク女性ハウス同様，当事者研究会を開催する動機として，発達障害当事者自身が自らのことを「既成概念でとらえない」ことを意識している。すなわち，「コミュニケーション障害」や「社会性の障害」と見える状態は，原因ではなく結果であり，その手前にある，自分たちの内部に生じているけれどまだ言葉にできていない感覚や経験を共有し，言語化していくことを研究活動の理念としている（Necco当事者研究会，2013，p.272）。

そのような視点を踏まえて回を重ねるうちに，問題行動とみなされる行為を「自分助け」と表現することは，単なる「気の利いた，ウィットに富んだ言い回し」なのではなく，「問題行動とみなされる行為には必ず本人にとって良い面がある」という事実に基づいているのだと実感することになった。自分のことであっても仲間のことであっても，当事者研究をしていてなんだか釈然とせず，行き詰ってしまうときには，「問題行動は悪いことだ」と，いつのまにか既成概念にとらわれてしまっていることが多い。そのような行き詰まり防止のために，主催者は当事者研究中，呪文のように「問題行動にはメリットがある」「お前はすでに助けている」と頭のなかで唱えるようにしている。

4つ目は「目的意識をゆるめる」ことの意義である。主催者は当事者研究会を始めたばかりの頃，上岡を含む先行く仲間に相談することによって，「研究成果」や「参加者の満足」というゴールに縛られていた自分に気づかされ，まずはそれを手放す経験をした（Necco当事者研究会，2013，p.280）。それから6年続けてみてわかったことは，参加者一人ひとりの「語り」を大事にするだけでなく，一人ひとりの「語り方」のパターンも大事にすることの重要性である。また当事者が進行役を務める場合，一人ひとりの進行役ができることにも限界がある。このことから，参加者と進行役の組み合わせによって，研究スタイルがさまざまに変化できる自由度があることが，参加者の語りの尊重につながるということを実感するようになった。それぞれが語れるところから語りはじめること，それをできる範囲で精一杯仲間が受け止めていくことが大事なのであって，決まった型に流し込むことや結果を出すことが目的となり，それにあてはまらない仲間を排除することになっては元も子もない。とはいえ，例えば進行役がホワイトボードの描き方のパターン（図1）をより多く備えることができたならば，その時々の語りに対応した記録をしやすくなるという利点もあるだろう。また，進行役がホワイトボードの記入が苦手なのであれば得意な人にまかせればいいし，時には発表者本人で描いてもらうことも推奨されている。そのような自由度を通して，参加者がそれぞれがささやかに「話してよかった」「聞けてよかった」という思いを持ち帰ることが大切なのであろう。

⑤今後の課題

以下，「おとえもじて」における今後の課題を3点取り上げる。

1つ目は「静寂なるワクワク感の探究」である。「おとえもじて」の参加者のなかには，聴こえ，発声，まとめあげ，記憶，注意，抑制など，さまざまな点においてそれぞれに身体的特徴のマイノリティ性を抱えているため，一般的な対話のルールのなかではうまくやりとりできない者が多い。ワイワイガヤガヤと即興的で楽しい雰囲気によってもたらされる対話の自由度があがると，かえって不自由な空間となるため，発言の困難を招いてしまうのである。

主催者が試行錯誤を重ねてきた進行方法を振り返ってみても、進行の際に即興性が必要な部分はできるだけ排し、判で押したようになるべくいつも同じように繰り返せばすむ部分を増やすようにしている。また、主催者による進行役としての様子をビデオ記録で観察してみると、興味・関心をもって集中して聞いているが、聞くことと書くことで精一杯なので合いの手や感情表現に乏しく、ときどき真剣なまなざしで相手の話を聞いてうなずき、あとは一生懸命ホワイトボードに書き留めつづけるという表出になっている[註51]。最後の感想においても、個人研究をした発表者に「貴重なお話を本当にありがとうございました」と感謝の意を述べるのがやっとである。

しかし、そのような表出であっても自分たちのことを「知りたい」という思いはあるし、これまで気づかなかったことを発見したときのワクワク感もある。むしろ、対話形式でなく1人ずつが1分ずつ、順番に話していくスタイルであるからこそ、自分だけでは思いつかなかった発見の共有、仲間との分かち合いによって閉じた世界から解放される感覚といった、当事者研究の重要な要素を味わうことができているのではないかと感じている（浦野ほか、2015）。自分たちにとって無理のない、しっとりしずかに繰り返される規則性のなかで行う当事者研究がどのように発展していけるのか、引き続き模索したいと思う。

2つ目は「ユーモアやメタファーの創造」である。「自己病名」「得意な苦労」など、べてるの家には既存の言葉を反転させる用い方や、「三度の飯よりミーティング」「手を動かすより口を動かせ」などのユーモアセンスのある理念のキャッチフレーズにあふれている。とてもうらやましいことだが、これが可能になるまでには少々時間がかかると考えており、かけこみ当事者研究においても「今抱えている困りごと」を率直に尋ねている現状がある。

筆者は、ユーモアもメタファーも、多数派による既存の固定観念や価値観を把握したうえで、それとは異なる観念や価値観を共有する者同士が、既存の言葉づかいとは少しずらした表現をすることで生じる、人間関係のつながりを担保にした理解やおかしさだと言えるのではないかと考えている。そうであるならば、既存の固定観念や価値観も共有できずにきたうえに、それとは異なるオルタナティブなコミュニティにも属していない人々が多い場合、ユーモアやメタファーを共有することは、大きな困難となるように思われる。今後、発達障害者による多数派への理解が進み、発達障害当事者独自のコミュニティが発展していけば、「おとえもじて」のなかにも、べてるの家のコミュニティとはまた違ったセンスから生まれるユーモアやメタファーが創造されていくかもしれない。そんな点についても長期的に自分たちを眺めてみたいと思う。

3つ目は「仲間への知恵の伝承」である。発達障害の場合、まだ当事者による語りの積み重ねが乏しく、「おとえもじて」においても、継承するよりも生み出す作業が中心となっていると言える。必然的に当事者研究における先行研究としては、べてるの家の統合失調症の仲間や、ダルク女性ハウスの依存症の仲間から引用することも多い。とはいえ、当事者研究会の冒頭で毎回ルールの確認を行うこと、会報を作成し会場にて公開していること、ホワイトボードに記入したテーマ研究の記録や、「おとえもじて」の活動方針や研究スタイルなどをHPにて公開していること[註52]は、伝承の実践だと言える。今後、年月を重ねるにつれて、より積極的に、新しい仲間に何をどのように伝えていくのかを検討していく必要が出てくるだろう。特に直近の課題としては、本稿で述べたような当事者研究の進行方法を伝えていくことで、主催者以外の複数の参加者が、「おとえもじて」の当事者研究の進行役を担当できるようになることを目指したい。

以上、本節で述べてきた「おとえもじて」の実践を、第4節の8項目と比較対応し、それらがどのような方法で実現されているかを整理したものが表1である。

表1 「べてるの家」と「ダルク女性ハウス」の形式の8つの共通点に対応した
「おとえもじて」における実現方法（2017年現在）

「べてるの家」と「ダルク女性ハウス」の形式の共通点	「おとえもじて」における実現方法
(1) 自分を開いて仲間と共有する ――自分自身で，共に	・冒頭に「気分体調」「最近の様子」を参加者全員が語る ・参加者全員の発言機会が計3回ある
(2) 自分の問題を自分の外に出す――外在化	・ホワイトボードへの記入
(3) 興味・関心によるワクワク感	・進行役がときどき真剣なまなざしで相手の話を聞いてうなずき，一生懸命ホワイトボードに書き留めつづける（静寂なるワクワク感）
(4) 仲間の知恵の伝承	・冒頭における「ルールの確認」 ・会報の公開（会場にて） ・ホワイトボード画像の公開（HPにて） ・「おとえもじて」の活動方針や研究スタイルの公開（HPにて）
(5) 自分助けとして症状と問題を扱う	・進行役が当事者研究中，呪文のように「問題行動にはメリットがある」「お前はすでに助けている」と頭のなかで唱える ・「コミュニケーション障害」「社会性の障害」以前の身体的特徴を言語化することを研究活動の理念としている
(6) 発見を祝う	・進行役が「貴重なお話を本当にありがとうございました」と感謝の意を述べ，参加者全員で拍手をする
(7) 目的意識をゆるめる	・進行役が「研究成果」や「参加者の満足」などのゴールを手放す ・参加者が語れるところから語りはじめ，それをできる範囲で進行役が受け止めていく
(8) 先行して警戒を解く	・進行役が「緊張してグーになっている手を，こちらからパーにしないと仲間と手をつなげない」と自分に言い聞かせる

6　おわりに

アルコール依存症の自助グループの歴史をたどると，AAは創設の1935年からわずか4年で，回復のプログラムの骨子を明確にして，出版物『アルコホーリクス・アノニマス（ビックブック）』として発行した。それによって，メンバーたちは回復の方法を身近に手にすることができ，同時に組織として生じるさまざまなニーズにも応えることができた。これはAAからさかのぼること100年前に創設された，アメリカ史上初のアルコール依存症者によって組織された相互扶助団体であるワシントニアン協会が，爆発的人気に乗じて一度はメンバー数が60万人もの数に膨れ上がったにもかかわらず，その後，目新しさと情緒的感興が醒めるとあっけなく消滅したのと対照的である。ブラムバーグ（Blumberg）とピットマン（Pittman）は，AAが成功したのは，創設後の成長速度がかなりゆるやかだったため，初期の過ちを自己修正でき，急速な成長に向かう前に，AAの理念やアプローチの方法を一冊の本に書き記すことができたこともその理由のひとつだと述べている（ホワイト，2007, pp.13-14, 153-154）。

今後，当事者研究が単なるブームで終わらないためにも，私たちはこれまで蓄積された仲間の知恵，および当事者研究の理念や方法をどう受け継ぎ，次の世代の仲間にどう伝えていくかについて，心配りをしていく必要に迫られていると言えるだろう。

●謝辞

本稿の確認修正をして頂いた浦河べてるの家理事の向谷地生良氏，ダルク女性ハウス代表の上岡陽江氏に深謝の意を表する。図表の確認修正をして頂いた浦河べてるの家スタッフ，インタビューに応じて頂いたダルク女性ハウス当事者スタッフおよびメンバー，継続的なアドバイスを頂いた当事者研究やり方研究会のメンバーに感謝の意を表する。

本稿は，日本学術振興会科学研究費補助金 新学術領域研

究「構成論的発達科学」(No.24119006)，基盤研究（C）「当事者研究に基づくASD者にとってバリアフリーなコミュニケーション様式の解明」(No.15K01453)，および，JST CREST「認知ミラーリング：認知過程の自己理解と社会的共有による発達障害者支援」（課題番号：JPMJCR16E2）の支援を受けたものである。

▶註

1 2017年5月22日に綾屋が作成した付録資料を提示し，向谷地生良およびべてるの家スタッフが確認，加筆修正を行った。
2 同上
3 2015年9月24日の「当事者研究のやり方研究会」では，2015年8月27日に向谷地が当事者研究の進行役を行った際のビデオが再生され，そのビデオで観察される場面ごとに「そのときに何を意識して進行していたか」について向谷地から語られた。
4 2017年5月22日に綾屋が作成した付録資料を提示し，向谷地生良およびべてるの家スタッフが確認，加筆修正を行った。
5 2015年9月24日の「当事者研究のやり方研究会」において向谷地から語られた。
6 2015年8月27日の「当事者研究のやり方研究会」における向谷地の当事者研究ミーティング進行役の実践にて観察された。
7 同上
8 同上
9 同上
10 同上
11 同上
12 2017年5月22日に向谷地生良およびべてるの家スタッフによって語られた。
13 自己病名とは，医学的な病名ではなく，みずからの抱えている苦労の意味や状況を反映した「病名」を自分でつけたものである。例：「統合失調症"週末金欠型"」。これは仲間と共に，自分の苦労の特徴を語りあうなかで見えてくるものであり，苦労を自分のものにする重要なプロセスである（浦河べてるの家，2005，p.4）。
14 苦労ネームとは，苦労の特徴をとらえたミドルネームのようなものである（例：固まるという苦労をもつ人が「山田・カタマルンバ・花子」と自己紹介するなど）（べてるしあわせ研究所，2009，p.33）。
15 ダルク女性ハウスHP（http://womensdarc.org/）参照。
16 2017年5月26日に綾屋との電話にて上岡から語られた。
17 2017年4月17日にダルク女性ハウスで実施された当事者研究にて上岡から語られた。
18 2017年5月24日に綾屋が作成した付録資料をメール送付し，2日後の26日に綾屋との電話にて上岡が確認を行った。
19 KJ法は，文化人類学者の川喜田二郎が野外科学におけるデータをまとめるために考案した方法。1枚につき1つのデータや意見を要約して記述した紙片を数多く作成し，それらのうち親近感を覚える紙片同士をグループ編成したあと，図解や文章化を行う（川喜田，1967）。
20 2017年5月26日に綾屋との電話にて上岡から語られた。
21 2017年4月17日にダルク女性ハウスで実施された綾屋によるインタビューにて当事者メンバーから語られた。
22 2017年5月26日に綾屋との電話にて上岡から語られた。
23 2017年5月24日に綾屋が作成した付録資料をメール送付し，2日後の26日に綾屋との電話にて上岡が確認を行った。
24 2014年8月7日にダルク女性ハウスで実施された当事者研究の音源記録を観察した。
25 2015年7月9日に「当事者研究のやり方研究会」で実施された当事者研究のビデオ記録を観察した。
26 2017年4月17日にダルク女性ハウスで実施された当事者研究のビデオ記録を観察した。
27 2017年4月17日にダルク女性ハウスで実施された綾屋によるインタビューにて当事者スタッフおよびメンバーから語られた。
28 2017年4月17日にダルク女性ハウスで実施された当事者研究にて上岡から語られた。
29 2017年4月17日にダルク女性ハウスで実施された綾屋によるインタビューにて当事者スタッフから語られた。
30 2014年8月7日にダルク女性ハウスで実施された当事者研究にて観察された。
31 同上
32 2017年4月17日にダルク女性ハウスで実施された綾屋によるインタビューにて当事者スタッフおよびメンバーから語られた。
33 2017年4月17日にダルク女性ハウスで実施された綾屋によるインタビューにて当事者メンバーから語られた。
34 2017年4月17日にダルク女性ハウスで実施された綾屋によるインタビューにて当事者スタッフおよびメンバーから語られた。
35 2017年5月26日に綾屋との電話にて上岡から語られた。
36 2017年4月17日にダルク女性ハウスで実施された綾屋によるインタビューにて上岡から語られた。
37 2015年9月24日の「当事者研究のやり方研究会」において向谷地から語られた。
38 2017年5月26日に綾屋との電話にて上岡から語られた。
39 2015年8月27日の「当事者研究のやり方研究会」における向谷地の当事者研究ミーティング進行役の実践にて観察された。
40 2015年9月24日の「当事者研究のやり方研究会」において向谷地から語られた。
41 2014年8月7日にダルク女性ハウスで実施された当事者研究にて観察された。
42 AA（アルコホーリクス・アノニマス）は，1935年にアメリカで創設したアルコール依存症者の相互支援共同体。「12のステップ」と呼ばれるプログラムと「12の伝統」と呼ばれるアプローチが重要な支柱となっている（ホワイト，2007）。
43 2015年8月27日の「当事者研究のやり方研究会」における向谷地の当事者研究ミーティング進行役の実践にて観察された。
44 2015年9月24日の「当事者研究のやり方研究会」にお

いて向谷地から語られた。
45 2017年4月17日にダルク女性ハウスで実施された当事者研究にて上岡から語られた。
46 2017年4月17日にダルク女性ハウスで実施された綾屋によるインタビューにて上岡から語られた。
47 2017年4月17日にダルク女性ハウスで実施された綾屋によるインタビューにて当事者スタッフから語られた。
48 2017年4月17日にダルク女性ハウスで実施された綾屋によるインタビューにて当事者メンバーから語られた。
49 「言いっぱなし聞きっぱなし」は、発言の際に対話形式ではなく、一人ずつ座席順に語っていくこと。話し終わった後は進行役が「ありがとうございました」とのみ応答することが多い。
50 かけこみ当事者研究は、べてるの家がイベントやワークショップを実施する際に、あらかじめテーマが設定された分科会などとは別に、今抱えている個人的な問題をテーマにしたい人たちのために当事者研究をするときに用いられる言葉。語源は「駆け込み寺」。進行方法はべてるの家の当事者研究ミーティングに同じ。
51 2015年9月14日に「おとえもじて」で実施された当事者研究にて観察された。
52 おとえもじてHP (http://otoemojite.com/) 参照。

◉文献

綾屋紗月 (2016) 当事者研究の展開——自閉スペクトラム症当事者の立場から．現代思想44-17 ; 160-173.
綾屋紗月, 熊谷晋一郎 (2010) つながりの作法——同じでもなく違うでもなく．NHK出版.
べてる しあわせ研究所 編集協力, 向谷地生良 (2009) レッツ！ 当事者研究1. NPO法人地域精神保健福祉機構・コンボ.
上岡陽江, ダルク女性ハウス (2012) 生きのびるための犯罪（みち）．イースト・プレス.
上岡陽江, 大嶋栄二 (2010) その後の不自由——「嵐」のあとを生きる人たち．医学書院.
川喜田二郎 (1967) 発想法——創造性開発のために．中公新書.
向谷地生良 (2009a) 統合失調症を持つ人への援助論——人とのつながりを取り戻すために．金剛出版.
向谷地生良 (2009b) 技法以前——べてるの家のつくりかた．医学書院.
向谷地生良 (2016a) 当事者研究と精神医学のこれから．In：石原孝二, 河野哲也, 向谷地生良 編：精神医学と当事者．東京大学出版会, pp.180-205.
向谷地生良 (2016b) 向谷地さん，幻覚妄想ってどうやって聞いたらいいんですか？（4）——オープンダイアローグは波乗りです．精神看護19-5 ; 449-456.
Necco当事者研究会 (2013) 発達障害者による当事者研究会．In：石原孝二 編：当事者研究の研究．医学書院, pp.271-291.
浦河べてるの家 (2002) べてるの家の「非」援助論．医学書院.
浦河べてるの家 (2005) べてるの家の「当事者研究」．医学書院.
浦野茂, 綾屋紗月, 青野楓, 喜多ことこ, 早乙女ミナリ, 陽月トウコ, 水谷みつる, 熊谷晋一郎 (2015) 言いっぱなし聞きっぱなし——自閉スペクトラム症当事者による当事者研究における物語り．ナラティブとケア6 ; 92-101.
ウィリアム・ホワイト［鈴木美保子, 山本幸枝, 麻生克郎, 岡崎直人 訳］(2007) 米国アディクション列伝——アメリカにおけるアディクション治療と回復の歴史．特定非営利活動法人ジャパンマック.

付録1　当事者研究を行う際の基本設定比較（2017年現在）

団体名（参加者の持つ主な特徴）研究活動歴	開催場所	開催頻度	人数（名）	テーマの決め方	参加者の集め方	必要アイテム	進行役	研究成果の主な発表媒体
A. べてるの家（統合失調症）16年	自施設内	週1	10～20	【個人研究】研究をする参加者を中心に決める	メンバー（利用者）の中で参加したい人がやってくる	・ホワイトボード ・ペン ・理念のポスター ・マイク ・スピーカー	・健常者スタッフ ・当事者スタッフ	・書籍・雑誌 ・WEB・テレビ・ラジオ ・講演 ・論文・学会 ・当事者研究交流集会
B. ダルク女性ハウス（薬物依存症）10年	自施設内	年2程度（約5回で1セット）	5～8	【テーマ研究】施設運営の中で浮上してきた、仲間同士でわからないこと／必要なことを、当事者スタッフがテーマに設定する	そのとき設定したテーマに必要なメンバー（利用者）たちに声をかける	・付箋 ・模造紙 ・ペン ・ホワイトボード ・お茶 ・お菓子	・当事者スタッフ（施設長を含む）	・書籍・雑誌 ・パンフレット ・講演 ・論文・学会 ・当事者研究交流集会
C. おとえもじて（発達障害）6年	借会場（当事者研究Lab.）	月1	15～17（定員17名）	【テーマ研究】最近の参加者の語りを参考にしながら、初めての人でも申込しやすそうなテーマを当事者スタッフ（＝主催者）が決める 【個人研究】研究をする参加者自身が決める	WEB申込（先着順）発達障害当事者対象（未診断を含む）	・ホワイトボード ・ペン ・パソコン ・プロジェクター ・マイク ・スピーカー ・タイマー ・ICレコーダー ・出欠表 ・ルール確認表 ・看板	・当事者スタッフ（＝主催者）	・WEB ・会報 ・書籍・雑誌 ・講演 ・論文・学会 ・当事者研究交流集会

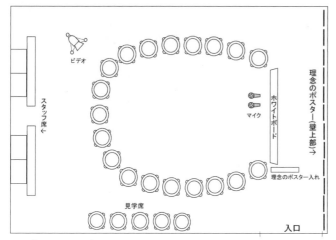

A．浦河べてるの家

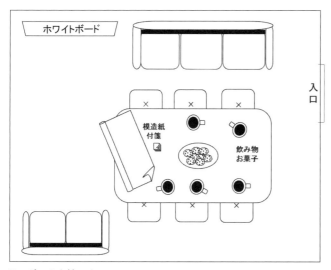

B．ダルク女性ハウス

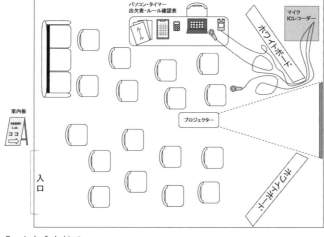

C．おとえもじて

付録2　当事者研究を行う際の場の配置比較
（2017年現在）

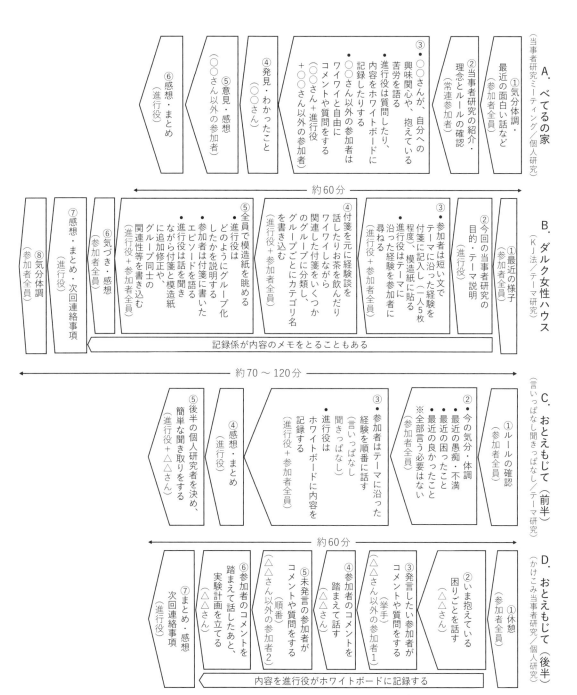

付録3　当事者研究を行う際の進行手順比較
（2017年現在／平均的な進行手順であり、詳細は状況によって変化する）

好評既刊 『臨床心理学』増刊第8号

やさしいみんなのアディクション

松本俊彦［編］

1 ─ はじめに
心理士よ，アディクション臨床に来たれ！ ………………………………………… 松本俊彦

2 ─ アディクション臨床への誘い
アディクションと精神科医療 ………………………………………………………… 信田さよ子
ここが面白いアディクション臨床──ローズカフェの経験から …………………… 伊藤絵美
私はこうしてアディクション臨床にハマった ………………………………………… 奥田由子

3 ─ アディクションとは何か？
鼎談◉アディクション臨床の本質とは何か？ ……………… 松本俊彦・藤岡淳子・熊谷晋一郎
脳の病としてのアディクション ……………………………………………………… 舩田正彦
不適切な学習の結果としてのアディクション ……………………………………… 蒲生裕司
自己治療としてのアディクション …………………………………………………… 松本俊彦
関係性の病としてのアディクション ………………………………………………… 水澤都加佐

4 ─ 心理士に知っておいてほしいアディクションの医学的基礎知識
依存症とはどんな病気か？／アルコール依存症患者の予後／薬物依存症患者の予後／処方薬依存のクライエントにはここに注意／危険ドラッグとは何か？／市販薬にも安心できないものがある［ほか］

5 ─ 治療・援助の実際
依存症のクライエントと向き合う際の心得／酔っているクライエントにどうかかわるか？／「俺は依存症じゃない」と言い張るクライエントにどう対応するか？／断酒を拒むクライエントにどう対応するか？［ほか］

6 ─ アディクションの家族支援
アディクション支援における債務処理／アディクション臨床ではなぜ家族支援が大切なのか？／家族の説教や叱責は効果があるの？／境界線を引くこと，イネイブリングをやめること／家族は本人を24時間監視すべきなのか？［ほか］

7 ─ さまざまなアディクション
ギャンブル障害の理解と援助／摂食障害に対するアディクション・アプローチ／インターネット依存／クレプトマニア（窃盗症）の理解と援助／買い物依存の理解と援助／ドメスティックバイオレンス（DV）の理解と援助／性依存症／アディクションとしての自傷

8 ─ 回復とその後
その後の不自由──アディクションを手放した後の生きづらさ ……………………… 上岡陽江
対談◉回復へのターニングポイントは何だったのか？ ……………………… 松本俊彦・田代まさし

※目次からの一部抜粋となります。

※本体2,400円＋税

ひろがる当事者研究
―――当事者研究の「実践」

5

男性薬物依存症者の当事者研究

ダルク女性ハウス
上岡陽江
東京ダルク
秋元恵一郎　山口哲哉

当事者研究ミーティング
──「合法だったら薬物を使用するか？」

上岡　東京ダルクの当事者研究では去年の9月くらいから，メンバーの疑問に応えたり依存症からの回復に必要なものを考えて，新入りメンバーに手渡すためのパンフレットをつくってきて，16のテーマが挙がるところまで来たよね。「ミーティングって何？」「仕事の選び方」「人とのつきあいかた（コミュニケーション方法）」「アディクションって何？」「メンバーの痛みに共感する方法」「やるきっかけ・やめるきっかけ」「合法だったら薬物を使用するか？」「依存症者にとっての自由とは何か？」「薬物の良い点・悪い点」「生きている意味」「住居問題（自立するときの住居の見つけ方・手続きの方法）」「自分がしたいことの見つけ方」「借金問題（ダルクにいたらダルクが怖すぎて借金取りが来なくなった（笑））」「仲間と友だちの違い」「薬物をやめたあとの恋愛・親との関係をどうする？」「退屈をどう埋めるのか？」がそのテーマ。

今日は私がファシリテーターになって当事者研究をやってみようと思うけど，どこから話し合いをしようか。「合法だったら薬物を使用するか？」というテーマはどうかな。ただね，このテーマを話し合うのは難しいところもあって，みんながテーマに集中していないと「合法だったら薬物を使ってもいい」って勘違いされるのが嫌だなと思って……

A　え？　勘違いじゃなくないっすか？（笑）

上岡　いやいや，だからさ，今日来たばかりのビギナーが聞いたら，「合法だったら使ってもいい」ってダルクが認めてると勘違いするじゃない。この話し合いをしたいのはやまやまなんだけど，ちゃんとみんなが考えられる段階で話し合いたいなと思って。

B　たしかにダルクは薬物をやってもいいところだって，10代の子が言ってるの聞いたことありますよ（笑）。

上岡　そうそう，そういうこと（笑）。でもみんなが考えられそうだったら，じゃあ今日は「合法だったら薬物を使用するか？」というテーマでやってみようか。話し合った内容をホワイトボードに書きながら進めることにして，処方薬とかハーブみたいな合法の薬物とアルコールを含めて，今まで使っていた人たちから意見を言ってもらおうか。「合法派」の人は，実際に使ってみてどうだった？

C　自分は危険ドラッグに切り替わる前の脱法ハーブを使ってたんですけど，その前はアルコールで急性膵炎を3回やって，もうダメだなって。アルコールがきっかけだったんですけど。また飲みたいけど体が壊れるんで，それに脱法ハーブも手に入ればやるかもしれないけど今は買えないし。大麻は捕まっちゃうから，捕まるの嫌なんで。まあ，結局，合法も使いすぎはよろしくないっす。

D　合法のものでも健康を害してしまうわけで，身

体がダメになってからじゃないと薬物は止まらない。手も震えてくるし幻聴・幻覚も出てくるし。

上岡　じゃあ合法も違法も関係ないってこと？

E　ハーブにしてもアルコールにしても入口に罪悪感がないところは同じだけど，出口は絶望。

上岡　「入口に罪悪感はないけど出口は絶望」。うん，おもしろいの出たね。

F　合法なら刑務所に行く必要がないから止める動機づけがとっぱらわれる。自分の場合，今でもやりたい薬物はあって，なぜクリーンを続けなくてはならないのかっていう理由がないかな。

上岡　うん，わかるわかる。だとしたら，ダルクにいると合法派と非合法派の二択になるわけ？　反対に非合法派の人だって，非合法薬物だからって全然止めないよね？　合法か非合法かっていう違いは実際ブレーキになってるの？

G　いや，そこはほら，非合法だからって逆に誇りをもったりとかね（笑）。「こっちは命削ってやってんだ！　俺は反体制派なんだ！」みたいに，なんか変に腹くくっちゃうよね。男のロマンとか反逆者の美学じゃないけど，「おれってアウトロー風でかっこよくね？」みたいな（笑）。

上岡　私もそうだったな。アウトローで格好よく生きたかったんだけど，「滅びの美学の下がまだあった！」みたいな驚きはあるよね。

山口　普通は薬物を使いつづけると痩せるって言われてますけど，僕は薬物を使いすぎて太ったタイプです。でも結局続けてましたから，合法でも非合法でも何があってもやるんだろうな。ある人から「いいか，哲哉，本物のヤク中っていうのは太るんだ。見てみろ，俺のまわりはみんな100キロ超えだろ？」って聞いたんですよ。まあ「本物のヤク中って何だよ！」って話はあるんですけど（笑）。

H　最初は痩せるけど，末期になってくると薬物をやってもしっかり食べられるようになって，むしろドカ食いして太るらしいですよ。体質変わるっていいますよね。

I　だからさ，結局は全然反省してないってことだよね。「覚醒剤は悪くない」って言ってる自分が好きっていう美学もあるし。僕にとっては覚醒剤でキメたあとの射精が最高ってところがあります。

上岡　覚醒剤ってそういうセックスドラッグみたいなところがあるよね。でも，覚醒剤を使って射精ばっかりしてたら何もできなくならない？

I　だ・か・ら，ずっと部屋にこもってオナニーしてるんですよ。それも7年間くらい。そりゃ失ったものはデカイですよ。でもあの射精の気持ち良さには変えられないなぁ。

上岡　「失ったものはデカイ」ってホワイトボードに書いといてね（笑）。

J　でもさ，20年くらい前の覚醒剤と今の覚醒剤は全然違って，今のはものが悪くて全然「下（シモ）」に来ない（笑）。

上岡　ちょっといいかな。じゃあKさんは今までの話を聞いてどう思った？

K　そうですね，非合法なら自分でその薬物の成分を調べて安全なら使っちゃいます。合法なら国が認めているわけだから安全であろうと思う。僕は睡眠薬のベゲタミンをアルコールで割って使ってました。その代わり，大麻とか覚醒剤とかは全然使っていませんでした……

上岡　いや，よく生きてたね。ベゲタミンとアルコールのカクテルって一番死亡率が高いって言われてるんだよ。これが日本以外の国だったらすぐ救急車を呼ばれるだろうね。

L　でも，「僕はこれがないと生きられないんですよ〜」って言って処方してもらってる奴もいましたよ（笑）。

M　僕は刑務所に入ってベゲタミン処方を打ち切られたんですけど，すぐにパニックになっちゃいました。

N　僕は薬物依存症治療のための精神病院に入ったんですけど，いきなりベゲタミンAを処方されました。医者の説明だと，眠らせるっていうより体を黙らせるんだって。

山口　そうそう，「飲む拘束衣」だって聞いたこと

があるよ。
上岡 「飲む拘束衣」だって……やだ，こわ～い！（笑）

メンバー （わいわいがやがや）

上岡 ちょっとちょっと！ 聞いて聞いて！ Oさんは今までの話を聞いてどう思う？

O 一度ハマったら合法も非合法も関係ありません。アルコールだってノンアルコールのものがあったら飲みたいって思うし。

C 僕も今は睡眠薬を飲んでるんですけど，昨日なかなか効かなくてスニッフしちゃったんですよ！（一同爆）でも，やりかたがまずかったのか鼻から全部出てきちゃって（笑）。なんつーか，痛い思いしただけでしたね……

上岡 たしかに睡眠薬が効かないと眠れなくてつらいよね。じゃあさ，みんな眠れないときに何かしてることってある？

C 睡眠用のBGMとか聞いてます。

P 風呂に入る時間を寝る2時間前にするといいらしいですよ。ほら，寝る直前に風呂に入ると体が寝つけないから。

I とりあえず一発抜く！

C いやいや，だからおれはその一発が抜けないんですよ～。昨日なんて2時間ずーっとですよ……

秋元 難しい本を読むと眠くなるよね。マンガはダメだね，次の展開が気になっちゃうから。

上岡 前に不眠症の専門医がテレビで「なるべく早く寝ないで11時頃に寝るのがいい」って言ってて，寝ないでがんばってたんだけど，逆に10時くらいに寝ちゃったことがあったな。ダルクで伝説になってる逸話があってね，あるときダルクのスタッフが眠れなくて苦しんでるメンバーに，今にも薬物を使いそうな仲間がいるから一晩そばについててやってくれって言ったんだけど，そのメンバーに「俺から睡眠を奪うんですか！」って言われたっていう話。不思議なんだけど「何時まで起きててほしい」って言われると逆に眠くなっちゃうんだよ。「いや，さっきまで眠れないって言ってたじゃん！」って話なん

だけどさ（笑）。そういうこともあって，それからは睡眠については考えを変えることにしてね，規則正しい生活をしていれば自然と眠れるってわかって。私は季節によって睡眠リズムがずれてアルコールとか薬に手を伸ばしてたから，早く寝て早く起きるのを習慣にするのは結構役に立ったけど寝れない時期は大変。

秋元 看護師とかタクシー運転手って生活が不規則じゃないですか。だからアルコール依存や薬物依存が多くなるって聞いたことがあります。

上岡 IT企業でうつ病が多くなる理由は食事や睡眠時間が不規則になること，それに運動不足だっていう研究データが発表されていて，なるほどなって。

Q IT系って365日昼夜逆転で陽の光も当たらない場所で働いてるわけですから，やばいっすよ。運動不足だから眠れないし，かといって朝も起きられないし，パソコン打ちながら寝ちゃいますよ。本当につらかったです。ガリガリに痩せてる人と太ってる人に二分されるんですけど，明らかに病んでるんですよ……

A 運動時間とかぜんぜん取れないの？

上岡 うん，ちょっと待ってね。それでさ，明らかにみんな病んできてるってわかってるのに，誰も声をかけたりしないの？

Q それはなかったです。外資系だったから自己責任みたいなかんじで。100名くらいの会社でしたけど，会社には医者もいなかった。本当は医者がいないといけないんでしょうけど，優良企業で大企業じゃないとそこまでのケアはできないんでしょうね。

上岡 それじゃあ調子も悪くなるよね。じゃあ，ほかに発言してない人はどうかな？ Rさんは？

R 自分の場合は酒が飲めないのでずっとシンナーをやってました。シンナーは合法だと思ってたし，実際に使ってても捕まらなかったし。

B 地方だとシンナーくらいじゃおまわりが動かねーんだよ。俺なんて実家の前が交番だから，毎日パクリに来てたけどな（笑）。

上岡　それはすごいね（笑）。じゃあ，ほかに発言してない人は？

S　いや，実際この質問って多面的な問題が入り組んでますよね。非合法の薬物は捕まるからやらないっていうこともあるし，合法の薬物でも体に悪いからやらないっていうこともある。僕もいろいろ試してわかったんですけど，脱法ハーブなんかより覚醒剤のほうがよっぽど体に悪くないですよ。

上岡　うーん，なるほどね。それに脱法ハーブみたいな危険ドラッグは取り締まりが厳しくなってて，今は規制を逃れようとしてどんどん危険な毒物になってるから……みんな，本当に気をつけてね。

一同　いやいや，はるえさん，「気をつけてね」って言われても（笑）。

秋元　あのさ，ちょっとみんなに聞きたいことがあるんだけど，いいかな？　覚醒剤が合法化されて絶対にヨレないしパクられない世の中になったとして，「10億円の現金か10億円分のシャブをもらえる」って言われたら，みんなどっちを選ぶ？　ただし10億円の現金をシャブに換えたり，シャブを10億円に換えたりしちゃだめだし，10億円をもらったらシャブから足を洗わなくちゃだめ。

D　10億円分のシャブってどのくらいなんだろうな……

E　ヨレないシャブは絶対気持ちよくないと思うけど（笑）。

秋元　（メンバー挙手する）うーん，1人を除いてみんな10億円の現金か。実はさ，今ある刑務所にいるやつと文通してて，そいつに同じ質問をしてみたんだけど，同じ部屋のやつらに聞いたら半分以上は10億円のシャブを選んだって聞いたんだよ。

Q　そんなやつはポルトガルにでもとっとと行けばいいんですよ！　ポルトガルは覚醒剤が合法なんだから。

上岡　いや，それはちょっと違うよ。ポルトガルでは覚醒剤は刑事罰じゃなくて行政罰の対象になってて，精神科医，ソーシャルワーカー，臨床心理士が薬物委員会の委員になって，薬物治療プログラムを受けるかどうかを覚醒剤を使った本人に求めるから。それに個人が購入するだけだと捕まらないけど売人はしっかり逮捕されるし，もちろん売人たちにも薬物治療プログラムを受けるかどうか求める。ただし委員会の説得に応じなくても行政罰は科されない。ポルトガルでは，依存症という病気を専門家ではない裁判官は裁けないから，それは専門家に任せようという発想になっていて，財政破綻で裁判ができなくなったから採用した窮余の策だったんだけど，結果的にすごく成功してる。

秋元　実はこの質問をほかのダルクでもしたんだけど，だいたい現金とシャブを選ぶ比率は6対4くらい。この質問はどのくらい薬物依存から回復しているかをはかる物差しになってると俺は思ってるんだけど，さっきのみんなの答えを聞いてると，東京ダルクのメンバーは結構回復してるってことかもね。

上岡　今のはなかなか良い質問だったね。日本ではパチンコや競馬なんかのギャンブル依存も多いし処方薬依存も多いけど，世界中で依存症者の割合はほぼ一定って言われてるよね。ちょっと回復について補足しておくと，やっぱり大切なのは生活のなかで薬物が占める割合が少しずつ減っていくっていうこと。それに薬物よりも楽しいことが見つかると断薬に近づいていくし，そこから回復も見えてくるんだよね。

　それじゃあもう時間だから，最後はみんなに一言ずつ感想と気分・体調を言ってもらって終わりにしようか。みんな，今日はありがとう。

当事者研究アフターミーティング

当事者研究ファシリテーションの技術

　当事者研究のファシリテーターは，メンバーが語る自由を保障しつつメンバーの言葉をコント

ロールするというダブルバインドから逃れられない。自由に発言できる雰囲気をつくりながら，たえず全員に話を振ることを心がけ，自由に逸脱する話を何度も切り返し，「みんな，話し合いをしてるんだよね？」と明言せずに本来のテーマにつなげる。この巧みなハンドルテクニックによって，楽しいけれど雑談ではない，ある決められたテーマに向かって前進していることがメンバーの間に浸透していく。たとえ方向が逸れるシーンが幾度となくあっても，「全員が集中して沈黙する瞬間」をいかに多くつくりだせるかが当事者研究の成功の秘訣であり，それによってミーティングの成果をメンバー全員で分かち合うことができる。「全員が集中して沈黙する瞬間」のためには，ファシリテーターはもちろん，ミーティングに参加した当事者スタッフが自分について正直に話すことが求められる。アディクションを完全には肯定できず，いわば正直になりきれない専門家に対する，当事者スタッフのアドバンテージがここにある。たしかに「合法だったら薬物を使用するか？」というテーマは，グループが合法派と非合法派に二分されるリスクをはらんでいた。しかしその危険を回避できたのは，ファシリテーター（上岡陽江）が「自分も不安だ」という気持ちを正直に伝え，メンバーに議論の方向性が共有されたからだ。

　浦河べてるの家・向谷地生良による統合失調症者の当事者研究の特徴は，ひとりの話をじっくり聞いていくことにあり，人との関係があまり気にならない統合失調症者の特性を活かした実践といえる。一方，孤立しやすく人との関係を気に病む依存症者の当事者研究では，ひとり残らずみんなが話すことを心がけ，みんなが話している環境で安心を味わえるようにすることを目指す。NA（ナルコティクス・アノニマス）のサービスではその独特の「自助グループ愛」からささいな運営会議でさえ議論は活発になる一方，ダルクには，発言内容を否定されることで自分が否定されていると感じ，自尊心が下がり，不安が高まり，攻撃性が強くなるメンバーもいるからこそ，みんなに話してもらうことを重視する。相手との違いではなく同じものを見つけること，そしてみんなでテーマを分かち合うこと。このシンプルだが重要な理念は，ダルクの当事者研究を支えるエンジンといえよう。

当事者研究フォローアップの効用

　「合法だったら薬物を使用するか？」といったハードで刺激的なテーマの当事者研究ミーティングのあとでは，思いもよらない複雑な気持ちが引き出され，メンバーの調子が悪化することもある。特に感情が乗ってこない言葉だけのやりとりになるとその傾向が強く，時にメンバー同士の対立に発展することもある。そこから帰結する結果には，ひとつには「話についていけない」「自分なんていなくてもいい」という結果，もうひとつには「自分にとって話された内容が切実すぎて問題を捉えきれない」という結果の2つのパターンがある。後者の例としてダルク女性ハウスでの例を挙げよう。「ヘルパーに家事を手伝ってもらうかどうか」というテーマで当事者研究をすると，家に誰かがいると具合が悪くなるためにヘルパーのサポートを拒んでいるメンバーは，このミーティングのテーマに自分が責められている思いを抱くという。ただ，当事者研究の場ではメンバーの話を拒絶しても，ミーティングの直後に調子を崩しても，話し合いの結果が後々活かされることもある。実際，当初はミーティングの内容を拒んだものの，今ではヘルパーに手伝ってもらっているメンバーも多い。では，なぜミーティングでの言葉が「腑に落ちる」感覚を手にすることができるのか。ミーティング後にファシリテーターがいかに緻密で丁寧なフォローアップができるかということが，その成否の鍵を握っている。

当事者研究における男性性

　男性中心の東京ダルクの当事者研究では「男性性」が隠れたテーマになる。男性当事者の場合，その多くがダルクへの参加からほどなく家族のも

とに帰ることを第一に考える。アルコール依存症でも同じく男性の場合は「いかに家族のもとに帰るか」がテーマになるのに対し，ダルク女性ハウスでは「いかに自立していくか」がテーマになる。「男」に依存して薬物を使用していた過去を振り切り自立を志向することだけが唯一安全な生き方に通じるという女性依存症者の実感との決定的なコントラストは，日本社会におけるジェンダー意識をあざやかに反映しているともいえるだろう。一方の男性ギャンブル依存症者は「自分が働いて家族を養う」という幻想にも似た思い，家族のすべてを背負って働こうとする責任感を抱いていることがある。男女の賃金格差が大きい日本社会の経済構造を反映してか，家族もそれを期待していることさえ多い。しかし，家族の期待を背負って扶養を全うする男性依存症者はほぼ見られない。家長としての責任を背負いすぎて「うつ」になること，妻子に生活費を渡すのが当然とされる期待への反発——男性依存症者はある意味で，「自分を犠牲にしない（自分のためにお金を使う）生き方」を模索しているともいえる。さもなければ，まるで真綿で首を絞められるような苦しみから逃れるための再使用（スリップ）へと転じるからだ。

「依存症・家族・性差」について付け加えるなら，原家族のイメージがその後の家族形成を大きく規定していることも見過ごせない。厳格な父と家計を管理していた母，自閉系で決まりごとが好きな性格の父と夫からの給与を淡々と管理する母……これら当事者によって異なる原家族のイメージは，時に新しい家族を築くうえでのバリアとなり，原家族と価値観の異なるパートナーを受容できないという悲劇に転じることもある。元犯罪者は幼少期から法律より自らの父親を恐れ，社会的ステータスの高い家庭の子どもは家族内のパワーゲームから逃れるためにアディクトになるという「奇妙な」特質は，それと明文化されないまま当事者間に流布している。

自己処方・痛覚麻痺・内臓感覚

アディクトの間には，確かな実感を伴って広く知られた，ある真実がある。多動傾向の人は見かけと違って脳の覚醒度が低く，目の前の作業に集中するために覚醒剤を使用しているという事実だ。覚醒剤を止めた後に検査したアディクトの脳の覚醒度はあまりに低く，検査中に検査技師に何度も起こされるほどだという。脳が騒がしく過活動をしているから多動なのではなく，脳が眠っているからこそ活性化のために覚醒剤を使う——このいわゆる「自己処方」は，別名「自己治療仮説（Self-Medication Hypothesis（SMH）」（エドワード・カンツィアン）とも呼ばれ，とりわけ日本には自己処方目的の覚醒剤使用者が多いと思われ，精神科処方薬リタリンもそのために「誤用」されている。

では，なぜアディクトたちは狂おしく脳を活性化させるのだろう。シンナー・ブロン依存のアディクトのなかには，一見温厚だが激しく爆発する者もおり，その根源には心身の痛みを適切に感じ取れない「痛覚の麻痺」がある。使用薬物ごとに使用者のタイプ・傾向は異なるが，依存症者の多くが，この心身の「痛覚の麻痺」を体験している点で一致を見る。

熊谷晋一郎によれば，心の痛みがわからず，自分がストレスを抱えていることに気づけない依存症者の姿は，疲労や空腹などの「内臓感覚」がわからず何をどうしたらいいのか決められない自閉症スペクトラム障害（Autism Spectrum Disorder : ASD）の当事者たちにどこか似ているという。腹痛を訴えて診察を受けたところ過食による逆流性食道炎と診断されたあるアディクトのエピソードは，満腹感を自覚できないまま食べつづけるうちに限界を超えた「内臓感覚の鈍磨」「痛覚の麻痺」が，ASDと同じく存在することを想像させる。もともと「まとまり」の悪い傾向があるなかで他人に合わせているうちにストレスを溜める，他人と違うことから話すがゆえに噛み合わない，同じものを見ていても他人と意見を交わしにくい「ちぐはぐさ」を抱えるASD当事者には，メンバーたち

と同じ見方から話題に入るコミュニケーションスキルをまず教える必要がある。そのメリットは「なぜ自分はみんなから認められないのか」という悩みが減ることだけではない。他人と違う視点をもった人が入寮者になれば、不思議とメンバーのスリップが減ることもあるという。気の合うメンバーだけで構成された同質性・凝集性の高いグループは、「みんなで再使用しよう」という突発的な流れを堰き止められないが、別の視点をもったメンバーがそのストッパーになるからだ。

スタッフのポジション
―― 「2つの帽子を使い分ける」

　精神症状がある人、断薬をしたばかりの人、借金取りやヤクザから逃れている人、当事者研究の時間にもパチンコに行っている人……このさまざまな人々を抱えながら、社会からは認められなくても誰もが否定されないのがダルクの特異なポジションだが、アディクトが順応しやすい体育会系のダルクも存在するなか、東京ダルクは日本最古参のダルクとして、スタッフと当事者の間に上下関係がない横並びのコミュニティの雰囲気を保っている。縦社会からドロップアウトした人々が薬物依存になり、横つながりのダルクに居場所を求めて集うことを思えば、縦社会式の適応は無益であり、いかにダルクの施設長が魅力的でも、それを慕って自分の問題を棚上げするメンバーはやがてダルクを去っていく。

　ダルクのスタッフは実に奇妙な存在だ。ダルクで働くスタッフは薬物依存症の当事者でもある。だからダルクのスタッフは弱い存在でもある。スリップしたり、病気になったり、ストレスを抱えたり、巻き込まれたり、感情移入しすぎたりしてドロップアウトするスタッフも多いなか、スタッフとして働きつづけるサバイバルの秘訣は、ある程度「いいかげん」であるということだ。スタッフといえども、メンバーを平等に愛することはできず、メンバーに共感しすぎる危険があり、ダルクのことを家で悩むのにも限界があり、ミーティングに行ったりスポンサーに相談したりしてスリップせずに持ちこたえる、ひとりのアディクトにすぎない。カリスマティックなスタッフに一時的に憧れることはあっても、「ダルクだけがすべて」の生活はいつか破綻する。スタッフのセルフケアは、ダルクで「邪気」を吸ってもダルクを出たらリセットすること、ダルクに限定された世界に生きるのではなく、学校に通ったり友達や彼女を見つけて「社会に開かれていくこと」が決め手になる。当事者としての自分とスタッフとしての自分を切り分ける、いわば「2つの帽子を使い分ける」技法は、メンバーと同じアディクトの仲間であるという「横の関係」と、メンバーに対して規制やコントロールをするスタッフとしての「縦の関係」を併行運転させることに等しい。スタッフとして生活の糧を得ているというジレンマ、スタッフでありながら当事者であるという苦悩を抱えながら、「2つの帽子」を使い分けられる者がスタッフとしてサバイブできる。その陰では、再使用（スリップ）によってスタッフから一人のメンバーへ「格下げ」されることもあり、「今日のスタッフは明日の入寮者」という現実がつねにスタッフを取り囲んでいる。それでも社会に適応できない自分をダルクと当事者に受け止めてもらいながら、薬物依存症当事者という点では何ら変わらないスタッフとしてメンバーに接する「幸福な補完関係」のなかで、スタッフもメンバーも生きていく。そしてダルクもまた、当事者だけで運営していることの限界、社会がケアを放棄した人たちと関わる困難のなか、彼らとの共生関係を苗床に生きながらえていく。

女性薬物依存症者の当事者研究

上岡陽江　五十公野理恵子 (ダルク女性ハウス)

当事者研究ミーティング

上岡　ダルク女性ハウスではこれまでずっと，薬物依存症の母親に読んでもらうパンフレットをつくる計画を進めてきたよね。ダルク女性ハウスのメンバーは当事者研究の経験が長いこともあるけど，当事者研究って後からじんわり効いてくるところがあるから，先行く仲間として，今回は刑務所にいる仲間たちに伝えたいことをまとめるっていうのがこの計画の発端。パンフレットにどんなことが書いてあったらいいか，アイデアを付箋に書いて持ち寄って，そのなかから似たものをまとめながら模造紙に貼り付ける，いつものKJ法を使ってみんなで話し合っていこうか。進行は理恵子に任せてもいいかな。

五十公野　最初は自由にアイデアを話してもらおうと思うけど，Dさんはどう？

D　うーん……1回目に刑務所に入ったときは，とにかく頭がぐるぐるして，刑務所での生活も決められた通りに送れなくて，いつも懲罰を受けてばかりだった。2回目はそうでもなかったけど，とにかく懲罰はなくしてほしいな。

B　刑務所のなかだと子どもに会えないし，出所したらいっしょに住みたかったけど子どもは寮生活をしていたし，少しでもいいから刑務所で子どもと会える時間があったらよかったな。

C　それから，刑務所でも子どもといっしょに過ごせる場所がほしい。

E　そうだね，母親が子どものことを考えるミーティングとか，依存症の母親がいる子どものためのミーティングとかね。刑務所のなかだと本音と建前を分けないといけないから，刑務所内でも正直に話せるミーティングの場所がほしかった。だからせめてパンフレットで「覚醒剤以外の世界がある」っていうことがわかるといいよね。やっぱり刑務所を出てからが人生の始まりっていうところがあるから。

上岡　「刑務所を出てからが人生の始まり」……いや，たしかにその通りだよ。出所後の住居をどうするかを考える時間もあるといいね。出所後に真っ先に直面するのが住居問題だから，まず住む場所を手に入れるための手続きや方法がパンフレットに書いてあったら，出所後の生活を想像できるんじゃないかな。

B　施設で暮らしてる子どもと面会したーい！だってね，刑務所から出てきたら子どもが急に大きくなってて，なんか自分の子どもだと思えなかったもん。でもね，刑務所での生活は結構うまくできてたから，自分は社会に出てからもちゃんと生活できると思い込んでたけど，それってただの「夢」だったんだよね……

C　刑務所の外と内とで現実と夢が混線するところがあるよね。わたしの場合，刑務所にいるときは健康そのものだったけど，外に出たら一気に具合が悪くなったし。

B　クリーンになったときの身体の使い方を教えてほしかったな。薬物を使っていることが普通になってたから，薬物を断った後の身体の状態

がわからなくて，自分の身体なのにつきあい方もわからなかった。

D　みんなも言っているように，刑務所の外に出てから生きていくための「知恵」を，刑務所にいるときに教えてもらえたらよかったと思う。わたしは生活がなにもかも行き当たりばったりだったから。もしその「知恵」があったら，生活するための手続きで役所に行かなきゃいけないこともわかったし，マンションの借り方だってもっと簡単にわかったと思う。

上岡　Dさんが統合失調症になって，東日本大震災のあとに実家もなくなって，帰るところがなくてずっと街を歩き回ってた頃，銀行のATMの前でスタンバって「ねぇ，おかねちょうだい」って来る人来る人に声をかけてたけど，前科があって逮捕されちゃうからそれはやめて，代わりに交番の前とか役所のベンチで横になって誰かが声をかけてくれるのを待つっていう作戦を考えたよね。とにかく「寝るっていう特技を使おう」って。

D　うん，そうだった。廃墟ビルで寝てたこともあったし，あのときは頭がどうかしてた。でも今はちょっと違う。あの頃と違って仲間や友達にいろいろ聞くことができるから。

上岡　あの頃，坂上香の映画「トークバック」を観て意見を言う会で，「いやー今日はいいもん観せてもらいました」って言ってたよね。全編英語で字幕なしだったのに。Dさんが実は19歳からロサンゼルスに留学してて本当に英語が堪能だってこともわかってさ，わたしもみんなもびっくりしたな（笑）。

＊

五十公野　じゃあ，みんなのアイデアをちょっとまとめてみるね。「住居」「ミーティング」「子どもに会う方法」「依存症は病気で治療が必要」「社会に出てからが本当のスタート」「子育てはドリーム（刑務所生活がこなせていると子育ても簡単だと錯覚する）」「生身（クリーン）は大変」「信用してもらうためには努力が必要」……ざっくり分類するとこんな感じかな。

上岡　「自分が柔軟な発想をもっていると勘違いする」っていうのも入れといて。本当は不自由なのに，なぜかみんなそう思っちゃうんだよ。わたしたちってとにかく不器用だからね〜（笑）。

B　やっぱり刑務所にいるときにも子どもには会いたい。ずーっと会ってなくて急に大きくなった子どもと急にいっしょに過ごすのは本当に大変だから。でも「いい母親」になろうとするのは危険だな。ヤクザの家で鍋パーティなんかしてる自分が，現実感がないまま「いい母親」になろうとすると，どこかで限界が来るから。

上岡　「父親はいらない」「男とのつきあい方」っていう意見もあったけど，子育てをするときに父親になってもらおうとして男に頼ると，まあ，ほんとロクなことがないよ（笑）。

五十公野　「役所とのつきあい方や子どものいる施設とのつきあい方を教えてほしい」っていう意見もあるね。「刑務所から子どもと文通する方法」っていうのも。

上岡　「刑務官の母親像・女性像がおかしい」ってみんながよく言うよね。これはおもしろいね。ほら，宝塚風の女性像っていうかさ，「いや，そんな女いないけど？」っていう女性像を刑務所で植えつけられると，出所後に苦労するよね（笑）。

五十公野　たしかにそうだね（笑）。子育てのこともそうだけど，とにかく「勘違い」が多くなるっていう意見が結構多いね。刑務所でしっかり生活できていればいるほど「自分はちゃんと仕事も生活もできてるし，クスリだってやめつづけられる」って思うのかな。

B　たしかに「勘違い」なんだけど，でもそうじゃないとやってられないよ！　もう妄想でもなんでもいいよ！（笑）

E　わたしはさ，刑務所にいたときに自分が犯罪者だって自覚なんてなかったよ（笑）。

B　いや，わたしは今でも思ってない！（笑）

E　裁判のときに「被告人」って呼ばれて,「え? わたし?」って,そのときになってようやく気づくっていう(笑)。

A　他人に頼ってこなかったからなのか,刑務所に入ってる人たちって想像の世界に生きてるところがあるよね。

上岡　それは依存症者の特徴かもしれないね。それまでの人生で困っても人に聞いたり頼ったりしてこなかったから,想像っていうか,現実離れした妄想の世界に生きてるんだよ。

D　ちょっと話題から外れるかもしれないけど,未来の刑務所は「いい刑務所生活」が遅れるところになるといいな。刑務所を出たあともパトカーを見ると不安で怖くなってたし,急に職務質問されてバッグの中身までチェックされて本当に嫌だった。

A　わたしは刑務所には入らなかったけど,クスリがないと生きられなかったのはみんなと同じだったし,どうやって捕まらないでクスリを使うかってことばかり考えてた。男のことで生活もぐちゃぐちゃになってたけど,生活はしなくちゃいけない。それなのに世の中の仕組みを全然わかってなかった。だから生きていくための最低限の知識を誰かに教えてほしかった。それは刑務所に入ってても同じなんじゃない?

B　そうそう,刑務所にいると,規則で決められたこと以外にできることが何もなかった。クスリのことで刑務所に入っても,人生をやりなおさないといけないし,子どもと生活していくことにもなるのに。だから子どもと文通できる方法だけでも教えてもらっていたら,出所するときの気持ちもずいぶん違ってたかも。刑務所にいても,少しだけでいいから子育てができるといいのになぁ……

C　わたしは刑務所にいたとき,ずっと自分のことや迷惑をかけた親のことばかり考えてた。刑務所生活はかなり真面目に送ってたつもりで,刑務所での生活をがんばればがんばるほど自分が変わったように思ってたけど,いざ外に出てみたら,びっくりするくらい自分が何もできなかったことに気づいたんだよね……

E　刑務所に入ってからクスリはやめていたけど,身体のことはずっと心配だった。それまでずっと自分の病んでいる部分をどうしたらいいかわからなくて,クスリを使って興奮状態のままで何十年も生きていたから……

上岡　そうだね,自分とつきあっていくのって本当に大変だからね。身体のメンテナンスも自分と上手につきあうことのひとつだけど,早寝早起きをするとか,そういう基本的なことから身体のメンテナンスは始まるし,自分とのつきあい方もそこから始まるのかもしれない。

E　うーん,なんか鼻がふがふがする〜。

上岡　なにそれ?(笑) ところでさ,刑務所に入るとクリーンになって帰ってくるっていうイメージが本人にも他人にもあるような気がするんだけど,そういう「つくられたストーリー」みたいなものって,みんなはどう思う?

B　今はそんなの幻想だってわかるけど,刑務所にいるときはそういうストーリーを信じてた。でも,外の世界の情報が遮断される刑務所のなかでこそ,回復のためには何ができるのかっていう本当のことを知りたいよ。

上岡　つまりそれって……仲間の言葉だよね。どこかで誰かが勝手につくりあげたストーリーじゃなくて,先行く仲間たちが経験のなかから紡いでくれた言葉が,きっとわたしたちを救ってくれるんだよ。

*

五十公野　ここまで出てきたアイデアをもう一度まとめてみるよ。刑務所に入って犯罪者と思えるかどうかっていう意見が出たけど,こういう自覚って環境によって違ってくる部分もありそう。たとえば自分の家族にヤク中がいると,刑務所から出所してきても「出所してくるの早かったね」とかで終わる。これじゃ犯罪者の自覚は生まれないし,回復への道は険しいよね。

上岡　「刑務官の女性像がおかしい」というのはなかなかおもしろかったけど，ちゃんとした立派な男性がいたらいいのにっていう家族像がすでに歪んでいるよ。それって自分の問題を手放して他人に責任をかぶってもらおうっていう発想だけどさ，本当に大切なのって経済的にも心情的にも自立することだから。ある意味でそれも家族像の「勘違い」だけど，子育てのことでも「勘違い」が起こっているみたいだね。毎日自分の身の回りのことができているから子育てもできるっていう「勘違い」。

E　子育てを美化しているし，そもそも子どもを美化しているところもありそう。自分が突然刑務所に入って子どもにひどいことをしていたのもすっかり忘れて，出所したら子どもと楽しく暮らしたいという妄想で気を紛らわせている。

B　刑務所の生活がどん底だから，「ここから子どもといっしょに暮らすようになれば，どんどん良くなる」という思いしかないけど，現実はそうはいかない。想像しているより子育てはむずかしいよ。

上岡　本人としては刑務所のなかでまじめに生活していたから「どん底は脱した」なんて思ってるかもしれないけど，ようやく刑務所を出所しただけだから，まわりから見たら，まだまだどん底は続いているようにしか見えないのかもしれない。

C　そういう「勘違い」が始まるのは，刑務所に入ると情報もないから「外の世界」についていけないっていうことにも関係がありそう。

D　1回目の入所と2回目の入所は違うな。1回目は何度も懲罰房に入れられたんだけど，収容されている日数も長いし，トイレの穴があるだけで，環境は最悪だった。自分が動物みたいに扱われているのが本当に嫌だった。あの頃，最後のほうは紙食ったりして，ほんとに頭がおかしくなってた……

五十公野　出版社の人が笑っていいのかどうかわかんなくて微妙な顔してるよ（笑）。でもさ，入所者はもっと知りたいことがあるのに，そんなふうにただ閉じこめているだけで，刑務所は何やってるんだ……なんかムカついてきた！（笑）刑務所はわたしたち薬物依存症者が病気なんだってわかってほしい。わたしたちは「普通」がわからないし「普通の生活」ができないことを支えてほしい。

A　問題を抱えているから入所しているのに，刑務所ではまったくケアされない現実があるよね……あ，たしかにムカついてきた！（笑）

E　やっぱり母親と子どもが会える場をつくってほしいし，定期的に子どもの姿や声を確かめる機会を増やしてほしい。出所して突然会って驚くのは親だけじゃなくて，子どもだってそうだから。私は裁判で説教されたんだけど，男が叱られることはなくて，あれってジェンダー問題だよね。思い切って「これって差別ですよね」って裁判官に聞いてみたら，裁判長に「これは区別です」って言われたけど（笑）。

上岡　まあ刑務所は100年変わってないからねぇ……気長に訴えていこう。

B　刑務所のなかで自分の頭が「ドリーム状態」になってるだけで，出所後の生活のことを誰にも一度も相談できないって何なの？　刑務所にいたまま児童相談所に相談できたりもしたのに……刑務所のなかで何も指導されないし相談もできないまま出所することになるデメリットは大きいよ。出所前に子どもと会って話せたりしていたら，もっとたくましくなれてたかもしれないのに。刑務所では障害者手帳のことも教えてくれなかったし，もちろん障害者手帳の申請もできないままだったから，出所後の都営住宅の申込はかなり難しかったし……

上岡　出所してからの生活や子育てが相当大変なものになるってことを刑務所ではみんなまったく考えていないよね。刑務所の内と外が完全に断絶してる。

五十公野　ジェンダー問題に関連することだけど，刑務所内で受けさせられる教育プログラムも役

に立たないし，男目線でつくられてる。

上岡 うーん，そこは教育プログラムそのものの問題っていうより，きっとファシリテーターが下手なんだよ。本来は教育プログラムのテーマをもとに分かち合いを繰り返して，そのテーマを飛び越えて話題を広げていかなくちゃいけないんだけど，それがうまくできるファシリテーターは少ない。当事者研究ってみんなでフラットにテーマについて相談する雰囲気があるけど，実際の教育プログラムはそこからは程遠いよね。

五十公野 私のファシリテーションの経験からいうと，その場のミーティングの「流れ」に任せておくとうまくいくっていう感覚はあるな。

上岡 そうそう，ファシリテーターがメンバーをコントロールしようとするのはもう本当に最悪。その場の「流れ」に任せておくとグループは結構うまくいく。

*

上岡 ここまで1時間くらいミーティングをやってみたけど，大切で切実なテーマが揃ってきたね。みんなで当事者研究を繰り返してきたから，アイデアもKJ法で次々に出てくるし，その後のカテゴリー分けもスムーズだし。じゃあ今日はこのくらいにしようか。みんな，今日はありがとう。

当事者研究アフターミーティング

刑務所生活と「生活の知恵」

　薬物を使って刑務所で服役すると，当然といえば当然だけど刑務所のルールに合わせて「本音」と「建前」を分けないといけなくなる。そこで犠牲になるのはもちろん「本音」のほう。「刑務所内でも正直に話せるミーティングが必要」だっていうメンバーの意見は切実で，ひとたび刑務所を出たら本当に厳しい社会生活が待っているのに，それに，そもそも薬物依存症の女性のなかには刑務所に入る前から生活が立ち行かなくなっている人もいるのに，隔絶された環境のなかで正直に悩みを語り合うこともできないし，出所後の「生活の知恵」を一切教育されないという現実がある。刑務所にいたときに犯罪者という自覚がなかったというメンバーの声は，もちろん褒められたものではないけれど，隔離空間のなかでは社会からどのようなラベリングをされているかなんて気づきようもない。かといって刑務所で模範的な生活を送っていればいいかというと，「刑務所に入ってきちんと生活しているだけでクリーンになって帰ってくる」という認知の「誤作動」が待っている。だからこそ刑務所内と刑務所外をシームレスにつなぐための「生活の知恵」の教育や共有は，彼女たち当事者の率直な声でもある。

　先行く仲間として刑務所にいる仲間たちに伝えたいことをパンフレットにまとめる今回の計画は，この望ましくない現実を少しでも改善したいという思いから始まったもので，仲間から仲間へと伝えられる言葉を通じて，まず「覚醒剤以外の世界がある」というメッセージを贈りたい……それが私たちのささやかな希望と願い。そして住居問題や金銭問題など出所後に押し寄せる課題を乗り越えていくための「生活の知恵」を伝えて，社会へとソフトランディングしていくために，後から来る仲間たちの背中をそっと押してあげたい。

自立と子育ての「ジェンダー問題」

　刑務所を出所することは「終わり」ではなく「始まり」，つまり長く続くその後の人生が始まることを意味している。それなのに，刑務所で過ごしてクリーンになったときの身体の使い方がわからない，刑務所生活が順調であればあるほど自分が「柔軟な発想」をもっていると勘違いを繰り返すのが依存症者。この「勘違い」が鮮明に浮かび上がってくるのが子育てで，本当は不自由で不器用な自分を棚上げして，刑務所生活がこなせていると子育ても簡単だと錯覚する「子育てドリーム」に浸ってしまう。子どもと面会もできず，まして出所後の子育ての相談もできない刑務所では，刑務所の

生活が「どん底」だから子育てをすれば生活は向上するという勘違いに歯止めがきかない。

　もちろん，すべての依存症者が子育て問題に思い悩むわけじゃない。とりわけ女性依存症者にその比重が傾くし，男性依存症者には見られない特徴のひとつだろうね。女性依存症者にとって出所後の経済的社会的自立と子育てが大きなテーマになるのに比べて，男性依存症者に同様の傾向は見られない。自立と子育てを全うしようとする女性依存症者を取り巻く状況は決して楽なものじゃない。それでも，この困難な課題をなんとかクリアしてきた仲間たちの言葉が，前へ一歩踏み出そうとする当事者たちを包んでくれるんだと思う。

当事者研究の「効能」

　当事者研究は決して最初からうまくいくものじゃない。積み重ねられた経験が，当事者研究に深みを与えてくれる。即効性ではなく，「後からじんわり効いてくる」のが当事者研究。そしてなにより，人と出会うチャンスを与えてくれるのが当事者研究。当事者研究がここに至るまで深化するには，ファシリーテーターの腕が物を言うんだと思う。一番大切なことはファシリテーター自身がみんなの話を楽しんで興味をもつこと。みんなの話のおもしろい部分を拾っていく姿勢があれば，どんなにひどい体験でも，笑いに替えて客観視することができるし，社会の多数派の価値観との「ズレ」をみんなで分かち合える。「ズレ」がわかれば自分がマイノリティだって自覚も生まれてくる。

　そのためにも大事にしたいのは，みんなでフラットに決められたテーマを話し合う独特の「雰囲気」を醸し出すこと，その日のミーティングの「流れ」に任せること，たとえ既成の教育プログラムでも当初のテーマを飛び越えて話題を広げていくこと。そして，ミーティングをコントロールするのではなく，今まさにグループを動かしている瞬間をとらえて，自然発生的なグループのうねりに身を委ねること。

　どこかで誰かが勝手につくりあげたストーリーじゃなくて，先行く仲間たちが経験のなかから紡いでくれた言葉が，きっとわたしたちを救ってくれる。誰から発せられた言葉よりも強いメンバーたちの言葉は，メンバーを導く福音になっていくんだと思う。

統合失調症の当事者研究

国立病院機構花巻病院
中嶋正人

はじめに

　幻覚妄想など統合失調症症状と，疾病罹患の認識に係る医療スタッフとの二次的な軋轢から，夜明けのみえない状況にある決して少なくない統合失調症当事者の方々と，統合失調症の疾病特性と治療構造が根源的に含む要因により，図らずも生じた治療中断や治療早期導入の困難に悩む医療スタッフにとって，当事者研究が統合失調症治療に幅広く活用され朗報となることを願い，この稿を提示する。なお，この報告は個人で行った考察であり，当事者研究を応用した精神科医療を必ずしも代表するものではないことを明記しておく。

花巻病院医療観察法病棟における当事者研究手法を応用した治療の実施

　医療観察法施行に伴い平成17（2005）年10月，国立病院機構花巻病院に医療観察法病棟が開棟した。医療観察法医療は多職種チーム医療であり，筆者はチームに医師として参加する経験を得た。そうして，臨床心理士，作業療法士，精神保健福祉士，看護師，医師などで構成される精神科多職種チームで心理社会的治療プログラムの開発と運営を開始した。医療観察法病棟には，精神障碍のために重大な他害行為を行い裁判で法処遇が決定した対象者が入院し，主病名の8割以上を統合失調症が占めている。精神障碍に対する治療継続必要性の認識を深めると同時に再他害行為を抑止する必要があり，心理社会的治療プログラムの精度と実効性を高める責務が課せられている。統合失調症は疾患特性から疾病罹患の認識を持ち難く，そのため治療の導入と継続に困難を生じることが多い。我々もしばしばその暗礁に乗り上げ，そのつど苦悩し工夫を重ねてきた。この状況で，さまざまな幸運な出会いが重なり，当事者研究手法を応用した治療アプローチを平成26（2014）年12月に開始することができた。治療の進展に難渋した方々を主な対象としてこの試みを進めた。

自身の課題に「きづき」「うけいれる」困難と心理的「外在化」

　精神科医療の臨床現場において，これまで治療進捗の困難を数多く経験した。そしてその一部は薬剤など，治療の純粋な限界ではなく，同時に抱えている〈罹病や治療必要性に対する「きづき」と「うけいれ」の困難〉であることがわかった。精神科疾患に限らず，人は自身の課題に「きづき」「うけいれる」ことが困難である。さらに思量を重ね，心理的「外在化」が「きづき」と「うけいれ」を促進すると考えるに至った。例えば，研修医は一流の医師をめざし研鑽を積む時期であるが，対面的直線的な指導を受けると，「否定される」「責められる」という想いから，自身の課題の「きづき」「うけいれ」が困難になりがちである。そこで，課題が含まれる医学知識領域へ，課題の心理的「外在化」を行い，対面的でなく，縁側になら

び一緒に庭の紫陽花を眺める如き心理的スタンスで、外在化した医学知識を一緒に閲覧するところから始めると、「否定される」「責められる」という想いを生まず、課題の「きづき」「うけいれ」の向上を図ることができる。対立的手法では、本質的な目標である「自身の課題をうけいれ医師として向上する」という果実は得られ難い。そうして出逢った当事者研究は、その名の如く研究構造をとることで、幻覚妄想が研究対象として心理的に「外在化」される感嘆すべき卓越した手法であった。さらに、当事者が中心を為すムーブメントであるため、治療参加に対する障壁も非常に少ない。

統合失調症における「いわゆる病識」に係る課題

人は誰しも、病気と言われるのも病気を認めるのも嫌である。殊に精神科疾患の場合、社会から差別され疎外される怖れからその想いが強い。国際的に用いられている操作的診断ガイドラインICD-10には統合失調症について次の記載がある。「症状を、**診断上特別な重要性をもち**、しばしば同時に生じるものとして、以下のようなグループに分けると有用である」。そして（b）グループとして以下を挙げている。「**支配される、影響される、あるいは抵抗できないという妄想**で、身体や四肢の運動や特定の思考、行動あるいは感覚に関するものである」。つまり疾病特性により「自らの体験が疾病症状であり現実ではない」という正しい認識を持ち難いのである。我々医療者は日常業務に追われ、残念ながらこの事実を失念しがちである。

次に精神科医療に携わるスタッフの視点で捉えてみる。統合失調症の従来の心理社会的治療を機械的に並べると次の順序になる。①患者さんが疾病罹患と疾病症状に対し正しい認識を持てているか査定する、②正しい認識を持てていなければ修正する、③治療を導入維持する。真面目で几帳面な医療スタッフほど、この順序を崩さず熱心に行おうとする。こうして、②に関し患者さんと対立構造になる多くの医療機関のスタッフは責められるべきではない。この対立構造はその医療者の個人要因ではなく、統合失調症の疾病特性と治療構造に内在する要因が複合し発現したものである。統合失調症治療で臨床的に最優先にすべきは「早期に、症状の固定が進まない内に症状を改善すること」、そして「再発エピソードを繰り返さず幻覚妄想の累積を防ぎ、疾病による日常生活能力や社会生活能力への侵蝕をできるだけ少なくし、より良い人生の質を確保すること」である。そのため、できるだけ早期に治療を導入し維持することが大切である。そしてそれは、治療を本人が受け入れなければ成立しない。つまり、困難になっている「疾病罹患の正しい認識への修正」にこだわり、対立構造を強め、本人の治療の受け入れを支障するのは避けるべきである。

事例経過にみられた心理過程について考察し視覚化を試みる

人間が根源的に有する不安や怖れは，心の中に存在し未だ整理されていない「幻覚妄想のイメージ」をリアルサイズから膨張させ，いつの間にか巨大で困難なものに感じさせる。そして幻覚妄想と対峙することで，心がとげやよろいに覆われ，さらに幻覚妄想を抱えていると「責められる」「否定される」という思いから心理的な防御バリアーが生じる（図1）。その状況で，当事者に対し，幻覚妄想に関するアプローチを行っても跳ね返される（図2）。そこで，幻覚妄想を研究対象にすることで心理的な「外在化」を図る。スタッフのアプローチは，当事者でなく外在化した研究対象に向かうため，「責められる」怖れから生じた心理的な防御バリアーは必要なくなる（図3）。外在化した幻覚妄想に直面し，スタッフに説明するために言語を用いて整理すると，幻覚妄想のリアルサイズに「きづく」ことができ，不安や怖れからいつの間にか巨大で困難と感じていた「幻覚妄想のイメージ」を縮小することができる（図4）。そうしてスタッフと共に研究する過程で，それまでひとりで抱えてきたつらい体験も共有され，共感を受け関係が構築され，治療参加が促進される。幻覚妄想イメージの縮小に伴い，疾病罹患の認知もより「うけいれ」やすくなる。また幻覚妄想イメージが縮小すると，幻覚妄想に敵対する必要から生じた心のとげやよろいも縮小し，外界に対する心の「戦闘モード」が解除され，妄想世界だけでなく現実世界でも攻撃性が減り協調性を発揮できる（図5）。

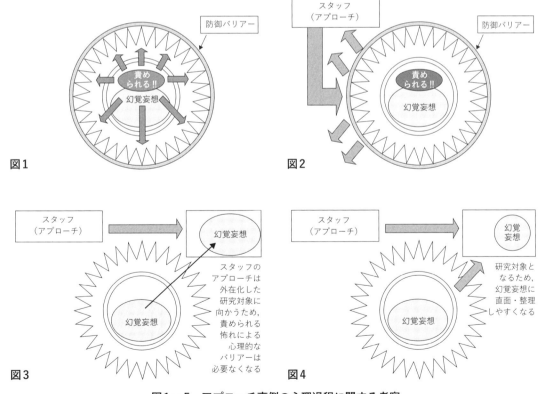

図1～5　アプローチ事例の心理過程に関する考察

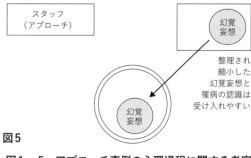

図5

図1〜5　アプローチ事例の心理過程に関する考察
（つづき）

結　語

　当事者研究手法を応用した治療により添い，みえてきた心理過程の特徴は〈研究構造をとることで，当事者が抱えている幻覚妄想が心理的に「外在化」された〉ことである。それまで当事者に向いていた医療スタッフのアプローチは外在化された研究対象に向かい，当事者は「先行する研究者として，ともに研究を進める医療スタッフに，これまでの体験を説明し教える役割」となる。「幻覚妄想に対する誤った認知に修正をしいられ，受け入れたり・あらがったり・対立する役割」から「役割の変換」が起きるのである。同時に，より添う医療スタッフの役割も変わり，研究対象である幻覚妄想体験について，先行する研究者である当事者から教えていただく姿勢を自然にとることができる。統合失調症の心理社会的治療を熱心に真面目に順序立てて進めようとするあまり，熱心に対立構造を生じ，悩み苦しまなくてもよくなるのである。そして医療スタッフに体験を教える際，それまでひとりで抱えてきたつらい想いも共有され，共感を受けることで関係構築が進む。関係構築が進むとより添う医療スタッフの言葉も届きやすくなり，妄想に対する認知がより適切に変わりはじめ，妄想への対処も社会的で適切なものへと変化する。その結果，より適応的な生き方となり，人生がもっとしあわせになる。当事者研究手法を応用した統合失調症治療アプローチを用いると，「良好な関係」と「対話の成立」がもたらされ，統合失調症治療で重要な「治療の早期導入と維持」の確立に向かい前進できる（図6）。

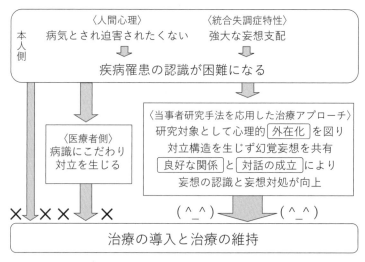

図6　当事者研究手法を応用した治療アプローチの効用

双極性障害の当事者研究

作家
坂口恭平

　僕は双極性障害II型であると診断を受けているのだが，最近ではこれが病なのかどうかわからない。障害なのかどうかもわからない。

　もちろん，苦しんでいるときは，これは病に違いない，と思う。早くこの苦しみから逃れたいと。なんでこんなことになっているのかといらいらし，自分の何が悪いのかと八つ当たりしてしまう。そのうち，八つ当たりする自信もなくなり，自分の中であらゆるものが，細かいことまで，すべてががらがらと崩れ落ちていって，時間が経つのも気が遠く感じられ，この時間とこれからもずっと一緒に生きていくのかと思うと，頭が真っ白になる。それならば，体を横にしていればいいのだが，横にしていても，脳みその動きは止まることなく，むしろ，健やかなとき以上に働いているのではないかと思えるほど，運動を続けている。これが同じ場所を，ニュートラルのまま，アクセルは全開で突っ走っている。しかも，あらゆる細かいすべてのことに対し否定的，絶望的に感じてしまう思考回路であり，さらにはその回路は円周が短いので，何度も何度も自分は駄目だ駄目だ駄目だと言い続け，僕は頭を叩いて，どうにかその思考回路に入り込んでしまった，パチンコ玉みたいな自分を外に放り出そうとするが，ただ痛いだけだ。

　こうなると，もう体が動かなくなっている。

　横にもなれないが，倒れるしかない。パソコンで「躁鬱病・克服」とかで検索をはじめている。解決法などないのである。ゆっくりすること，とかしか書いていない。もちろん，体を動かすのを諦めて，ゆっくり天井でも見ながら「ちょっと無理しすぎたかな」とか思って休養できるのならしてみたい。しかし，それがまったくできないのである。エネルギーの法則なのか，なんなのか，僕の頭はこれまでになく，ヒートアップしているのである。

　これは死ぬしかない，もうこんな生活は嫌だ。1日が3，4日くらいに感じられる。時間が経ってくれない。勝手に路線変更された短い円形の思考回路では一個のパチンコ玉の僕がデッドヒート中。寿命で死ねるなら今すぐ死にたい。そう思う。あらゆる自信がない。足を動かすのも，自信によって成り立っているのかもしれないと思う。歯を磨くことを一生しなければいけないと思うと，それだけで滅入ってしまう。

　「何もそこまで厳しく言わないでいいのに」と妻は言う。そりゃ僕も言いたくない。それでも脳みそが止まってくれないのだ。家族と話してもなかなか難しい。妻は気丈な人だが，それでも深刻にならないわけではない。僕は部屋にこもってしまう。こうなると子どもも緊張してしまう。申し訳ない。でも子どもの高い声が聞こえるだけで頭ががんがんする。しかし，こもってしまうと，思考回路の円周はますます短くなっていく。壁が迫っ

てきているように感じる。

　これはやばいと思って，部屋を出る。しかし，妻は夕食の準備。子どもたちは遊ぶのに必死である。僕はかまってあげることができない。ゆっくり食事をすることすらできない。むしろ，食欲はない。台所で，僕はうろうろと歩き回りながら，あー，あー，と言う。部屋から出てくると，子どもたちは元気になったと思って近づいてくる。ごめん，パパは何もできません。許してください。子どもたちもどうにか治そうとしてくれての行動だろう。しかし，危ない状態になっている僕は，そういう人の小さな優しさみたいなものに気づくことができていない。

　それでもこもっているよりもいいかもしれない。そこで考えた。一緒にいつつ，それでも僕が楽でいられる方法はないものか。

　マッサージ。そうだ。僕はマッサージを受けるのが好きだ。

　「今，何かしてあげることはできないが，それでも何かしてもらえるんだったら，一緒にいられるかもしれない。何かしてくれ。マッサージをしてほしい」

　僕は，家族にそう伝えた。ほいさっ。妻と娘（8）と息子（3）はすぐに布団を敷いてくれ，僕はそこにうつ伏せでばたんと倒れた。娘が足の裏を踏み，息子は遊んでいるようだが，それでもふくらはぎ付近を踏んではツッコけたりしている。枕元に座り，妻は頭から首，肩にかけてをゆっくり揉んでくれた。

　不思議なことに，マッサージを受けている間，思考回路の絶望レースがしばらく静かになった。ピットインしているのかもしれない。何も解決はしていないが，それでもあの恐ろしい時間が伸び続ける状態を緩和することはできているかもしれない。

　「なんか少しだけ楽になったかも」

　僕はみんなに伝えた。すると，妻が言った。

　「ヒサコちゃんに電話でもしてみたら？」

　ヒサコとは，僕の友人である本屋の店主である。きついときには誰にも電話なんかかけることはできないのだが，ヒサコは僕のこの絶望状態をあんまり悪いものとは思っておらず「死ぬくらいなら電話しなよ」といつも言ってくれる。僕は自分で「いのっちの電話」と名付けたライフラインを開設している（僕がいつも使っている携帯電話番号090-8106-4666をwikipediaに掲載している）のだが，僕自身は調子が悪いと誰にも電話をかけることができず，ヒサコは言ってみれば僕にとっての命の電話である。そこで一本の電話をかけてみた。

　「頭の中が砂漠なんだよ」

　僕はヒサコにそう言った。ヒサコは興味深そうな声を出した。

　「頭の中が砂漠って状態，経験したことないんだけど，どういう状態なの？」

　そういう切り返しがくるとはまったく想像していなかった。

　とにかくきついこの状態を，まったく平和な状態にうっちゃりたい。それがこの思考回路にはまりこんでいるときのいつもの心情である。元気な状態がいい，そして，この絶望的な状態は悪いわけである。しかし，何か自分の中で変化があった。もちろんきついことは変わらない。それでも，自分の中で少しだけ見方が変化した。隙間を見つけ

たような気がした。

「どういう状態って，砂漠なんだよ。とにかく空っぽで，何にもない」

「砂漠は一部分だけじゃないの？　ずっと砂漠？」

ヒサコはどうでもいいようなことを聞いてくる。そういうことじゃない。僕が今求めているのは，この状態からの脱出であって，この状態の報告をしたいわけじゃない。見方が変われば，少しだけ楽にはなるが，波があり，次の瞬間には，また絶望レースがはじまってしまう。それでも話をしているわけで，僕はどうにかその砂漠へと目を向けた。

「どこまでも広がってる。ずっと砂。もうここがどこだかわからないし，頭の中の状態だから，自分のことなはずなのに，見てるだけでホームシックにかかって途方にくれちゃうよ」

「そりゃ大変だ。でも，それ見えてるってことでしょ？」

ヒサコはまた変なことを聞いてきた。

「見えてる。見えてるどころか，それしかないよ」

「気になる，気になる。それ書いてみてよ」

書いてみる？

僕はあっけに取られた。今まで，きついときは確かに書いてきた。しかし，そのときは「きつい」と書いてきた。自分の感情を書いてきたのである。ところが，その感情は本当の感情なのかどうも怪しいところがある。なぜならば，調子が戻ったときに書いたものを読み返してみても，自分がそんなことを感じていたのかと信じられないことが多かった。どうやら感情がまったく繋がっていないのである。なにか行動したことの記憶はあるが，感情の記憶が繋がっていないような気がする。それで最近は書いても仕方がないなと思うようになっていた。それでもきついのは変わらない。どこかで出さないと爆発しそうになっている。僕はヒサコの助言をそのまま受け入れて，信頼できない感情は置いといて，目には見えていないが，頭に浮かんでいる砂漠のことを書いてみることにした。

2015年12月24日苦しみすぎて書かざるをえず執筆開始。直感無し。自宅にて。

砂漠には時折，気まぐれな風が吹いた。その風がどこからきたのか誰も知らなかった。そもそも誰もそこにはいなかった。人間がいなくなってかなり月日が経っていた。また風が吹いた。砂は退屈そうにまたがると，地表の上すれすれを回転しながら流れていく。移動した先でまた出会いがあればいい。砂は常に移動した先で家族とは言えないまでも，集団を形成していた。水分も何もない。しかし，砂は何一つ困ることがなかった。人間は困っていた。みな水を求めて争っていた。そんな気配がまだ残っている。残骸が地中に眠っている。もやの向こうから光がさしているはずだ。しかし，一向に地表に届かない。時間は停滞していた。忘れられたような場所がそこにある。それでも砂は時折，移動していた。そして，街を渡り歩いていた。集団は山をつくることもあった。山の頂上から見える景色は異様だった。濃い灰色のベルトが周囲を囲んでいる。私たちは贅肉なのかとすら思えた。何かの内部に入り込んでいるようだったのだ。風が吹いていたのに。あくまでも外にいた。光のせいかもしれない。砂は時折，私，とつい口にしそうになった。風がそれを横目で見ている。お前はどこから来たのか。一言も発しない風は，

ただ吹くだけだった。何にもない。それが砂漠だ。しかし，ここではいろんなことが起こっていた。いろんな生き物も生活していた。よく見かけたのはトカゲだ。この茶色のトカゲは，何も食べないので不思議に思っていたのだが，どうやら最近では空気を食べるともっぱらの噂になっている。空気を食べることができるのであれば，もうあとは何の問題もなさそうだ。しかし，それは美味しいのか。夕食を食べながら，私たちはよくトカゲの話題で持ちきりになった。

こんな文章が出てきた。何も考えずに，ただ目をつむって浮かんでいる風景を書いてみた。はじめはぼんやりとしていたが，書き進めていくと，少しずつ像が出てくる。力を抜くと，また「きつい」と思ってしまう感情に引っ張られそうになるが，そこをどうにか踏ん張って，写生するように書いていく。書いたあと読み返しても，自分にさえよくわからないのだが，興味深いのは，よくわからないものが，自分の中にあるということだった。もしかして，僕はこのようなわからないものを，ついつい自分が知っている言葉に置き換えて「きつい」と思っていたのかもしれない。そんなことを考えた。

本を書くとか，何を書くとか，そういうものとは別の方法で，僕は初めて書いたかもしれない。これまでは自分の考え方を文字にしようとしてきたが，このやり方はまったく違う。外側の情報は一切見ない。目を使わない。内側にも風景は広がっていて，それは幻でもなんでもなく，ちゃんと存在しているものなのだろう。書くという行為は，むしろ，この内側に広がっている風景を，現実の中にあらわすための通路のようなものなのかもしれない，などと考えた。

そう考えると，僕が調子の良し悪しで体の機能が変化するのもよくわかる。まずは目の見え方が変わる。調子が良いときは，輪郭線もはっきり見えるし，色の微妙な違いも感じ取ることができるが，調子が悪くなると，全体的に灰色がかっていて，輪郭もぼんやりとしてしまう。そのかわり調子が悪いとき，内側の砂漠の景色ははっきりと見えるのである。調子が良いとき，僕は内側の世界など見ようとも思っていないようだ。常に外向きの行動を取る。

人に会えなくなるのも，会う必要がないということなのだろう。どうせ調子が良くなれば，また外に出て人に会いたくなるのだ。調子が悪いときは，しっかり内側の世界を旅すればいい。前よりもそう自覚しながら思うようになった。

砂漠の原稿を書きはじめて5日後，僕は「現実宿り」というタイトルを思いつき，それとともに鬱が明けた。5日間かけてトンネルを掘ったような気がした。『現実宿り』はその後，3カ月1日10枚ペースで原稿を書き進め，800枚行ったところで今回見えた風景のすべてを書き終えた気がしたので，脱稿し，昨年の秋，出版された。

この本を書いて以降も，別に症状が改善されたわけでもなんでもない。もちろん調子の良いときもあれば，悪くて寝込むときもある。しかし，何かが変わったような気がしている。「きつい」と感じているときの自分の体に興味を持ちはじめた。今まではできるだけ避けたい時間だったのだが，それが少しずつ変化している。自分の感情に引っ張られたら，やはり絶望的な状態になってしまうが，自分のことを考えないでいると，それは何かに反応している機械みたいに見えてくる。そこには，まったく別の世界が広がっているようだ。外側を見るような気持ちで，ときには，しっかりと内側も見てみようじゃないか，という考え方に変化している。内側の世界だって隅々まで歩いてみよう，と。内側を歩くためにはどうするか。それが書くことなのではないかと思う。

そう考えると，感情とは，外側の世界を見たり，歩いたりするためのものかもしれない。感情とは内側のものだと思っていたが，そうじゃないのかもしれないと思った。このへんはまだぼんやりとしている。

　外側の世界で一緒に散歩したり，話をしたりするのと同じくらい内側の伝達だって大事なことだ。寝込んだときは，頭にヘッドランプつけて，つるはし持ってる気分で，ペンを持つ。いろんな歩き方があっていいと思う。新しい風景は新しい歩き方によって生まれるはずだ。

発達倶楽部の当事者研究

特定非営利活動法人リカバリー
発達倶楽部 & 大嶋栄子

"はったつ"という惑星(ほし)の人たち

　NPO法人リカバリーは，北海道札幌市で，さまざまな被害体験を背景にもつ女性の支援を行っている。2002年に開設し2004年にNPOとして認証されたが，現在は「障害者総合支援法」に基づく4つの事業所を運営する傍ら，専門職や市民に向けたメンタルヘルスに関する研修を企画するなど，女性が安全に暮らせる社会づくりを法人のミッションとして掲げている。

　開設から2010年頃までは，暴力被害の傷みを自己治療する目的で，アルコールや薬物使用に依存する"アディクション"問題を抱える人たちの利用が多かった。しかし彼女たちの物質使用が止まり数年経過するなかで，私たちスタッフは，"アルコールや薬物使用が止まっているのに社会へと送り出せない"彼女たちが抱える，不思議な困難にぶつかるようになった。同時にこの頃から利用者がより若年となり，多くが学校生活を早期に離脱しその後引き籠るか，家族の暴力から離れて生活する人が増えた。人との接触が苦手で，スマートフォンのゲームや音楽など自分の"閉じた"世界にいる時間が長い。軽度の知的障害を併せ持つ場合もあるが，多くは一見するとどこにでもいるような若者で，精神的不調の内容としては漠然とした不安感，対人緊張の高さ，浅い眠りなどを主訴に通院するが，就労を自分には高いハードルと捉えていた。

　2005年より通所型事業所にて当事者研究を行ってきたが，近年，自分の苦労に伴う自己開示へのためらいや，参加メンバーのフィードバック（反応）を怖がるという従来の傾向とは異なる，「日本語がうまく通じていない」感覚にファシリテーター自身が遭遇するようになった。同じ言葉をしゃべっているようだが，その意味世界や文脈にズレを感じる。「そうそう」と相槌を打っていたら最後は全く違う話になって驚いたり，またあるときは，話がどうも噛み合わないと思ったら，すでに移ってしまった話題について話を続けるメンバーがいて，2つの研究テーマがグループのなかで錯綜するといった場面もあった。そしてニキ・リンコさんの書籍などを通じて，私たちはこうしたズレの多くがいわゆる発達障害の特性と深く関わるものではないかと考えるようになった[註1]。

　私たちは地球という惑星(ほし)で生きているが，この惑星には，姿形や言葉などが共通であっても，見え方や聞こえ方，情報処理の仕方や発信方法などが異なる仕様である"はったつ"という惑星(ほし)の人たちも生きている。私たちのほうが今のところ数的には多い（多数派）ので，社会の仕組みはそちらに合わせてできているが，"はったつ"の惑星(ほし)の人には不便なことも多い。そして同じ"はったつ"の惑星(ほし)にもいろいろ多様な人たちがいることがわかってきた。そこで，それまで一緒に行ってきた当事者研究を，進め方を変えるなどして2016年から「発達倶楽部」と命名し，別グループとしてスタートすることになった。発達倶楽部が目指しているのは，当事者研究を通じて「私たちってこん

な風になっている」と自分への理解を深めること，そして「同じ"はったつ"でも，一人一人が違う」ことを受け容れること，そして何より「わいわいガヤガヤ楽しく研究」することである。現在の参加メンバーは7～8名。全員が成人に達してから診断を受けており精神疾患を抱えている。なおメンバーの平均年齢は27歳である。

その場の言葉を大切に，まとめはしない，情報量は少なめに

実は「発達倶楽部」がスタートするさらに1年半前から，自分のことを相手に伝える・理解してもらうことへの苦労を抱えるメンバー数人と，書籍の輪読を始めていた。当事者研究というより，本の読み合わせをしながら感じたことを自由に話すという時間だった。このときに気づいたこと，またこれまでの当事者研究とあえて別にすることの利点を検討したうえで，進め方は以下の3点を心がけることにした。

その場の言葉を大切に

メンバーたちは研究への関心が高く，「大変だ～」と言いながらも発見や仲間との分かち合いを楽しんでいる。しかしこのプロセスは"言語"を通じて行われる。この"言葉にする"ことが，メンバーにとっては楽しみであると同時に大きなハードルにもなる。共感にせよ違和感にせよ，感じていることがあってもどのような言葉で表すかが難しい。「それってどういうこと？」と，もう少し説明を求められる場面もある。その場で交わされている考え・思い・対応策などを理解し，咀嚼したうえで自分もその会話に参加していくという一連の言語活動が相当な負担にもなっていく。

さらに，メンバーの言葉は文脈とは関係なく「浮上」してくることがある。その人のタイミングで，その人の言語野において整ったときに発せられる言葉は，そのときに交差する会話群とは合致しないことも多い。その場合にはグループが一旦そこで停止し，状況を共有する。そしてその言葉の前後にどのような体験や思いが，どのような文脈でつながるのか，ゆっくり「問い返し」を重ねることを通じメンバー全員で共有する。メンバーのなかには，自分の感性と異なる言葉遣いを厳しく注意されてきた経験をしたり，家族のなかにも会話がほとんどなかったりするなど，言語をめぐるネガティヴな経験を重ねてきた人が多く，異なる苦労が重なっている。

加えて自分に起こっている現象を，どのように言葉にすれば伝わるかを理解するのが難しいとメンバーたちは言う。話したときに相手が自分を理解しようとしない態度でいると，話したこと自体を否定されたように感じてしまう。また，伝わっていないと感じても，「わかったよ」と言われると，自分が伝わっていないと感じていることと相手の「わかった」という言葉のちぐはぐさに戸惑う。「発達倶楽部」ではメンバーそれぞれが，自分に起こっていることは独特で，他者に理解してもらうことが難しいという共通の苦労を抱えている。そのため可能な限り，その場で発せられる言葉を大切に取り扱うことを心がけている。

まとめはしない

これまで研究で発見されたことは，できる限りパワポにまとめて発表するようにしてきた。そのプロセスを通じて，改めて研究における発見を自分に引き寄せることが可能になる。しかし「発達倶楽部」ではこれを行わない。毎回の様子を録音して，簡単な記録を取っておくだけだ。

"はったつ"とは小さな惑星群のようだ。同じ困難でも表現方法が実に多様で，だからこそ苦労するのだが，それでも小さな同じを見つけて安堵し，お互いの苦労を披露しては「えええ～っ！！！」と驚き，笑い，慰め合う。まとめるという作業は，どうしてもこの多様性を切り落として単純化し，明確化することで微妙な差異を見えなくしてしまう。現在は，自分たちのことを知りたいという気持ちと同時に，"はったつ"でもこんなに違うとい

うことを知りたい，そして「ふつう」の人たちはこんなときにどう見え，聞こえ，考えるのかなど多数派の世界も知りたいとメンバーたちは感じている。そこで，まずは何が起こっているのかを知り，今まで言えなかったこと（驚かれると困惑し，恥ずかしさが湧き上がるという）を言葉にする時間とした。

しかしメンバーの夢は，いつかこの体験を一冊の本にまとめることだという（矛盾はいつものことである）。自分たちのように社会のなかで生き難い人もまた，なんとか生きていけることを知らせたい，そして役立つことを伝えたいという気持ちがある。自分の体験が誰かの役に立つということ自体が，自分を生かすことになるというセオリーは，これまでアディクションの世界では当たり前に使われてきたものであり，精神保健の領域でも「ピアサポート」として，盛んに活動が行なわれている[注2]。今回の論考を専門誌に掲載することについては，メンバーとも話し合った。いつもはまとめないことをどう"まとめられるのか"を，彼女たちが楽しみにしているのが伝わってきた。

しかし「発達倶楽部」では，基本としてわからないことはそのままにする。まとめようにも脱線が多く，話はしばしば空中を浮遊し，誰が何に応答しているのかがわからないときもある。しかしその自由さこそが，メンバーの言葉を「浮上」させるのではないかと考えている。

情報量は少なめに

いつも「発達倶楽部」は60分以内で終わるように心がけているが，ついつい時間をオーバーしてしまう傾向がある。先日は言語プログラムにおける集中力とエネルギーの消費に関して，以下のようなやりとりが交わされた。

大　「発達倶楽部」は言葉を使って考えるから，みんな相当エネルギーを使うだろうなって思う。携帯みたいに充電しながらバッテリーが切れないように，とはいかないしね。エネルギーの消費量が大きいでしょ。

とも　そもそもバッテリー消費の調節ができない。一方的にどんどん減っていく。

I　私は，わからない言葉が出てくると，そこで頭が止まる。みんなが最新のスマホだとすると，自分はガラケーみたいで，処理能力が遅い。今日は向かいに座っているみやさんが抱えているクッションの柄が目に飛び込んで，最初から頭が止まり気味（一同笑）。でもバッテリー切れそうなときはわかるようになってきた。

なな　自分の頭のなかに「保留ボックス」があるの。バッテリーが少ないときは頭が止まるから，そこにみんなの話したこと，自分の見たことを一旦入れておく。「保留ボックス」に録音されているので，あとで巻き戻しが可能なの。「発達倶楽部」に参加していても「ここにいない」ことはある。自分がすぐに話されていることを思い浮かべられないと，想像力にかなりのバッテリー使う。

M　集中は5分しかできない。5分おきにスイッチ切れてまた入ります。

うぶ　話されていることを理解するのに，想像力でかなりカバーしている。心理検査でもそういう結果が出た。社会の人たちが行っていることを見ながら，そこから外れないように振る舞うのにも想像力を使っている。

とも　私も想像力は割とあるほうだと思う。むしろ人の気持ちっていうか，情感はわからないし難しい。

I　難しいね。

大　言葉の引き出しが少ない感じかな？

みや　私のパートナーは，同じく"はったつ"ですけど，自分の知っている言葉と説明がうまく噛み合っていないことがあって，そんなときは混乱している。

なな　自分の想像力と相手のそれが違う場合に，誤解や怒りに変わってしまう。しかも違うことすらわからないことがある。違う次元で話しているようだと指摘されて，噛み合わないことに

気がついた。

I 言語のプログラムではやっぱり想像力で消耗する。

うぶ　その想像力を言葉にするのが難しいから，時々イライラする。

のり　この間，情報が一度に頭にいっぱい入って混乱した。そういうときは絵に描いて，短いフレーズにしてみたら整理できた。相手に伝えるのも必死だから。フォルダー作るみたいに，目に見える形にしておかないとぐちゃぐちゃになる。

大　言語じゃない（言語を使わない）当事者研究の方法が今後は必要だね。映像とか，音とかに字幕をつけると，みんなの世界の見え方や捉え方を伝えられないかなー。ぼんやりとした，曖昧な言葉にしかできないこともあるから。

とも　それを編集できる技術が欲しい。できそう。

大　ともちゃんが，ある日世界をドレミで捉えるようになっていく体験とか，聞いたときに想像することが難しかった。幻聴ではないと言われて，そうか，でもわからない。

とも　この日は「ド」とかね。その音のときに自分が頑張らないと，何か世界が成り立たないような気持ちになって，ぐっと力が入る。気が抜けないというか。引きこもっていたから，何もすることがなくなったときに，ドレミの世界に引っ張られていった。

うぶ　自分が想像していることを言葉にするのが，すごく大変。

とも　それ，私，諦めている。頭に浮かんだことをぽっ，ぽっと，とりあえず話している。

I 今日は音声で頭が埋め尽くされていた。しばらくぼーっとしていたら，さっき話されたことがようやく処理されて，今は脳みそのなかが少し"空いた"。

大　頭のなかを休める方法，チャージの仕方がいろいろあるようだね。うーん，これで原稿が書けるだろうか。

一同　（笑）

仲間とともに

　私が日常的に付き合う"はったつ"という惑星の人たちは，自分がもつ独特の感覚を隠し，周囲に合わせることに多くのエネルギーを使いながら，必死に生き延びてきた。そしてある地点から急速に適応のエネルギーをチャージできなくなり，社会のなかに居場所を見つけられなくなった人たちだ。

　ともちゃんがクスリを止め，その後突然に長い引き籠り生活に突入したときには，何が起こっているのか理解できなかった。そのともちゃんからSOSの電話が入り，入院生活をきっかけに立て直しを図ろうとしたとき，「世界がドレミなの」と聞かされた私は，返す言葉を失った。その後数年間に及ぶ援助の過程で，初めてともちゃんの頭のなかで起こっていたことを知ることになった。その体験は，次に出会うAちゃんに生かされた。地図が読めず，空間の認知が苦手で，目的地にたどり着けないAちゃんと一緒に，自転車で道順を確認したときのことだ。やれやれ，これで大丈夫と二人で道順をおさらいし，さあ帰ろうとしたときにAちゃんが言った。「大嶋さん，私，帰り道はどうしたらいい？」。そのとき初めて私は，Aちゃんには行きに見えた風景をひっくり返して想像し，帰り道とすることができないことに気づかされた。

　次にのりちゃんと出会ったときには，衝動性ということについて考えさせられた。そして頭のなかで多くの刺激がはじけるときに，実にクリエイティヴな作品となって溢れ出すと同時に，生活は収拾がつかなくなり破綻することも知った。また，Iちゃんと付き合うときには，長い沈黙に耐える必要があった。繰り返されるリストカットの傷は数十本に及んだが，この数年は言葉がようやく生まれはじめて，その傷跡は次第に目立たなくなった。

　こうして一人一人との体験は次の"はったつ"の人たちとの関係に生かされていく。しかし，誰一人として同じではないから，新たな出会いのなかでまた別の発見をしていくことになる。ところが，そこに当事者研究の手法を取り入れることで，

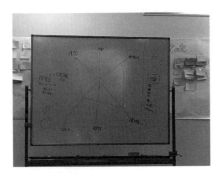

図1　発達障害の特徴における凸凹①

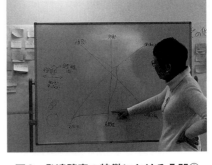

図2　発達障害の特徴における凸凹②

メンバーだけでなく筆者自身も，彼女たちの感覚の独自性と，それでいて多様である現実をより深く理解していくことが可能になった。言語にすることの大変さに関してはすでに述べたが，「見える化」作業にも取り組んでいる。発達障害にあるとされる特徴を線状にした場合に，自分はどこに位置するかを点で示し，さらに各点を線で結ぶことで，それぞれの"発達障害の特徴における凸凹"を図化してみた（図1～2）。一人一人は同じ"はったつ"であっても「違う」という言葉が，違うカタチとして現れることで"腑に落ちる"。こうした体験を積み重ねていくことは，なかなか「わかった」を他者と共有するのが難しい彼女たちにとって，とても重要だ。

　いつか彼女たちと一緒に，映像・文字・絵画・ナレーション・アニメーションなどを自在に組み合わせて，それぞれの世界を表せないかと考えている。言葉に疲れたとき，そんな世界を通じてお互いがより多くの人と（望む場合には）コミュニケーションできたら楽しそうだ[註3]。一方で，それでもこの社会が強要するルールのなかで生きる苦労は続くだろう。だからこそ発見と，驚きと，共感をつなぐ当事者研究が必要だ。なぜなら，ワクワクは心を柔らかくし，怖れをそっと後方へと追いやるものだからだ。

▶註

1　あるメンバーが自分の発達障害に気づくきっかけとなった本として紹介してくれたのは，ニキ・リンコ＋藤家寛子（2004）『自閉っ子，こういう風にできてます！』（花風社）である。ほかにも神田橋條治（2010）『発達障害は治りますか』（花風社），綾屋紗月＋熊谷晋一郎（2008）『発達障害当事者研究——ゆっくりていねいにつながりたい』（医学書院）などを，発達障害を自認するか，あるいは診断を受けたメンバーたちと一緒に輪読した。

2　アディクションの自助グループで使用される回復のための12ステップは，自分がアディクションに対してコントロールを失いどうすることもできないと認める「第1ステップ」から始まるが，最後の12番目のステップは，「自分の体験をまだ苦しんでいる仲間に伝えること＝メッセージを運ぶ」で締めくくられる。メッセージを運ぶ＝自分がかつてどうであったかを語ることで，自分の現在を確認できる，すなわち自分自身のクリーン（使わないで生きる）が続いていくことにつながる。また，精神保健の領域では同じ病いの体験をもつ人が，「ピアサポーター」として地域生活に移行する人のアドバイザーとなり，相談に乗るなどの活動が広く行われている。

3　2017年日本公開のドキュメンタリー映画『僕と魔法の言葉たち』（原題：Life, Animated［ロジャー・ロス・ウィリアムズ　監督／アメリカ作品］）では，主人公の見え方や聴こえ方に関して多くのアニメーション，映像で表現されていた。メンバーはそれぞれ映画館に出かけ，作品を鑑賞した。このような機会を通じて自分について考え，理解していくことも貴重である。

レビー小体病の当事者研究

レビー小体病当事者
樋口直美

　私は自分の症状を書いて公表し続けているレビー小体病当事者です（診断名はレビー小体型認知症（DLB）ですが，病態が多様で医療者にも誤解が多いためDLBの専門家らが使うレビー小体病（レビー小体が原因となる病気の総称）を使用しています）。これまで当事者研究をしているという意識のないまま自由に綴ってきました。診断前後の日記を書籍化した拙著（樋口直美（2015）私の脳で起こったこと．ブックマン社）を「一人でした当事者研究」と言われたことが当事者研究を知るきっかけでした。その後当事者研究の本を何冊か読み，衝撃を受け魅了されましたが，グループで当事者研究をした経験もないままです。

　人に理解されていない症状を言語化して伝えることは，今の私の最も重要な活動と考えています。この病気の当事者となって以来，私は医学書にある症状の説明に疑問を持ち続けてきました。例えば私の時間感覚の低下は見当識障害とは異なりますが正式名称がありません。認知症の症状に関してはさまざまな点が見落とされ誤解されていると思います。DLBの幻覚も同様です。私は幻覚（幻視，幻聴，幻臭等）がありますが，精神症状とは別の物と考えています。以下に私の症状の中から3つを書きました。医学書の説明との違いを理解して頂けると思います。

時間の距離感がないという障害

　私の症状の多くは，幻視と同じで出たり消えたりしますが，常時あるものは，嗅覚障害や時間感覚の低下などです。時間の距離感がなく，来週も来月も半年後も遠近の違いを感じません。言葉としては理解しますが感覚がないのです。「今」は唯一実感も把握もし，昨日と明日はうっすら感じますが，一昨日や明後日とはいつのことなのか，何があったか／あるのか見当がつきません。過去から未来へと続く時間の流れを考えるとき，私は，濃霧のなかに一人で立っている気がします。朝起きた時，今日の日，曜日，週・月のどの辺りかはわかりません。何月かは考えればわかります。今が朝か昼か晩かもわかります。ただ時間の連続性は失われています。時間を見失い，常に迷子になっているような寄る辺なさがあります。認知機能検査では直前に月日を記憶するので常に正解しますが，この症状は少しずつ悪化しています。

　私は出来事の内容は忘れませんが，いつのことかが全くわかりません。時間に沿って過去の出来事を思い出そうとしても何も浮かびませんが，手帳に書かれたイベント名や地名や人名さえ見れば，すべて詳細に思い出します。

　時間という1本の紐が張られ，紐には，隙間なく思い出の写真がぶら下がっています。紐をたぐり寄せると過去の写真が次々と現れます。人は一瞬で自在に紐をたぐり（遠くなるほど曖昧になるとはいえ）時間から記憶を引っ張り出すことがで

きます。

　私には、その紐がありません。写真は濃霧の中に散乱しています。『あれはいつのことだっただろうか』と考えた時、服装や風景等の記憶からその時の季節は推測できますが、何月かはわかりません。出来事を時系列に並べることもできません。記録や会話やふとしたきっかけで思い出さない限り、過去の出来事は存在していないかのように感じます。

　未来も同様で予定が覚えられません。何月何日という数字を覚えることはできますが、意味のない記号に感じ、把握している気がしません。目印のない砂漠の中で場所など覚えようがないように、予定もわからなくなってしまいます。スケジュール管理はよく混乱し、ミスをしないための努力に疲れています。

　朝起きるとまず予定を書き込んだカレンダーを見て月日、曜日、その日の予定を知り、その後も日に何度も見ます。「2日後」という言葉には感覚が伴いませんが、カレンダーのマス目の面積からは距離を感じられます。しかしそれ以上遠いとマス目を見ても距離感は曖昧になります。

　頭の中で時間を逆算して行動する段取りも苦手になり、自分の時間感覚で外出の準備をすると遅刻するようになりました。今は、何時までに何をすると紙に書き出しています。

　時間に付随する感情も失いました。大晦日も元日も平日の気分です。師走は6月と同じです。気忙しくなることも感慨を感じることもありません。未来の予定を待ちわび、近づいてきたことを喜ぶ感情も湧かなくなりました。濃霧の中にある未来は前日まで見えず、想像しようとしてもうまくできないのです。

　長期的展望も描けなくなり、計画を立てることも難しいと感じます。イメージできない未来のことを考えるのは止め、今、目の前にある仕事1つを全力でする（同時に複数のことをすると混乱します）。終われば次に目の前にある仕事1つを全力

でする。ただただそれを繰り返すようになりました。それ以外に方法がなく、多分それで悪いことにはならないだろうと思っています。時間が意味を持たないということが、私のLife（生活・人生・いのち）をどう変えるのかをこれからも観察し、その意味を考え続けたいと思います。

本物にしか見えない幻視・錯視

　私の日常には人や虫などさまざまな幻視・錯視が現れます。精神状態も思考力も正常な状態でふいに現れ、本物にしか見えません。パッと一瞬で消えた時、幻視とわかります。なかなか消えない時は、状況や周囲の反応を見て考えますが、虫は判断できません。脳の機能低下を伴う急激な体調不良が私にはよく起こりますが、その時には現れません。

　人の幻視は30代終わりからありましたが目の錯覚だと思っていました。2013年にDLBと診断され抗認知症薬治療を始めると頻度は減り、2015年の約1年間は現れませんでした。現在は時々現れ、驚きますが恐怖心はあまりありません。鮮明さからDLBの幻視と気づいてしばらく（2012年秋〜2013年）は強い不安と恐怖がありました。いつどこに現れるかわからず、本物との見分けもつきません。そんなものが見える自分の脳が怖ろしく、進行が速いというなら明日は何が見え、自分はどうなってしまうのかと怯えていました。夫にすら話せず、誰にも知られまいと必死で隠していました。しかし今は、DLBの幻視はただの脳の誤作動に過ぎず、近視や乱視とさほど変わらないものだと受け止めています。行動・心理症状と呼ぶことは誤りだと考えています。

　私の場合、幻視の人は駐車場の車の中などに居て、数秒後一瞬で消えます。現れ出る瞬間は見たことがなく、最初から最後までぼやけも透けもしません。普通の服装の知らない人で、本物の人と変わりませんが無表情です。性別年齢はさまざまで実物大。人だけは暗い所で見ることが多いです

が，日中や明るい場所にも現れます。時間も場所も選ばず予兆なく現れ予測はできません。どんな人を見るかは個人差があり，話す幻視もあると聞きますが，私の場合は無言です。目をつぶれば見えません。人の幻視を見る頻度は私は多くありません。

私が頻繁に見るのは虫です。日中の明るい室内が多く，数秒から数十秒歩いたり飛んだりします。常に本物だと思いますが目の前で消えるとわかります。2回だけ目の前の虫を凝視した時，拡大鏡で見たように羽の模様や赤い目や体毛が鮮明に見えました。幻視と確認できずに見失いましたが，肉眼で見えるはずがないと後で思いました。

錯視は幻視よりも頻度が多く，歩く足の長いクモが一瞬で乾燥わかめになったり，動くゴキブリが野菜クズに変わったりします。足の1本1本まで鮮明です。

幻視や錯視の種類は豊富です。大きな白い鳥の美しい羽ばたきに感動していると一瞬で風に舞うレジ袋に変わる。猫が花瓶に人が看板に変わる。停車中の無人の車が自分に向かって進んでくる。店の料理の上に大量のうじ虫が這い回わる。絨毯の模様が動く。店の一部分に煙が充満する等々数え切れない程あります。消えたり周囲の無反応から幻視とわかっても，これだけリアルに見え脳が本物と認識しているものが実在していないなど信じ難いと常に思います。

DLBの幻視は，本人や人が触ると消えることが多いのですが，私は怖くて触れません。照明や音などの刺激でも消えやすいと言いますが，「何をしても消えない」という方もいます。

私は長い間，幻視を人に話せませんでした。「人が見える」は「人を殺した」に似た告白だと感じていました。最初に人に詳しく話したのは取材です。知的好奇心と敬意を持って長時間聞いて頂いた時，救われた気がしました。人から異常視されることが幻視の最大の問題点です。「これ見える？」と気楽に人に確認できれば脅威ではありません。毎日現れる幻視の子どもに孤独感が癒され

たという話，幻視をネタに家族と笑い合ったという話も珍しくはありません。DLBの幻視は異常なものではないと本人も家族も社会も認識を変えさえすれば穏やかに共存できるものです。薬で撲滅すべきものではありません。

脳の機能と体調が突然変動する障害

私が，日常的に最も困っているのは，急に起こる体調不良とそれに伴う脳の機能の低下です。脳貧血や脱水状態にも似ているので自分では「意識障害」と感じます。治療前は頻繁に起こり日中何時間も横になる毎日でした。抗認知症薬治療を始めて頻度は減りましたが，今でも体や脳が疲れた時などに起こります。起こる仕組みは何種類かあると感じますが症状は似ています。急に疲労感，倦怠感，頭に不快な違和感を感じ，脳が正常に働かなくなります。胸やけを伴うこともよくあります。平熱ですが発熱のような段階があるので熱に例えてみます。"37度"なら歩けますが苦しく，注意力が落ちます。横断舗道を赤で渡る，パスケースを駅で落とす，新幹線の切符を券売機で買えない，切符を新幹線に置き忘れるなどをしたことがあります。鏡を見ると目が小さくなり生気の抜けた病的な顔になっています。この段階なら灸など血流を良くするもので改善することがあります。"38度"では歩くのが辛くなります。文章を読んでも意味が掴めません。"39度"では座っているのも辛く，眠気はなくても目を開いていられず会話も難しくなります。言われることは理解しますが，返事をする力が出せないと感じます。頷いたり，首を振ることはできます。以前はそのまま気絶したように2時間以上眠っていたことがよくありましたが今はなくなりました。ただ昼寝から目覚めた時，苦しくて起き上がれず，また眠るということは今もあります。これらは急に始まり，始まりと終わりを自覚できます。一気に1つの段階に達し，大抵はそこで留まります。数十分から数時間ですっと治ります。

原因となる疲れを避けるために外出にはさまざまな自主規制があります。日に用事を2つ入れない，2日続けて外出しない，座れない電車に長時間乗らないなど。予防は有効ですが，遠出の時は常に不安と緊張を伴います。ただ親しい人と楽しく過ごしている時は，起こりにくいと感じます。
　脳の疲れは防げず，講演などの後は必ず起こります。話し終えた瞬間から頭痛を感じ，人前ではしっかりしていられますが，帰路は常に"39度"状態です。講演はあまりしていません。

　今は書くことが中心の生活ですが，問題なく書けるのは体調の良い日の午前の短い時間です。1～2時間集中すると脳が腫れたような不快感や痛みを感じることが多く，字を見ることも苦痛になるので脳を休ませます。4時間以上続くセミナーなどに参加しても疲れや頭痛で中座することがほとんどです。
　体や脳の疲れ以外にも似た異変を起こすものが主に2つあります。1つはストレス。受けた途端にぐったりします。急に光や音を苦痛に感じることもあります。極力ストレスを避けた静かな生活をし，人が集まる場所にはあまり行きません。人を直接支援する活動もしないようにしています。
　もう1つは気候です。自律神経症状から，気圧の急降下と共に血圧も下がります。上が80を切りそうになると動けなくなります。食後も急激な血圧低下が起こりやすいので，気をつけています。
　春先に気圧や気温が乱高下する時と台風の時にはぐったりし頭も朦朧とするので，予定を入れないようにしています。雨の日も不調です。気圧予報アプリを見て予定を変更したりもします。自律神経症状は他にも様々あります。しかしDLBにこうした症状があることはあまり知られていません。人前では努めて元気そうにしていることもあり，こうした症状はなかなか理解されず，難しさを感じます。

＊

　一人でする当事者研究にも事実を認め，受け入れていく苦しさと治療的効果を感じます。孤独な作業ですが，書いたものから当事者同士や当事者と周囲の対話が始まることを願っています。病気や障害の種類，職種，立場を超えたつながりが生まれることにも期待しています。
　私がグループでしたいと思ってきた当事者研究に「呪いの解き方」があります。認知症の診断という「呪い」によって若年性認知症の友人たちは年単位のうつ状態を経験しています。私も医学書通りに進行は速く余命は短いと信じ死を願いました。「呪い」を解く1つの鍵は「理想像となる同病の仲間との出会い」だと思います。私たちは1度は絶望し社会から突き落とされたのですが，「呪い」を解き，生きる歓びを知りました。啓蒙活動をする友人たちには，しなやかな強さと輝きがあり利他的だと感じます。私も体と脳は脆弱になりましたが，精神はより丈夫に健康に自由になりました。そのことに今も驚き，感謝しています。
　自分の負の経験が人の役に立てることは幸福です。一方身を削る面もあり，病気の進行も感じます。葛藤は形を変えて存在し続けます。進行をどう受け止めるかも当事者研究をしたいテーマです。
　私は認知症のある方に当事者研究で自分の症状を詳しく語って頂きたいと強く思います。私たちの症状は，今まであまりにも一方的に偏見を助長する言葉で語られてきました。当事者研究は本人の魂の回復だけでなく医学の教科書と社会の意識を変える力を持っています。「呪い」を解き，必要のない引け目を捨て，症状を語ろう，書いてみようと伝えたいです。

子どもの当事者研究
困っていることを研究する「自分研究所」の可能性

狛江市立狛江第三小学校 特別支援教室主任教諭
森村美和子

はじめに

小学校の特別支援教室（通級）における小集団のグループ指導でSST（Social Skills Training：以下，SST）のプログラムを行ってきた。長年SSTのグループを行うなかで，単なるスキルを獲得することにとどまらないプログラムの必要性や，子どもたち自身を当事者として主役にできるアクティブなプログラム開発ができないか模索していたときに，講演会で熊谷氏，綾屋氏の「発達障害当事者研究」に出会った。

そのことがきっかけとなり，グループの構成メンバーの実態や課題に応じて作成する小集団のプログラムのひとつとして，自己理解に焦点を当てた「自分研究所」のプログラムを開発した。これが子どもたちの「自分研究所」の誕生につながる。

自分研究所

自分研究所とは何か

「自分研究所」とは，自分の困っていることを分析し，仲間と共に対処方法を考え，実験していく活動である。研究所の所長は先生（筆者），研究員は子どもたち。所長は困ったことを集め，世の中の子どもたちのために研究をしているので，困ったことを話してくれると喜ぶ。困ったことを話してはダメという価値観を外し，苦手や困ったことを安心して伝えることからスタートするようにしている。また，先生本来の教え導くという役割で子どもと対峙するのではなく，共同研究者として，同じ研究テーマである「困っていること」に向き合っていくスタンスも大切にしている。

「自分研究所」の授業の流れ

さまざまな方法があるが，ここでは初期に行った「自分研究所」のオーソドックスな流れを紹介する。小集団のグループを想定している。

(1) 困っていることを話そう！

自分の苦手なことや困っていることを友達と共有する。苦手や困っていること，悩みも安心して話せるよう関係性の形成が大切なのは言うまでもない。「僕も」「あるある！」と同じ悩みで盛り上がることも多くあり，「僕だけじゃないんだ」と安心感を覚える児童もいる。

(2) 困っていることを分析しよう！
──キャラづくり

自分の困っていることを分析シート（図1）に記入し，いつ，どんなときに困っていることが現れるかを分析する。困っていることのタイプやキャラクターを作り，キャラクターの名前を考えていく。そして困っていることを一旦自分と切り離す。キャラができたら，その後は「イライラ君」「忘れんボーズ」などのキャラネームで紹介するようにする。

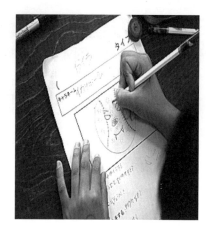

図1　分析シート

(3) 対応方法を仲間と話し合おう！
　　　——ブレーンストーミング
　グループでブレーンストーミングを行う。約束は「危険・不快なこと以外なら何でもOK」受け止める約束を確認してから始める。代表者が順番に分析シートに書いた内容を発表し，対応方法を考えアイディアを紹介し合う。教員がファシリテーターを行い「忘れんボーズには，メモがいいと思うよ」「荷物を全部持っていけばいいんじゃない」と子どもたちからさまざまな意見が出るように促していく。

(4) インタビューしよう！
　通級指導の場面だけではなく，校内の先生に研究協力を得て，困ったことの対応方法をインタビューをするために出向く。「忘れん坊タイプの研究をしています。どう対応したらいいかを教えてください」と自分研究を説明し，対応方法を聞く。子ども研究員にとって，ヘルプを求めることは大事なスキルであると同時に，学校中の関係者に子どもたちを知ってもらうチャンスともなる。「一緒に研究しよう」という意識を多くの人にもってもらうことは，子どもたちを変えるのではなく，子どもたちの社会や環境側を変えることにつながると感じている。

(5) 対応カードを作ろう！
　ブレーンストーミングやインタビューで得られた意見のなかで，自分自身で活用できそうなものを自分で選ぶ。あくまでも，自己決定を大切にする。そして，「運動する」「顔を洗う」「短時間ねる」「人生相談ノートに書く」などさまざまな対応カードを作成する。

(6) 実験，実践・ふりかえろう！
　対応カードの方法で実際に実験を試みる。「実験は失敗がつきもの，失敗も次の発見につながるチャンスとなる」ということを意識させる。通級指導は週に1回。次に来たときに「深呼吸は使えたけど，顔を洗っても効果がなかった」などふりかえりを共有する。

(7) 研究発表会・発表内容を掲示板でシェアしよう！
　各自，PCやiPadなどを使用してスライドにまとめて研究発表をし，仲間や保護者にプレゼンテーションをしたり，掲示板でシェアしたりした。掲示板を見た子どもたちが，「いいね」や「同じ」というシールを貼ることで，研究者の励みになったり，貼る側が自己理解するきっかけになったりする。

　上記が「自分研究所」の一連の流れである。小集団のグループ指導の高学年児童をベースにスタートしたものである。長年の実践のなかでさまざまな形態に変化しながら研究が進んでいる。次に，実践事例を提示しながらその一部を紹介する。

実践事例
(1) 不安タイプのキャラクターネーム「泣き虫ゴースト」さん
　不安傾向の強いAさんは，低学年のときから見通しがもてなかったり，人が怒られているのを見るだけで教室入れず，固まったり，泣いてしまったりすることもあった。そんな自分を「不安タイプ」とし「泣き虫ゴースト」と名前を付けた（図2）。

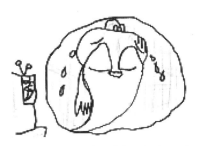

図2　不安タイプの「泣き虫ゴースト」

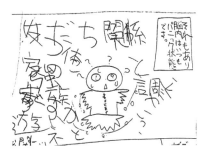

図4　「脳内はいつもパニック状態」

対応カード（図3）として「お守り」「短時間ねる」「人生相談ノートを作る」「セラピードームに入る」を作成し、仲間と話し合うなかで対応方法を発見する。

Aさんの場合、不安が研究によってすぐに収まるわけではないが、いろいろと試すことで、何らかの対応方法があることや人と共有することで不安な気持ちがあるのは自分だけではない事を感じていく。自分なりの不安との付き合い方を開発し、気持ちをマンガで表現して伝える方法を活用するようになっていった。図4はマンガで表現してくれたものの一部である。普段はおとなしく落ち着いて見えるが、頭のなかは「友達、家族、勉強」などで渦巻いていて、声にならない声で「ちょっとまって！」と叫んでいるという。そんなAさんは、同じ悩みをもつ後輩の相談役となり、話し相手になる姿も見られるようになった。「人にたよってもいいもん。そう思うと落ち着く」と言い、「いつかこの涙のしずくが破裂するとき夢がかなうかも」と、頭に生えた「不安の草」を育てていくストーリーを自分の気持ちとしてマンガに描いていた。彼女はこう教えてくれた。不安をなくそう、消そうと思っていたときのほうがつらかった。一緒に付き合うようになってから楽になったと。彼女の言葉から、不安を克服するというのではなく、共に歩んでいくというスタンスにヒントがある気がしている。

(2) さまざまな研究テーマ紹介

書くことに困難さがあるBさんは「iPadで困ったことが解決できるか」を研究テーマにして、在籍クラスにiPadを持ち込み、板書を撮影し手元でノートに写すことにした。読みの苦手なCさんは「読み読み大作戦」と銘打って、音声読み上げのペンを自分の学びに活用したり、「しゃべりすぎてしまう自分研究」と題し、おしゃべりタイプの「ペラペラノドン」というキャラクターを作成し、クールダウンのオフダを開発し、クラスの友達にも協

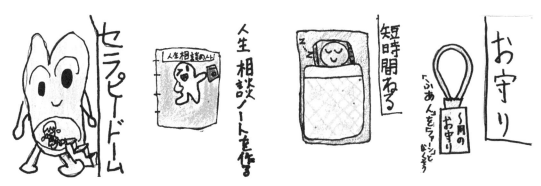

図3　対応カードの例

力してもらって研究を進めたDさんもいる。ほかにも, 暴れん坊タイプのキャラネーム「イライラボール」の研究や, じっとしていられない「ちょっかいダコ」, 何もやる気にならず宿題に2時間は費やすという「だらだらきんちゃん」の研究など, 子どもたちのアイディアは多岐にわたる。

子どもの想像力の豊かさや遊び心に感心している。いずれも, 子どもが研究の主体となって, 問題と向き合っているといえる。

(3) 1年生でも自分研究

ここ数年で, 低学年でも「自分研究所」は定着を見せている。小学校1年生が研究し自作した「学校こまったあるある辞典」には,「ノートを忘れた編」「牛乳をこぼしちゃった編」「チャイムがなっても終わってない編」など実際に経験した「学校で起こった困ったこと」がまとめられている。また,「イライラメーター」を厚紙で手作りする子や, 切り替えられないときに使う「まあいいカー」という車のキャラを作ってお話をする子,「イスに座っていられるタマゴ」の絵を描く子など, 1年生でも絵やグッズを介してたくさんのことを語ってくれている。1年生でも語りをもっていて, 自分なりの方法で表現することが必要なのではないかと感じている。

おわりに

「僕ってヘンかな？」「私だけおかしいの？」「どうせバカだもん」。

私が出会った多くの子どもたちが言うセリフだ。自分だけがバカでダメと思っていることが多くある。安心できる関係ができると心の内を教えてくれるが, それまでは, 泣く, 固まる, 暴れるなど, それ以外の方法で表現することがあり, 理解されにくのも事実だ。

「自分研究所」の活動を行うと「僕だけじゃないんだ」「みんな苦手があるんだ」と気づく子どもたちがいる。自己を語り, 他者と共有できる体験の場を保障することは子どもたちの成長にとって大切なことだと感じている。安心して語れる場を小学校段階の早いうちから, 意図的に設定することが必要だ。

また, 多くの失敗体験を重ね傷ついた子たちは,「どうせ何をしても無駄」と思っていることもある。しかし, 暴力が止まらず自暴自棄になっていた子が, 過去に暴力で課題を抱えていたものの乗り越えた先輩と接して「僕も変われる？」とつぶやいた。身近なモデルの先輩を通して変われる可能性を実感したようだった。自分だけではないこと, 仲間がいること, 可能性を感じることは, 子どもたちを強くすると感じる。

研究には仲間の存在が大切で, 研究や実験には失敗がつきものだからこそ失敗から発見が生まれることもある。「困ったさん, 見つけたよ～」「先生, 失敗談出ました！」。こんな会話が日常的に行われる。そして, 大人も子どもも, 教師も児童も一緒に研究する。日々発見なので, 新たな研究が生まれる。苦手なことだけではなくて自分の好きなこと, 強味の研究も同時並行で考えていく。

ある高学年の子が「自分研究員の条件があるよ」と教えてくれた。それは,「想像力が高い人。へこみすぎずに困っていることを解決できる人。やさしい人」だそうだ。子どもの言葉から学ぶことは多くある。子どもの声にフラットに耳を傾けてみることが大人に要求されている気がしている。

自分のことを自分で研究し, 子どもであっても当事者自身が語りを進め, 自己決定にかかわっていけるような場を提供していくことの重要性と子どもたちの可能性を,「自分研究所」の活動のなかで感じている。

◉文献

綾屋紗月, 熊谷晋一郎 (2008) 発達障害当事者研究——ゆっくりていねいにつながりたい. 医学書院.

岡田智 編著, 中村敏秀, 森村美和子, 岡田克己, 山下公司 (2014) 特別支援教育をサポートするソーシャルスキルトレーニング (SST) 実践教材集. ナツメ社.

吃音の当事者研究

東大スタタリング代表／埼玉言友会勉強会係／
演劇塾無隣館第３期生（劇作家・演出家・俳優）／東京大学大学院博士課程１年

山田舜也

はじめまして。僕は，吃音の当事者として，吃音者の自助グループの運営に関わっている大学院生です。ここでは，僕が自助グループの当事者研究会で行った研究内容の一部についてご紹介しようと思います。

「どもる」という言葉について

吃音(きつおん)というのは，一般には「どもり」と言われています。言葉が流暢に出ず，つかえてしまう，発話に関わる障害のひとつです。

「どもり」や「どもる」というのは，今では放送禁止用語のひとつですが，僕は割と平気で使っています。そのほうがわかりやすいですし，そもそも，日本語には吃音を表す差別語ではない動詞が存在しないからです。差別語を回避しようと思ったら，わざわざ「吃音が出る」とか「言葉がつかえる」とか，回りくどい言い方をしなくてはなりません。そういうわけで，僕としては「どもる」や「どもり」という言葉を，あまり抵抗なく使っています。

ただし，吃音者が「どもる」ことについて説明するためには，やはりどこかで「吃音」という言葉を使わなければなりません。なぜなら，吃音者ではない普通の人でも，緊張したり疲れたりすると，「どもる」ことはあるからです。後でご説明しますが，普通の人が「どもる」のと，吃音者が吃音で「どもる」のとは，似ているところもありますが，違うものだと僕は考えています。だから，結局，吃音者が「どもる」ことを指したい場合には，「普通の人が噛んでどもる」ときと区別するために，「吃音でどもる」などのように，やっぱり回りくどい言い方をしなければなりません。

そういうことを考えると，「やっぱり『どもり』というのは，やっかいな言葉だな」と感じます。当事者研究で，何か新しい言葉を考えつきたいものです。

吃音の本体を「どもること」と定義しない

当事者研究の先行文献として，『発達障害当事者研究──ゆっくりていねいにつながりたい』（綾屋・熊谷，2008）があります。この本では，自閉スペクトラム症の本体を「コミュニケーションの障害」と定義せず，「意味や行動のまとめ上げがゆっくり」という身体の一次的な特徴を基軸に定義しなおすことを出発点に，当事者研究がなされていました。

この先行文献を参考に，僕も，「吃音の本体を『どもること』と定義しない」ということを前提に，当事者研究を開始しています。というのも，「吃音の本体を『どもること』と定義する」というのは，ちょうど自閉スペクトラム症の人たちを「コミュニケーション障害者だ」と見なすように，外側からの見立てにすぎないと僕には思えるからです。

先ほどの「どもり」という言葉についての話とも関連しますが，そういうわけで，この文章では，「吃音であること」と「どもること」を区別しま

す。そして、「どもること」そのものではなく、「吃音者である僕がどもっているときに感じている身体感覚」のほうに焦点を当てて当事者研究をしたいと思います。

どもっているときの身体感覚

　医学的に吃音の中核症状は、「連発」「伸発」「難発」の3つであると言われています。

　「どもる」というと、一般的には、「い・い・いんこ」のように、最初の音を連続して出す状態（これが「連発」と呼ばれる状態です）を思い浮かべる人が多いと思いますが、それ以外にも、「いーんこ」のように、最初の音を引き延ばしてしまう「伸発」、それから、音そのものがなかなか出てこず、「……いんこ」と詰まってしまう「難発（ブロック）」があり、この3つが、「吃音の中核症状」と言われています。

　しかし、これは、「どもること」についての「外側からの記述」にすぎません。「連発」「伸発」「難発」の3つを「吃音の中核症状」として並列に扱うのには、当事者にとってかなり無理があるように思えます。

　例えば、「連発になっているとき」と「難発になっているとき」とでは、からだの状態にずいぶん違いがあります。単なる「どもり方の違い」ということだけではなくて、連発になっているときよりも、難発になっているときのほうが、身体、特に喉のあたりの緊張度が高く、結構、痛くて苦しく感じます。

　また、同じように「連発」になっているときでも、「無意識に連発になっているとき」と、「スムーズに発話できないことに自覚的になりながら連発になっているとき」では、からだの状態に違いがあるように思えます。「無意識に連発になっているとき」は、普通の人が緊張したり疲れたりして「噛む」（言い間違える）のと、あまり変わらないような気がします。一方で、「次の音への移行が思うようにいかないことに自覚的になりながら連発になっ

る状態」は、おそらく、普通の人にはない感覚だろうと思います。頭のなかでは次に何を発音すればいいのか自覚できているのですが、それを発話として行為に出すことができず、不安定に空中をさまよっているような感じです。

　さらに付け加えると、同じ「次の音への移行が思うようにいかないことに自覚的になりながらどもっているとき」でも、「なんとか次の音をでそうと思って奮闘しながらどもっているとき」と、「音が出ないことに開き直りながら吃っているとき」でも、「からだの状態」には、大きな違いがあるように感じられます。

　「開き直りながらどもるとき」は、「どもっている自分」を「客観的に眺めるもう一人の自分」が、どこかにいるような感じです。世阿弥の「離見の見」に近いような感じだと思います。身体的にはしんどいですが、冷静でいられるので、心理的には見た目ほどしんどくありません。

　しかし、いつでも、この「もう一人の自分」を作り出せるわけではありません。「もう一人の自分」を作り出すためには、心理的に、ある程度の余裕がなければならないからです。

　一方で、「なんとか次の音を出そうと奮闘しながらどもっているとき」は、そんな「もう一人の自分」を作り上げる余裕はなく、「どうにかして話そう」という思いが強まるほど、身体の緊張度が高まり、そのことで余計に音が出にくくなり……という悪循環に陥りがちになります。「言おうと思えば思うほど言えなくなってしまう」――この悪循環にはまってしまうと、身体的にも心理的にも非常にしんどい思いがします。

随伴運動という工夫

　この悪循環を断ち切って、「なんとか言えるようにする」ために、僕はさまざまな「工夫」を行います。「随伴運動」は、そのような「工夫」のひとつです。

　「随伴運動」とは、医学的には、「吃音の周辺症

状のひとつで，瞬き，体をたたく，手足を振る，足踏みするなどの不自然な身体の動き」などと記述されます。

僕の言葉で説明するのなら，「吃音（特に難発）時に，力が過剰に加わっている身体の特定の部位（特に喉）から，力や意識を分散させるために，別の身体の部位に力や意識を加えようと，直感的に行う行為」のことです。

一般的にこの「随伴運動」は，治療の対象とされたり，あるいは気持ち悪がられたり怖がられたり，逆に誠実さや迫力を感じてもらえたりしますが，相手からどう思われるかを別にすれば，多少しんどいですが，僕はそんなに悪いことではないと思っています。

随伴運動は，かなり意識すればなくすことはできますが，そうすると，「言いたい思いが強いのに言うことができない」という悪循環を断ち切るための手段がひとつ減ってしまうことになるので，「随伴運動をなるべくしないようにしよう」とは，今のところ，僕はあまり思っていません。

リーダーウォークという工夫

「吃音の悪循環」から抜け出すための「工夫」は，「随伴運動」だけではありません。

「悪循環」のとき，いくら「言おう，言おう」と奮闘しても言えるようにはならないので，一呼吸おいて，いったん話すのをあきらめることがあります。専門的には，これを「中止」と呼びます。そして，身体の緊張度を一度鎮めておいて，発話時の身体の緊張度が再び高まる前のタイミングを見計らって，もう一度，なるべく早口に，話しなおすことがあります。つまり，「話そうと思っていない身体の状態」から「話そうと思っている身体の状態」の「移行期」を見計らって，「話してしまう」のです。いつもうまくいくとは限りませんが，これで，うまく話せることがあります。

このように「発話の寸前に自分の身体を騙す」ことで，「悪循環」に陥らずに，「話しはじめる」ことができるようになるのです。

このときの感覚は，ドッグトレーナーが犬をしつける際に行う「リーダーウォーク」という手法と似ている，と僕は感じます。リーダーウォークというのは，ドッグトレーナーが犬をしつけるとき，思い通りに歩かせないように，犬が向かった方向と瞬時に90度逆の方向に手綱を引くトレーニングのことです。自分が本当は言いたかった単語を，それを言おうとした瞬間に，「別の方向に裏切る」ことで，全体としてスムーズにしゃべれるという感覚が，リーダーウォークと近いと感じます。

無意識化される工夫

今お話しした「随伴運動」と「リーダーウォーク」のほかにも，僕はさまざまな「工夫」を行います。「言いやすい言葉に言い換えること」「一呼吸おいてから話しなおすこと」「ゆっくり話すこと」「言葉を先取りさせること」「特定の人格に憑依すること」「心のなかで相手を無視すること」「話し言葉の種類を切り替えること」「なんでもなかったことにすること」「これから話そうと思っていることについて情報をたくさん仕入れておくこと」などは，そのような「工夫」の例です。

これらの「工夫」は，「なんとかして相手に伝えるため」に，最初は意識的に身につけたものでした。しかし，習慣化されるに従い，僕のなかで，ほとんど無意識化されていったような気がします。

最後に

「工夫」のなかには，長期的に見た場合に，「吃音の悪循環」とは別の生きづらさをもたらすものもあります。しかし，僕は，当事者研究で内省的に振りかえるまで，あまりにも習慣化されてしまっているがために，「自分がどういう工夫を行っているのか」「その工夫によって自分にどのような影響が生まれるのか」を把握することができませんでした。

そして,「なんとなく違和感や不全感を覚えるが,どうやらこの苦しさは吃音と関係があるような気がする」と漠然と思いながら,吃音について苦しんでいました。

当事者研究によって,これらの「工夫」について,完全ではありませんが,徐々に,内省的に自己把握できるようになりました。また,「二重スパイの問題」や「話し言葉の依存先」(http://asaito.com/research/2016/10/post_36.php ; http://ut-stuttering.wixsite.com/start/single-post/2016/04/03/3 ; https://saitama-genyukai.jimdo.com/2016/07/31/ ; https://saitama-genyukai.jimdo.com/2016/08/13/),「演技と吃音の関係」(https://www.youtube.com/watch?v=Z7mFRKj7DAQ ; http://ut-stuttering.wixsite.com/start/single-post/2017/05/08/)などの新しい概念も生まれました。吃音の問題を,単純に「どもることの問題」と捉えていた頃とは,別の見方もできるようになりました。

「工夫してしまうことについての対処法」も少しだけ編み出せるようになった気がします。

◉文献

綾屋紗月,熊谷晋一郎(2008)発達障害当事者研究――ゆっくりていねいにつながりたい.医学書院.

聴覚障害当事者研究

宮城教育大学
松﨑 丈

聴覚障害当事者研究を始めた経緯

　私は，聴覚障害のある当事者であり，宮城教育大学で聴覚障害教育教員養成の仕事をしている。聴覚障害当事者研究は，2年前に私自身が始めた。最近は，さまざまな聴覚障害当事者と個人あるいはグループ単位で当事者研究を進めている。

　聴覚障害当事者が自身の体験を語ったものは多数あるが，心情を吐露したり事実の経過を記述する類であることが多いように思う。聴覚障害当事者の身体内外でどのようなことが起きているのかその「体験」に迫り，当事者自身が本当に困っていることを追求した「研究」はあまりない。一方，聴覚障害関係の専門家や支援者の大多数は，聴者であり，聴覚障害当事者一人ひとりを一標本として操作し，聴覚障害当事者の諸問題について「聴覚障害のある人には○○という特性がある」「この人は○○性難聴」といった特性論／類型論的な語り方をし，それが聴覚障害に関する「研究」の領域を形成してきた。聴覚障害当事者もまた，専門家たちの研究や実践により生成された語りを教えられて，自分の体験や問題を言語化するが，他者のことばで語らせられていることに違和感を多少覚えつつも，しかし自分のことばでどう語ればよいのかわからないため，無力感に打ちひしがれることが多い。これは私自身の経験でもある。

　学生時代から聴覚障害当事者運動や，特別支援教育や障害学生支援に関する研究をしてきたが，これらの活動のなかで，聴覚障害当事者が自身の「体験」を真摯に省察し，自分や他者との新たな繋がりを見出すのは難しいのではないかと感じるようになってきた。そうしたなかで「当事者研究」に出会った。

　本稿では，聴覚障害当事者研究の実践事例を3つ紹介し，聴覚障害当事者研究の可能性について展望する。なお，本稿であげる実践事例は「例示」であり，聴覚障害当事者の「代表性」を示すものではない。

医学モデルから脱却したきこえの語り

　これは，聴覚活用ができる聴覚障害当事者との研究で明らかになったことである。

　私の「聴覚障害」は，類型論的に言えば，「先天性風疹感染症候群」による「重度」の「感音性難聴」である。聴覚障害の検査は，雑音が混じった日常生活とは無縁の防音室で，特定の高さ・大きさの純音を聞かせて反応の有無を確かめる。日常生活と乖離した状況で聴覚障害当事者は聴力検査を受け，冒頭のような医学的分類による用語を与えられる。これは，他者や社会との関係性を捨象して聴覚機能の状態像を概括したものなので，医学モデルの語りということもできる。

　しかし，言語情報を得るために聴覚を活用したり音声で話す聴覚障害当事者にとっては，幾多の標本を概括した医学モデルの語りでは，標本ではない自分自身の生活の場における「きこえ」を語るのに限界がある。そのために家族，学校や職場

表1 ある聴覚障害当事者の「きこえ」の可視化

優先	項目	可聴になる条件	難聴になる条件
1	話者の位置	正面からやや左側	右側後ろ
2	会話環境	静かな部屋，程よい広さ，音が響きにくいところ，椅子や机を動かせるところ	ホールや天井が高い部屋，音が響きやすいところ，椅子や机が固定座席も選べない
3	話者との距離	1m以内	1m超過
4	話者の顔の向き	本人に向けているとき	下を向いたとき
5	声質	高め，芯がある音声	低い声・ダミ声，吐く息だけで話す話し方
6	天候	晴れ	雨・低気圧
7	話者の人柄	「もう一度」と言いやすい人間として積極的に係わる	迷惑な表情をする，人と障害を分けず低く評価する

などで「きこえ」を理解してもらえなかったり，聴覚障害があることを忘れられてしまったりするという「苦労」を繰り返し経験する。ここに，専門家の生理学的観察に基づく語りと当事者一人ひとりの聴覚的体験との乖離がある。

そこで私は，聴覚を活用している何名かの聴覚障害当事者（私は聴覚を活用できないため）と，当事者自身が「きこえ」をどのように語ってきたかという体験を資源に省察し，対処の仕方を話し合った。その結果，社会モデルの視点を取り入れて当事者自身の「きこえ」を語るアイデアが生まれた。表1は，1名の聴覚障害当事者の「可聴」や「難聴」の条件を可視化したものである。この「可聴」や「難聴」は，聴覚障当事者自身が会話の音声を聴き取れる状態と聴き取れない状態を表す。従来の医学的な用語とは別である。表1の項目や優先順位は，その聴覚障害当事者が自身の体験をもとに設定した。聴者にこの表を使って話者の位置，次に会話環境と説明し，「可聴」になる話し方や環境整備を心がけてほしいと依頼する。聴者も，どのような話し方や会話環境などの条件が当事者を「可聴」あるいは「難聴」にするのかがわかる。ただし，その時その場で何らかの条件によって「可聴」から「難聴」に突然変わってしまう「苦労」もあり，その点をどのように対処するかといった研究課題も残されている。

ちなみに，感音性難聴のある当事者グループでは，感音性難聴・低音重視型（男性の低めの声が心地よく聞こえるタイプ），感音性難聴・はきはき堂々型（音域に関係なく明瞭な声がよく聞こえるタイプ）などと専門家の用語にそれぞれのきこえを表す自己命名も試みている。

こうした対処をとった聴覚障害当事者からは，話し方や環境整備などの条件が具体的でわかりやすく，聴者も行動や環境を調整してくれるようになったなどの報告が寄せられている。

リアルタイムで編集する「思考のかまえ」

これは，私自身の体験をベースに自己エスノグラフィーの手法による当事者研究で明らかになったことのひとつである。私は，家族や地域の学校で主に読話で話を聞いていた。しかしそれだけでは内容把握に限界があったため，一対一で会話もあまり深く複雑にならないように手短に終わらせることが多かった。

ところが大学入学後は，手話を身につけたり情報保障がついたりしたことで，多人数で，一人当たりの発言も長く複雑な内容でやりとりする会話の世界に身を投じることになった。演習やゼミ，サークルで下準備もなくリアルタイムで自分の思考を編集しながら発言する場面では，周囲から「どうして今それを言うの？」「何を言いたいのかわからない」「もう少し他の人の立場も考えて」とよく

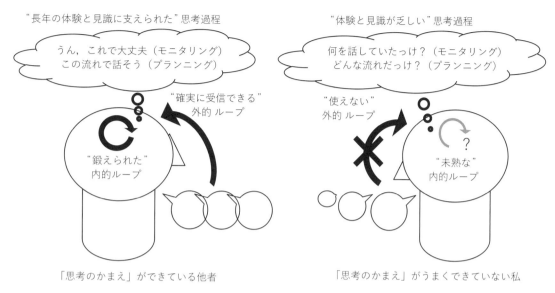

図1　リアルタイムで編集しながら発話する「思考のかまえ」

指摘されるようになった。聴者の友人はそういうことをあまり指摘されないため、最初は、自分の聴覚障害が原因なのかと首をかしげた。しかし、文献研究をしてみて、長年会話体験を重ねられなかったことによる「二次障害」、つまり「思考のかまえ」の未熟さに起因するらしいと気づいた。

認知心理学では、発話者は、発話産出の際に自身の発話内容をモニタリングしたり次の発言内容をプランニングしたりしており、これには2つの対処があると言われている（Levelt, 1989）。ひとつは、発声される前に発話者の思考過程の内部で行われる内的ループによるもの。もうひとつは、発声後の発話を発話者自身が聞いて判断する外的ループによるもの。もちろん、この発話者は聴者であり、"確実に受信できる"外的ループと、長年の運用で"鍛えられた"内的ループで「思考のかまえ」ができている（図1左）。

私は自分の発声を聴き取れないうえに、習得したばかりの手話で発言していても思うように外的ループができない。内的ループも高校までの体験不足で聴者のように"鍛えられて"いないため、ループできる情報量も1、2文単位と限られている

気がする。そのため、うまくリアルタイムで編集できず、"体験と見識が乏しい"「思考のかまえ」となっていたと考えられる（図1右）。ちなみに、中途失聴のある聴覚障害当事者は、失聴前は特に意識していなかったが、失聴して約20年経ってから「考えながら（リアルタイムで編集しながら）話すこと」が難しく感じるようになってきたと語っている。また、「自分で話した音声と脳内処理が結びつかず、断絶したホースから"だだ漏れ"しているような感じ」とも語っている。これは聴者モードの「思考のかまえ」が解体されている状態といえるかもしれない。

さて、当時、大学生だった私が自分を助けるために定めた方針は、次の通りである。

方針1：モニタリングやプランニングの方略の形成——聴者の友人に、会話が終わった後で私の発言について指摘してもらう。友人が指摘してくれた内容は、例えば、発言の内容とこれまでの他者の発言との関連性は何かを示したほうがよいこと、他者の発言意図が見えない場合は無理して話を進めなくてよいこと、など。

方針2：外的ループの機能化——①事前に文字で発言内容をまとめられたら発言するが，まとまっていない場合は無理して発言しない。②突然指名された場合に備えて，参加者の発言から直感的に大事だと思ったものをメモする。メモが増えたらマーキングして発言する。また，ホワイトボードやパソコンで発言内容や論点を文字化しておくこともしている。

このような「思考のかまえ」を作ることで，リアルタイム編集が求められる会話場面でも大分生きやすくなってきたように感じる。

聴者との間で起きる「ダブル・ダブル・バインド」

これは，私の研究室に所属している聴覚障害のある学生が卒業研究で当事者研究をして明らかになったことである。

その学生は，小学校から高校までは地域の学校に通っていたが，同年代の聴者の友人とのコミュニケーションにおいて，なぜか自分のことを語れず動揺してしまうという苦労が続いていた。卒業研究では，その苦労はどうして起きるのかを解明することにした（若松，2017）。方法は，自身の体験の振り返りに加えて，当時いつも一緒にいた聴者の友人へのインタビューを行った。

学生は，子どものときから聴覚を活用しており，発音も明瞭である。相手の音声が聞き取りにくいと，わかったふりをする偽装行為や会話に参加しない回避行為をとったりする。聴者の友人は，学生の相槌や笑い方が会話の理解度によって異なることに気づき，音声会話に学生が参加できるように積極的に対応してくれた。友人へのインタビューで，学生の偽装行為や回避行動によって友人がコミュニケーション不全に気づかず，対応しないときもあったことが明らかになった。また，こうしたコミュニケーションの問題を友人があえて話題にしないようにしていたことも明らかになった。

学生は，当時，聴者の友人の積極的な対応を嬉しく思う一方で，対応してもらえないときもあって，ショックを受けたり疎外感を抱いたりした。学生にとってあるときは対応してくれたり，あるときはそうしなかったりと一貫性のない言動に動揺し，そのことを聞くこともできないままでいたという（図2左）。ところが，友人へのインタビューで，実は友人もまた，学生のことを「聴き取りが向上している」と思ったり，「あ，聴き取れていない」ともわかったりすることが明らかになってきた。しかしどうしても学生にその矛盾について話題にできないままでいた（図2右）。

このように聴覚障害当事者だけでなく聴者も，それぞれ相手の行動から発せられる，2つの異なるメッセージによって身動きできず，相互理解へなかなか踏み出せないという「ダブル・ダブル・バインド」（矢守，2011）が起きていたと考えられる。聴覚障害当事者にとって他者とのコミュニケーションはどうしても切り離すことのできないテーマであるからこそ，学生は，当事者ではない他者の語りも取り入れて当事者研究をしたのだが，結果として，聴者もまたコミュニケーションの問題をめぐる当事者であり，それゆえに当事者同士が共に苦労を語り，対処する必要性が示唆されたわけである。

聴覚障害当事者研究の意義

本稿で紹介した3つの実践事例は，当事者研究のテーマも方法も異なっていた。すなわち，1つ目は，医学モデルに支配されていた「きこえ」の語りへの「対処」をグループで研究したもの，2つ目は，コミュニケーションに関わる二次障害の「苦労」からの立ち直りをどうしていたかを自己エスノグラフィーの手法により研究したもの，3つ目は，聴者の友人との関係形成の「苦労」のメカニズムについて聴者の友人の語りも資源として研究したもの，といえる。

以上より，聴覚障害当事者研究を行う意義につ

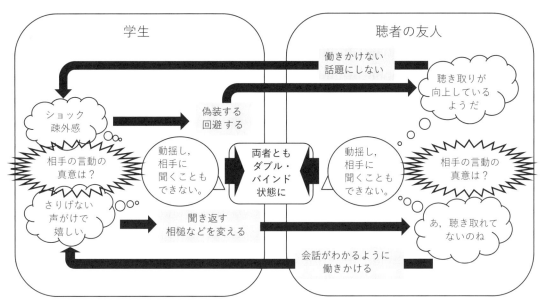

図2　ダブル・ダブル・バインドが起きる構造

いては次のように考えられる。聴覚障害当事者の多くは，小学校高学年の頃から当事者としての「苦労」を自覚していることが多い。従来の聴覚障害教育では，専門家や支援者は，当事者の「生きづらさ」を軽減するために「きこえ」と「ことば（主に日本語）」の機能を向上・改善することに傾注しがちである。そのために，「きこえ」や「ことば」の問題も含めて日常生活での「苦労」の体験をしている主体としての「自己」のテーマが，専門家たちや聴覚障害当事者の意識の外に置かれがちだったのかもしれない。それゆえに聴覚障害当事者自身の「自己物語」が停滞していた状態を，当事者研究によって突破し，前向きに生きていくように更新できる。他の聴覚障害当事者をも癒し，励まし，他者と共に生きていくための新たな「実践」のモデルを具体的に提供していけるとも思う。さらに，本稿で紹介した3つの実践事例は，従来の聴覚障害領域の先行文献では見当たらないことから，専門家が見落としていたことでもあるといえる。当事者の視点で聴覚障害に関わる諸問題を再整備・新規開拓することで，当事者と専門家の新たな対話の地平が現れてくることも期待できる。

なお，今回の当事者研究に取り組んだのは全員成人であった。しかし中高生のときから学校などで当事者研究のことを学んだり，聴覚障害当事者研究の実践とその成果を活用したりできるだろう。聾学校の自立活動では障害に関わる諸問題への認識（障害認識）の形成に取り組んでいる。しかし「問題解決」をすぐ求める傾向があるため，聴覚障害当事者研究を通してもう少し「問題」そのものに向き合う「態度」を形成することも重要であろう。「弱さの情報公開」をし合える他者との関係形成もそこから始まる。現在，ある聾学校中学部の自立活動で，聴覚障害当事者である教員が，当事者研究を導入した教育実践を試みているところである。

聴覚障害当事者研究の可能性

本稿では誌面の都合上，3つの実践事例を紹介するに留めたが，他にも聴覚障害に関わる「苦労」のテーマは実にたくさんある。例えば，重要な他

者（家族や教員など）との関係，情報の獲得，聴者の価値観（まなざし），手話母語話者における日本語習得，中途失聴／進行性難聴の者における身体性の変容や人間関係の作り直し，当事者コミュニティ内での人間関係など．テーマが多いだけに，今後の発展が楽しみである．

　また，聴覚障害当事者研究を実施してみて，聴覚障害当事者は，自身の体験を資源にことばやコミュニケーションの苦労に関する「知」を立ち上げられずにいることが多いのではないかと思いはじめている．だからこそ，聴覚障害の領域にも当事者研究が台頭することで，聴覚障害当事者一人ひとりの自己物語に「自ら苦労と向き合い，語り，自分や相手と深くつながること」の意味が新たに生まれるのではないかと考えている．

◉文献

Levelt WJM (1989) Speaking : From Intention to Articulation. Cambridge : The MIT Press.

若松まどか (2017) 複数の健聴者との会話で起こる難聴者の心理的動揺――学校段階別における質的調査から．平成28 (2016) 年度宮城教育大学教育学部特別支援教育教員養成課程卒業論文（未刊行）．

矢守克也 (2011) ダブル・バインド．In：矢守克也，渥美公秀編：防災・減災の人間科学．新曜社，pp.72-76．

ジェンダーをめぐる当事者研究

特定非営利活動法人リカバリー
大嶋栄子

当事者研究が始まるまで

　私たち「リカバリー」が当事者研究をプログラムとして始めたのは，2005年からである。2002年の開設からそれまでは，SSTをおこなっていた。当時は精神障碍者小規模作業所という位置付けで，通所者も7～8人というこじんまりしたものだった。「リカバリー」は「さまざまな被害体験を背景にもつ女性の福祉的支援をおこなう」ことを運営の理念として掲げている。当時，利用者は30代が中心で，アルコールやそれ以外の薬物，摂食障害などさまざまなアディクションを抱えていた。そして彼女たちは親や恋人など親密な関係にある人から暴力を受け，"生き延びるために"強烈な酔いを必要としていた。

　しらふの生活が始まると，彼女たちの多くが「人が怖い」と訴えた。加害者はいつも彼女たちがなすこと全ては間違いであるというメッセージを，身体の隅々にまで行き渡らせる。そのため自分で感じることをそのままに認め，自分で考え，そして自分で決めると間違いを犯すといった刷り込みに縛られ，今は暴力的関係から離れていても，自分の意志で行動することが難しい状態にあった。目の前の人が何を望んでいるかに応えようとするあまり，自分が置いてきぼりになってしまう。何度もSSTで場面設定をするが，結局は自分の気持ちや考えが伝えられない，こんな自分だから暴力を受けても仕方がないという「マイナスのお客さん」に頭がジャックされてしまい堂々巡りとなってしまう。いわば，苦労の悪循環から抜けられないのだ。

　どうしたものだろうと思っていた頃，浦河べてるの家の向谷地さんのところへ遊びに行き，当事者研究の場面を見学することができた[註1]。私は「苦労の主人公になる」というスローガンに惹かれた。彼女たちはこれだけ苦労につきまとわれながら，実はその苦労の実態を掴めていないのではないか。「自分自身で，ともに」というスローガンも，チャレンジだと感じた。なぜなら人との関係で深い痛手を負ったことで，彼女たちは自分にも他者にも不信感をもっているからだ。しかし自分が苦労の主人公としてその苦労を見つめるのだが，その作業は一人ぼっちで行わない。これまで彼女たちは，自分のことは誰かが考え決めたほうがよいと確信し，その作業を手放してしまっていた。そして，彼女たちはそれぞれに孤立し，自分のことを理解してもらうことも相手に共感することも諦めていた。しかし苦労そのものを外在化し眺めるという手法は，ともすれば「自分が悪いから」という"染み付いたストーリー"を書き換え，目の前の苦労と折り合いをつけながらなんとか生き延びているわたしという，"新しいストーリー"を紡ぐチャンスでもあるのだ（野口，2009）。

　向谷地さんのファシリテートで，研究は常に，①発見，②笑い，③共感に溢れていた。私たちの当事者研究は，この3つをお手本にスタートした。

わたしは(が)困っている?

しかし,物事はそんなに簡単には進まないという現実にぶつかった。それは大きく2つのことに由来すると思う。第1に,参加するメンバーは苦労を抱えている感覚があるのだが,それを「困っている」と言ってよいのかというためらいを抱えている。第2に,困っているということをグループのなかで(他者に)表明することへの恐れが強い。

前者については,個人のテーマでありながら,話していくうちにグループのメンバー全員が「それ,私も同じ」と感じ,言葉にする場面を繰り返すことで,少しずつそれぞれのためらいが薄まっていった。その結果,さまざまに異なるテーマの根底に流れる「人との親密さ」に関する研究へとつながっていった[註2]。

後者に関しては,少し慎重さが求められた。私たちの当事者研究は,グループのメンバー相互による語りによって生まれる発見をお手本にスタートしたと述べたが,その過程ではテーマについて話された内容に対して,共感だけでなく「そうじゃない」という気持ち,事実,考えも行き来する。また,テーマを出してくれたメンバーに対していろいろなことを聞きながら,その苦労がどのようなメカニズムによるのかを探求する。そのため,まず当事者研究は多くの質問や考えが交差しながらわいわいとした感じで進められる。しかし初めて参加すると,この状態がメンバーにとっては"怖い"と感じられることを,私はメンバーたちから教えられた。

暴力のある空間には,つねに強い緊張感が漂う。そうした家族のなかで育つと,自分の感覚を信じ,人と自分が異なることを受け入れることが難しい。つねに力を持つ人に同化し,自分を押し殺し,感じないようにすることで緊張をやり過ごすことになる。そうこうしているうち,人との境界線が曖昧になり,自分が感じていることなのか,相手の感情なのかがわからなくなってしまう。したがって,当事者研究のようにその場でさまざまな感じ方や考えが行き来する(しかもメンバーはみな対等で,横並びの関係ということも混乱の材料になる)と,どれに自分を"合わせればよいか"を見失ってしまう。自分が発した言葉で相手が嫌な思いをしないか,その場を壊してしまわないかなどに気が散って,研究どころではなくなるというのだ。このように境界線を壊されて育つと,「自分の痛み」と「他人の痛み」に区別がつかず,自分の問題には目を向けずに他人の問題を解決しようとする,といった混乱が起こってしまう(上岡・大嶋,2010)。

そのため当事者研究の場面では,どのようなフィードバックも受け取ることを心がけた。そして感じること自体に「良いか悪いか」はないこと,そしてどのようなフィードバックにもストーリーがあることを確認していった。何より研究は驚きと発見に満ちているという場のダイナミックな動きに支えられ,苦労が笑いに変えられることから,次第にメンバーたちの"怖い"という感覚が薄れていくようだった。そして,新しいメンバーを迎えるたびに,「私たちの当事者研究」を自分の言葉で紹介してもらうことにした。自分の苦労の主人公になるためには,聞き手が重要だ。そして何よりこれを「面白い」と思える空気がその場に溢れていることによって,私たちは何度も大切なことを発見していった。

ジェンダーをめぐる当事者研究

ジェンダーとは「当該社会において社会的・文化的に形成された性別や性差についての知識」と定義されるが,ここでいう知識とは,通常知識という言葉が含意する,文章化し記号化し絵に描いたりすることができるものだけでなく,人々が常識として持っている社会通念や社会意識を含んでいる(江原・山田,2009)。

当事者研究ではさまざまな苦労がテーマとなるが,そのメカニズムを研究していくうちにジェンダーの問題にぶつかる。メンバーたちにとって,

苦労は個人的なこととして最初語られるのだが、研究過程で「それは果たして個人的なことなのだろうか」という問いが生まれる。そしてさらに調べたりするうちに「それは社会的なことなのではないか」という結論に行き着くことが多い。しかしメンバーの苦労はなくなるわけでない。だとすれば、何を自分で引き受け、何を引き受けずに社会的な課題として押し戻すかを「より分ける作業」が必要だ。それが首尾よく進めば、苦労の悪循環からメンバーたちは解放される。しかし先述したように、壊された境界線の修復には時間がかかる。「自分が悪い」と思考停止し、症状へ逃げ込むこともある。そのため、研究成果はそのつどまとめられ言語化し、みんなで共有する。そして外部に発表することを心がけている。なぜならメンバー同士の共同作業なので、お互いの同質性と個別性を繰り返し確認し、受け容れあう大事な時間だからだ。こうした気の遠くなるような時間の先にしか、変化はやってこない。

次に、ここ数年の研究のなかでも特にジェンダーを意識し、考えることになった2つの研究について紹介しよう。日中活動の場は就労継続支援B型へ変化し、利用者数は20名程度となった。また利用者の半数はアディクションと他の精神疾患の重複障害があり、平均年齢は20代と、当事者研究が始まった頃と比較して若年化している。

罪悪感の研究——罪悪感はなくさなくていい？

研究のきっかけと目的

- 自分と向き合っていて、切ない、悲しい、苦しいなどの感情から派生する重さの原因を突き詰めると、「罪悪感」が浮かび上がった。
- 罪悪感はどこからやってきて私たちを支配するのだろう。それを研究することで、罪悪感が軽くなったり、薄くなったりすると楽になるのではないかと思い、研究をすることになった。メンバーは当時プログラムに参加していた7名。

罪悪感のパターン

(1) メンバーが最も罪悪感を感じる場面・状況について話し合う

- 何気ない会話のなかで自分が言った言葉や態度を、一人になったときに思い出して、相手を傷つけなかったかと考え出すとき。
- 自分の母親に対して、心配や迷惑をかけてきたと感じるとき。
- 夫も精神的不調に陥って、自分が夫を支えることができなかっただけでなく、自分もうつ病で仕事を辞めてしまうなどで離婚に至ってしまったとき。夫の両親に対して申し訳ないという気持ち、子どもを産むことを期待されていたのに応えられなかったとき。
- 精神疾患を発症してから、以前のように人と会話ができなくなり、そのことを自分で責めたり親のせいにしたりするとき。
- 周囲には病気のことを理解してもらえず落ち込んでしまうとき。自分でもどうしようもなくて辛くなるとき。
- 覚せい剤を再使用し、信じてくれた家族、特に娘を傷つけてしまったとき。母親である自分が覚せい剤を使ったとき。

(2) 罪悪感に陥ると何が起こるかについて話し合う

- 抑うつ感がひどくなり、現実から逃れたくなる。
- 飲酒欲求、薬物使用の欲求が高まる。
- 食欲がなくなり、眠れなくなる。

(3) 罪悪感を"外在化"して描いて気づく

- 女性であるがゆえにより罪悪感を強く感じてしまう側面があるのではないか。
- なぜ女性は罪悪感を感じるリスクを、男性より多く背負うのだろうか。
- 現代社会では女性に対する理想像が未だに根強くあり、"女性は〜であるべき"という眼差しがたくさん溢れている——女性は結婚し出産すべき。家庭を守り、夫を支え、子育てを担うべき。家庭に入った女性は夫や夫の親の介護をすべき。

シングルマザーは結婚に失敗した人で，家庭をうまく作れなかった等々。
- 女性であることに対して，世間から暗黙の要求がある。自分が女性としてそうした要求（あるいは期待）に応えられなかった，女性としてあるべき姿を実現できなかったことに対し，虚しさ，切なさが強くなると罪悪感となって湧き上がる。

(4) 罪悪感とどのように付き合えばよいのか
- 深く考えず，とりあえず"置いておく"。
- 捨てる（それは自分が引き受けなくて良い）。
- なくすのではなく軽くする，薄める手立てを見つけて実行する。

研究の成果と感想
- 多少なりとも罪悪感をもちつづけることによって，自省が促され同じ失敗を繰り返さないという側面がある。なぜなら罪悪感のない人は，自分がすべて正しいと思い込んでおり，人間としては悲しいことかもしれない。
- 罪悪感を抱えながらそれに潰されないようにすることで，むしろ新しいステップを踏み出せるのではないか。
- そもそも自分がどうであったか振り返るという謙虚さの先に，罪悪感があるのかもしれない。ある意味では人間らしいとも言えるのではないか。

スッピンの研究──視線と自己満足

研究のきっかけと目的
- 化粧をしないと外へ出かけられないというSちゃん。
- 人に自分の顔を見られるのが嫌だから，かつては寝るときもメイクをしたままだった。
- しばらく引きこもっていたが，地域活動支援センター（当時）へ通所を再開。調子がよくないとスッピンで仕方なく出かけるが，スタッフもメンバーからも「そのほうがいいよ」と言われる。
- 自分にとって，なぜここまで化粧が重要なのかわからない。ちょうど良いというところもわからない。
- 外出OKの化粧にかかる時間は3時間。自分にとって必要な化粧だが，世の中ルールと自分の化粧とが折り合えるところを見つけたい。
- 化粧というテーマに関心をもつメンバー7名が研究に参加した。

スッピンの定義
- スッピンとは，①ファンデーションを塗り，②二重まぶた用テープを貼り，③茶系ナチュラル・カラコンを入れること。洗顔と化粧水のみの状態は"スーパーナチュラル"と命名。
- スッピンが続くと「心が弱くなる」。

「外出OKメイク」までの3時間の行程を書き出す
- 全23工程に及ぶことがわかった。
- すべての工程を眺めながらメンバー全員で検証したところ，メイクは圧倒的に「目」に集中していた。なぜ「目」のメイクがそれほどに重要なのか考えていくと，Sちゃんは人と話すときに視線を合わせることが非常に嫌で，思わず目を隠したくなることが多いとわかった。目線とメイクの関係が見えてきた。

化粧がもたらすもの
- メンバーのなかからも，人の視線が苦手で帽子やメガネでブロックするというエピソードが語られた。
- 以前のSちゃんのメイクは，元の顔がまったく想像できないほどの「厚塗りメイク」だったが，最近は"きれい"を意識し丁寧に化粧をするようになった。
- 現在は就労継続支援B型の仕事で販売も担当する。スタッフから「その化粧ではちょっと……」と言われることもある。Sちゃんも3時間のメイクは疲れるという自覚はある。どこで折り合えるだろうか。

そもそも化粧はなぜするのか（byメンバー）

- 女子として最低限すべきこと，気合のスイッチ，自分へのいたわり，洋服の一部，負担でしかない，身だしなみ，自己満足，などの意見が出された。

それを聞いていたSちゃんに考えてもらう——私の化粧は……

- 私の化粧は「自己満足」である。
- 今の化粧では，仕事や社会参加の制限という結果になることも少しずつ実感する。
- 自分の化粧を変えていこうとしている自分がいるけど，やり方がわからない。
- いつまでも「自己満足」の化粧では「イタイ人」になる。
- スッピンはコンプレックスをさらすようでイヤだけど……。自分だけが特有の悩みをもっていると思っていたが，大なり小なり結構同じ悩みをもっている人がいるのに驚いた。

研究の成果と感想

- 今までは，周りにどんなことを言われても気にしなかったし，ピンと来なかった。
- ただ素顔を隠すだけの化粧から，綺麗に見せたい，可愛くなりたい化粧へと変わってきた。
- さらに最近では，現実や将来のことも考えるようになって，仕事に適したメイクや素顔を生かしたメイクにも挑戦したいと思うようになった。
- 自分で定義したスッピンでいられる場所は，自分の家と職場のみだが，少しずつスッピンの頻度が増えている。「こっちが本当の自分かな」と思うことが稀にあることに気がついた。

当事者研究がもたらしたもの

　研究テーマはいずれもメンバーが日常的に感じている困難が多いため，極めて個人的な課題のように見える。しかし研究を進めていくほどに，それは"社会的なこと"，つまり社会の構造や無意識的規範等がもたらすものであると気づくことが多い。しかし先述したように，メカニズムが判明したからといって，彼女たちの困難が消えるわけではない。ただ明らかなことは，この探求のプロセスを通じ，メンバーたちがこれまで向き合うことを避けていた現象を，仲間と一緒だから俎上に乗せ，正面から考えることで，その困難が研究後に次々と変化していくという事実である。「罪悪感の研究」では自分の抱える罪悪感を言葉にし，それはどのように自分を苦しめるのか各自に描いてもらった。この体験で，まとわりつくように正体不明なものが形となり自分との関係が見えた。その時初めて罪悪感の背景には，社会における女性への性別役割期待が横たわっていると"発見"したのである。このことをきっかけに，参加メンバーは罪悪感に打ちのめされることはなくなったと話す。そして"外在化"という言葉と手法を自分の日常で，仲間と使うようになった。「スッピンの研究」のSちゃんは，その後まさにスッピンで事業所に来る回数が飛躍的に増えた。時にはスーパーナチュラルな状態でも通所できる。年に数回3時間メイクで現れる時は，かなり心身の疲労感が蓄積されており，他者の視線に過敏な状態ということがSちゃんのみならず周囲で付き合う他のメンバーやスタッフに共有されることとなった。化粧の苦労は解決したわけではないが，Sちゃん自身を含め現象およびその背景への理解が深まったことで，付き合い方が大きく変化した。そしてこの研究においても，化粧が女性にとってどのように"社会的要請"として内面化されているかを話し合うことになった。

　2017年現在，当事者研究に参加するメンバーはさらに若年化し，学業からも早期に離脱して社会体験も少ない。また知的あるいは発達障害と精神疾患との重複者が大半であるため，言語を媒介にした研究を進めること自体に課題が多い。そこで2016年より，発達障害を持つメンバーのみで当事者研究を開始した。こちらは別稿にて詳解するが，両方とも大切なのは発見，笑い，そして共感であ

ることに変わりない。それらに十分満たされるときに，言葉が生まれる。当事者研究は，言葉にすらならなかったもの，思い，体験を見えるようにしていく。それが"対話"を通じて行われるからこそ，見出された苦労は自分のものであり，それとの付き合い方が私たちを変化させるのだと感じている。

▶註

1 この訪問の少し前に，『べてるの家の「当事者研究」』（浦河べてるの家，2005）が刊行された。本書はその後も長く，私たちの当事者研究でもテキストとして使用された。
2 「日常会話の研究」「(人との)距離感に関する研究」「口ごたえの研究」「罪悪感の研究」など，研究テーマや切り口は異なるが，困っている状況，背景，パターンなどをたどっていくと，この社会で女性に期待される振る舞い，受動的であることなどのジェンダー規範が大きな影響を与えていることがわかる。メンバーはそれを加害者から直接刷り込まれる場合だけでなく，メディアや学校生活などの体験を通じて内面化する傾向がある。加えて直接的な暴力被害体験によって力を奪われる／否定されるため，規範そのものを疑うことは極めて困難になる。詳細については，Bancroft (2002)，国広 (2009)，斎藤 (2009)，大嶋 (2004) を参照されたい。

◉文献

Bancroft L (2002) Why Does He Do That? : Inside the Minds of Angry and Controlling Men. Wendy Shaerman Associates, Inc.（高橋睦子，中島幸子，山口のり子 訳 (2008) DV・虐待加害者の実体を知る あなた自身の人生を取り戻すためのガイド．明石書店）

江原由美子，山田昌弘 (2009) ジェンダーの社会学入門．岩波書店．

上岡陽江，大嶋栄子 (2010) その後の不自由——嵐のあとを生きる人たち．医学書院．

国広陽子 (2009) メディアにおけるステレオタイプとしての主婦像構成の規定要因——観察結果の考察．In：天野正子，伊藤公雄，伊藤るり ほか編：新編 日本のフェミニズム7 表現とメディア．岩波書店，pp.194-205.

野口裕二 編 (2009) ナラティヴ・アプローチ．勁草書房．

大嶋栄子 (2004) 暴力被害者の安全とつながりの感覚，その再生を目指して．社会福祉研究91；63-69.

斎藤美奈子 (2009) アニメの国．In：天野正子，伊藤公雄，伊藤るり ほか編：新編 日本のフェミニズム7 表現とメディア．岩波書店，pp.206-220.

浦河べてるの家 (2005) べてるの家の「当事者研究」．医学書院．

こじらせ男子の当事者研究
失恋ホストの現場から

文筆業／桃山商事・代表
清田隆之

「失恋ホスト」とは何か

　私は「桃山商事」というユニットで，人々の恋バナ（主に恋愛のお悩み）に耳を傾け，それをコラムやラジオで紹介する活動を行っています。メンバーは全員男性です。最初は大学のクラスメイト相手にやっていた遊び半分の活動でしたが，「複数の男で女子のお悩みを聞く」というスタイルが予期せぬ評判を呼び，面識のない人からも依頼が来るようになりました。そして次第にマジメなサークル活動に発展していき，以来16年間で話を聞かせてもらった人数は1,000人を超えました。

　今回，縁あってこちらで「こじらせ男子の当事者研究」というテーマの文章を書かせていただくことになりました。副題にある「失恋ホスト」とは，我々の活動を見たコピーライターの友人がつけてくれた名称です。私はこの活動を続けるなかで，モノの考え方や世界の見え方（とりわけ恋愛観やジェンダー観）が劇的に変化したような感覚があります。「男が女性の恋バナを聞く」なんて言うと軽薄で怪しげな印象をもたれがちですが，私はこれを全男性にオススメしたいと，結構本気で思っています。なぜなら自分自身，

(1)「話を聞く力」が身についた
(2)「男らしさの呪縛」が緩和した

という実感があるからです。

　失恋ホストは現在，桃山商事のサイトやSNSで申し込みを受け付けています。相談者さんと会うのは2時間で，場所は渋谷や新宿の貸し会議室がメインです。相談料などはかかりませんが，聞いた話は記事化する可能性があることを了承してもらったうえでお会いします。

　基本的には誰でもウェルカムですが，実際に来るのはほとんどが女性です（自分から話を聞いてほしいとやってきた男性はこれまで4人しかいません）。相談者さんはバラエティに富んでいて，彼氏に肉体関係を拒まれて悩む高校生，東大生の彼氏に二股をかけられている大学生，ネット婚活に疲れ切ったアラサー女性，さらには独身と偽っていた既婚者の彼氏を訴えたアラフォー女性や，夫のモラハラに苦しむ50代の主婦まで，年齢も事情もさまざまな女性たちがやってきます。平均すると週に1人，メディアに掲載されるなどしてラッシュが来たときは，最多で週に5人とお会いすることもありました。

男性性をこじらせた過去

　この活動が「こじらせ男子の当事者研究」とどう関係しているのか。それを語るためには，まず自分自身が"こじらせ男子"なのかについて考える必要があるかと思います。「こじらせ女子」という言葉が世に広まるきっかけを作ったライターの雨宮まみさんは，著書『女子をこじらせて』（幻冬舎文庫）のなかで「成長過程で自分のことを自然に『普通の女の子』だと思えなかった」と書いていま

す。「こじらせ女子」とは，見た目の良し悪しや恋人の有無に関係なく，自分の"女性性"に違和感をもち，それを扱いあぐねている人を指す言葉だと思います。言い換えると，「自分は女らしい女ではない」と考えている女性，というイメージになるでしょうか。

これに照らして考えるならば，私も自分の"男性性"にずっと違和感を抱えながら生きてきた感覚があります。子どもの頃からずっと体格が小柄で，性格もビビりで，母親からよく「男らしくない」と言われていました。また，1980年生まれで世代的には『ドラゴンボール』や『スラムダンク』が大流行した時代に育ちましたが，個人的にはかわいくてポップなものを好む傾向にあり，少年マンガにはあまりハマれませんでした（むしろ隣の家に住む5歳上のお姉ちゃんの影響で少女マンガを好んで読んでいました）。

このように，基本的な性質としてはあまり男っぽいタイプではなかったように思います。しかしその一方で，中高6年間を男子校で過ごした影響で，思春期にいかにも典型的な"男らしさ"を内面化してしまったような感覚もあります。

特に私の通っていた男子校は水泳部がインターハイの常連で，野球部も甲子園出場経験があるなど，体育会系の校風が強いところでした。そこではチキンレース的なコミュニケーションが日々繰り広げられ，クラスのなかでいかにおもしろいことを言えるか，マクドナルドのハンバーガーを何個食べられるか，どれだけ過激なイタズラを仕掛けられるかなど，よくわからないことで競い合っていました。私もそこに乗っからねばと必死で，家で少女マンガを読んでいることは隠していました。

また，女子との接点がまったくないため，女性をナチュラルに"モノ扱い"する感性がすくすく育っていたように思います。例えばみんなで卒業アルバムを持ち寄り，女子の写真を見ては点数をつけて盛り上がったり，クラスメイトから読み古したエロ本を回収し，学校のロッカーで管理して貸し出すという係を務めたりしていました。とにかく女子は性の対象でしかありませんでした。

そういう空気感のなかで私は，「弱音を吐けない」「人の話を聞かない」「女子を外見でしか判断できない」といったタイプの男子になっていきました。

こうして振り返ってみると，「あまり男っぽくない土壌の上にいかにも典型的な男らしさを建てていった」というのが私の男性性にまつわる基本構造ではないかと考えられます。そう考えるといろいろ腑に落ちるところがあって，例えばエロ本の図書係をやっていたにもかかわらず，自分が射精することが気持ち悪く，高校生になるまで自慰行為ができませんでした。また，サッカー部で相手選手とバチバチぶつかり合う一方，寝る前はさくらももこや吉田秋生のマンガに胸を躍らせるなど……男性性に対する違和感と過剰適応がごっちゃになっていたような感じがあります。

この感覚は20代になっても消えませんでした。すでに桃山商事の活動も始まっていたわけですが，女子のお悩みを聞き，彼女たちを苦しめる男性の数々に心底怒りを覚える一方で，頭のなかが「モテたい」「セックスしたい」という思いで支配された性欲まみれの自分もいたりして，よくわからない状態でした。身近な友人は，そんな私のことを"勃起するフェミニスト"と呼びました。女性をモノ扱いしている時点でフェミニストを名乗る資格はゼロですが……今思うと，私のこじれた男性性を評する的確なあだ名だったようにも思います。

男性のリアルな姿を直視させられる体験

失恋ホストに来る相談者さんは，基本的に恋愛の悩みごとや，夫や彼氏との関係に問題を抱えた状態でやってきます。そこでは，男性の生々しい部分をこれでもかと言うくらい聞くことになります。「そいつは最低な野郎だ！」と腹を立てることもあれば，「うわっ，俺も同じ穴のムジナかも……」と耳の痛い思いをすることもあります。聞くのは

結構つらいです。

例えば相談者のN子さん（23歳／精神科の看護師）は，6歳上の国家公務員と交際していました。付き合って5年。彼氏はN子さんのことを「かわいいかわいい」と溺愛し，ことあるごとに結婚の希望をチラつかせていたそうです。しかし，N子さんはどうしても気が進まないと悩んでいました。「彼がなぜ私のことを好きなのか正直わからない」というのがその理由でした。

彼女は熱意をもって仕事に取り組んでいました。患者さんの認知や行動パターンを観察し，回復のための道筋を一緒に模索していくのが精神科看護師としての喜びだと語ります。しかし，彼氏にそういった話をしてみても，「精神病っていつ治るの？」と，まるで風邪や怪我のような捉え方をするばかりで，あまり関心を示そうとしない。N子さんはそういう彼氏に疑問を抱いていました。

これは結構笑えない事例でした。なぜなら，「女性の内面に関する"解像度"の決定的な低さ」というのは，まさに自分を含め多くの男性に当てはまる傾向だったからです。桃山商事では失恋ホストとは別に，コラムやラジオのための取材で男性たちにインタビューする機会も多いのですが，女性を説明する語彙の貧しさに愕然とします。外見や性的な部分に関しては，かなり雄弁に語ります。しかし，性格やセンス，思想信条など，女性の内面に関する説明になると，途端に言葉があやふやになる。これは相手が妻や恋人であってもです。

私にもかつて，「かわいいかわいい」とベタ惚れしていた恋人がいました。彼女は臨床検査技師という仕事をしていて，交際4年目のある日，「エコー検査の実験台になってほしい」と頼まれ，初めて職場の病院を訪れました。同僚と談笑し，白衣に着替えて医療機器を手際よく操るその姿を見たとき……これは本当に驚くべき感覚なのですが，私は初めて「ああ，この人も仕事をしているんだな」と実感したのです（！）。お，俺は4年間も付き合ってきて恋人の仕事に一度も関心をもったことがなかったのか……。その感覚に愕然として，

桃山商事のPodcast番組「二軍ラジオ」でもそのことについてメンバーと語り合った記憶があります。そんな過去があったため，私にはN子さんの彼氏を悪く言う資格は一切ありませんでした。

しかし，これはほんの一例に過ぎません。相談者さんの話から見えてくるリアルな男性の姿には，ほかにも次のような要素がありました。

- 女性から指図されることを嫌う
- すぐ不機嫌になり，その理由を説明しない
- 耳の痛いことにはすぐ耳をふさぐ
- 夢見がちだが，具体的な計画性に欠ける
- 変化が大嫌いで，現状維持が大好き
- いつも同じようなものばかり食べている
- 2つ以上のことを同時に考えられない
- 自分の感情を言語化できない
- 妊娠や生理について理解度が恐ろしく低い
- 「俺は変わる」と言いながら行動に移さない
- 全部やれるという"無限論"的な過信
- 自分はいつまでも健康だと過信している
- 人間関係にメンテナンスという発想がない
- 自分のフレームで解釈する"演繹的発想"
- スマホにこもって目の前の現実から逃避
- マザコン（自分をケアしてくれる女が好き）
- ロリコン（自分の脅威にならない女が好き）
- 他人に興味はないが「僕を見て」欲は強い
- 怒られることを嫌がり，話し合いを避ける
- ちょっと体調が悪くなると大げさにわめく
- 下ネタで男同士の連帯を確かめ合う
- 「人から見られている」という意識に欠ける

……いかがでしょうか？　思い当たる節はないでしょうか？　まだまだ挙げればキリがなく，書いていて気が滅入りそうです。

桃山商事の活動がもたらしてくれたもの

もちろん，これらがすべての男性に当てはまるという話ではありません。女性のなかにも似たよ

うな性質をもっている人はいるだろうし，すべてがネガティブなものとも言い切れません。しかし，失恋ホストとして現場でこういった話を聞いてきた自分にとっては，何か目の前に鏡を突きつけられているような，そんな感覚になる体験です……と，こう書くといかにもリベラルで優等生っぽい意見にも思えますが，そんな理性的なものではなく，もっと肌感覚に近い，何か美意識を問われているような感覚になるのです。

自分のなかにこれまで述べてきたような男性特有のイヤな要素が染みついているのは否定しがたい事実です。そのうちいくつかは，この社会で生きていると自然に身についてしまうものかもしれないし，また，男社会に適応するためには獲得せざるを得ないものだったかもしれません。しかし，都合の悪いことには耳をふさぎ，いつまでも女性を性の対象としか見られず，弱音を吐露できず勝手に苦しさを募らせていくのは……端的に言ってダサくないでしょうか。「いつまでもそんな自分でいいのか？」と考えると，それはちょっとイヤだなと，切に思うようになりました。こういう美意識を働かせられるようになったのが，桃山商事の活動から受けた最大の恩恵です。

以前ウェブメディアのお仕事で対談させていただいたジェンダー研究者の前川直哉さんは，「清田さんにとって桃山商事の活動は，染みついた男性性を洗い落とすことにひと役買っているのではないか」と言ってくれました。特に30代になり，桃山商事の活動で見聞きしたことをコラムやラジオでアウトプットするようになってからは，「モテたい」とか「負けたら終わり」といった焦燥感や強迫観念が薄れ，ずいぶんと生きやすくなったような実感があります。

まず，"女友達"という存在が飛躍的に増えました。これは女性を判断する基準がルックスとスタイルしかなく，恋愛もしくは性愛的な興味をもつことしかできなかった10代〜20代の自分からするとかなりの変化です。女友達に対しては意識的に性的な視線を向けないようにしている部分も少なからずあると思いますが……彼女たちと少女マンガの話をしたり，かわいい服や雑貨を一緒に探しにいったり，お茶をしながら愚痴をこぼし合ったりする関係は，元来の自分にフィットしている感覚があり，とても楽しいです。

そして，失恋ホストでの対応にも，かなりの変化がありました。現在の我々は，相談者さんの話を「読解」するように聞くことを心がけています。まずは経緯や関係性，考えていることや感じていることを，とにかくひたすらしゃべってもらいます。相手が言葉につまったら，質問を投げかけて語りを促す。前半の1時間は，そうやって机の上に素材を散りばめるイメージで進めていきます。そして後半の1時間は，断片的な素材をじっくり眺め，それぞれにはどんな意味があり，どれとどれがつながり，何と何が矛盾しているのか，相談者さんと一緒に議論を重ねていきます。こうやって話を進めるなかで，こんがらがってひと塊になっていた悩みをパーツごとに切り分け，悩みの「核」を洗い出していく。そこから先は相談者さん自身で決めていかなくてはならない領域だと思いますが，整理整頓の段階まで手伝うことができれば，我々としては最低限の役割は果たせたかなという気持ちになります。

しかし，かつての失恋ホストはこれとは異なるスタンスで行っていました。20代の頃はとにかく「元気づける」ことに主眼が置かれていて，まるで男子校のようなノリで，いかに相談者さんを盛り上げるかに心血を注いでいました。山へ行ったり遊園地に行ったり楽しかったのは確かですが……うまく行かない部分が多かったのもまた事実です。

というのも，このスタイルだと男同士の競い合いが発動してしまい，「俺が俺が」と我々ばかりしゃべる感じになってしまいます。おもしろいことを言ってやろう，鋭い意見を言ってやろう，相手に影響を与えることを言ってやろう……となり，相談者さんが置いてけぼりになるシーンが少なくありませんでした。相談者さんからすると「話を聞いてもらっている」という感覚になるため，相

談を受ける我々にはある種の"権力"が付与される形になります。そのせいもあってか，相談者さんの悩みごとに対し，つい何かを言いたくなってしまいます。自分としては「役立ちたい」「助けたい」という利他的な気持ちでアドバイスを送っているつもりかもしれませんが，そこに「すごいと思われたい」「自分の言う通りにさせたい」という気持ちが混ざっていないとは言い切れません。立場を利用して権力がもたらす快楽を貪るというのはちょっとダサい行為だし，そういう欲求と冷静に距離を取りながらでないと，恋愛相談はうまく行かないような気がしています。我々に盛り上げてもらうよりも，自分のモヤモヤを存分に吐露できたほうが相談者さんは元気になるからです。なので，何か言いたい気持ちが湧いたときは「ちょっと待て／今はお前の／出番じゃない」という標語を心で唱えて自制しています。こういったことに気づけたのも，この活動の成果のひとつです。

　以上が私の考える「こじらせ男子の当事者研究」です。このように，思春期から20代くらいにかけてどんどんこじれていった私の男性性は，桃山商事の活動を通じて少しずつ解きほぐされていきました。以前よりも円滑にコミュニケーションが取れるようになったし，男性性がもたらす呪縛が緩和し，ずいぶん生きやすくなったように思います。しかしそうなると，今度はジェンダーに理解のある優等生みたいな発言をして褒められようとしている自分が出てきたり，他の男性に対して「まだ男らしさで消耗してるの？」と優越感を抱こうとしている自分が見つかったりして……男性性とは本当に厄介で根深いものだなと感じています。今後はそういう問題についても注意深く観察していけたらと思っています。これがどのくらい当事者研究になっているのか心許ないばかりですが……何かの参考になれば幸いです。

新刊案内

Ψ金剛出版 〒112-0005 東京都文京区水道1-5-16　Tel. 03-3815-6661　Fax. 03-3818-6848
e-mail eigyo@kongoshuppan.co.jp　URL http://kongoshuppan.co.jp/

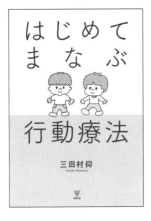

はじめてまなぶ行動療法
［著］三田村仰

行動科学研究から臨床応用まで，心理臨床の歴史そのものと呼ぶにふさわしいほど長い歴史と蓄積をもつ行動療法。「パブロフの犬」の実験から認知行動療法，臨床行動分析，DBT，ACT，マインドフルネスまで，行動療法の基礎と最新のムーブメントをていねいに解説する研究者・実践家必読の行動療法入門ガイド。行動療法の全体的イメージをつかめるように各章を構成しつつ，重要概念を整理した巻末付録「用語解説・定義」や研究論文の文献も紹介しながらさらなる学びにつなげるためのヒントも豊富に盛り込んでいる。はじめて読んでもよくわかる，行動療法の歴史・原理・応用・哲学を学べる入門テキスト！　　　　　　　　　　　　　　　　本体3,200円＋税

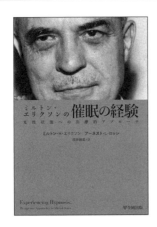

ミルトン・エリクソンの催眠の経験
変性状態への治療的アプローチ
［著］ミルトン・H・エリクソン　アーネスト・L・ロッシ
［訳］横井勝美

講演と面接記録から辿る臨床催眠の奥義。メスメル，シャルコー，ベルネームらから連綿と続く近代催眠の歴史をふまえて，発展させ洗練させていったエリクソン催眠の集大成！　ミルトン・エリクソンとその高弟アーネスト・ロッシによる，催眠療法のエッセンスを伝える三部作の第二弾。前著『ミルトン・エリクソンの催眠の現実』に続いて，催眠テクニックの応用の実際から，催眠療法の創造的なプロセスを達成する方法を深めていく。

本体5,400円＋税

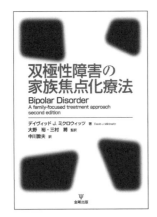

双極性障害の家族焦点化療法
［著］デイヴィッド J. ミクロウィッツ
［監訳］大野裕　三村將　［訳］中川敦夫

双極性障害の治療は，薬物療法だけでなく，患者の家族や社会的な人間関係の観点にも考慮しなければならない。そうした考えから開発された家族焦点化療法（Family Focused Therapy：FFT）という心理教育的介入法について，本書では①この治療の開発を進めた研究と臨床の背景について，②評価の実施法，心理教育，コミュニケーション・トレーニング，問題解決モジュールの実施に関するマニュアルについて，の二つの面に分けて解説する。

本体6,500円＋税

当事者研究の進化形態
―― 当事者研究の「未来」

6

当事者研究の支援効果に関するエビデンス

東京大学
熊谷晋一郎

　当事者研究は，地域のなかで暮らす精神障害をもつ人々が，さまざまな苦労に直面するなかで，自助・共助の技法として生み出された実践である。しかし，この当事者研究がもつ支援法としての側面については，十分なエビデンスが未だ確立されていないとして，批判されることもある。本稿では，このような批判に対する応答として，これまでになされてきた当事者研究の支援法としての効果検証研究について，そのいくつかを紹介することにしよう。

　しかしその前に，ある支援法のエビデンスを評価しようとする際に，検討しておかなければならないことがある。それは，「支援法の効果を判定する尺度を，誰が，どのようにして決めるべきか」という問題と，当事者研究のように「複雑な現場の状況に即応し，柔軟にその形を変える技法の効果を，どのような研究デザインで評価するのか」という問題の2つである。以下，それぞれについて，簡単に問題の所在を検討していく。

当事者が中心になって作る効果尺度

　まず1つ目の，「支援法の効果を判定する尺度を，誰が，どのようにして決めるべきか」という問題について説明を試みるうえで，筆者自身の経験を振り返ることにする。

　筆者は，生まれつき脳性まひ[注1]という身体障害を持っており，車いすに乗って，24時間介助を必要とする生活をしている。筆者が生まれた1970年代は，脳性まひの子どもが生まれると，なるべく早期に発見をし，家族総動員で濃厚なリハビリを施すことで，なるべく健常な子どもと同じような体に近づけることが良しとされていた（加藤・茂木，1982）。その結果，次々に提案されたさまざまなリハビリ法は，「どれくらい健常者に近づくことができたか」を測る尺度によってその効果が検証されていったのである。この時代のリハビリは，筆者自身の経験を振り返ってみても，「何のためにリハビリをしているのか」がわかりにくく，苦痛の大きいものだった（熊谷，2009）。

　その後，1975年「障害者の権利宣言」，1981年「国際障害者年」，そして1983～92年「国連・障害者の十年」など，世界的に障害者の人権問題に関する意識が高まり，世界各地で同時多発的に勃興しつつあった当事者運動が互いに連携をしはじめ，大きな勢力となっていった。また同時期に，財政的な余力がなくなった先進国が次々に統計学的なエビデンスを主導し，リハビリの長期的な効果について多くの研究報告がなされ，当初考えられていたような効果は存在しないことが次々と明らかになっていった（上田，1983）。当事者運動とエビデンス主義が互いに手を取り合って，「障害は個人の心身の中に宿る」という医学モデル的な考え方から，「障害は，少数派の心身と，主流派向けの社会環境との間に生じる摩擦である」という社会モデルへと，大きなパラダイムシフトが起きたのである。

　この考え方の転換は，脳性まひ者の身体を健常

者の身体に近づけるアプローチから，脳性まひ者がその身体のままでも暮らしていけるよう社会環境の側に介入するというアプローチへと，実践レベルでの変化をも引き起こした。また支援法の効果も，健常者に近づいたかどうかではなく，健常者とは異なる方法でもよいし，独力ではなく介助を使ってでもよいから，「できること」がどれくらい増えたか，そして，主観的な生活への満足度がどれくらい向上したかを測る尺度が用いられるようになったのである。

　このように，支援法の効果をどのような尺度によって測定するのかという問題は，それ自体が何らかのエビデンスによって導かれるものではなく，「どのような状態を良しとするのか」についての価値観に依存している。そして，支援法の第一義的なステークホルダーである被支援者が，どのような状態を良しとしているのかを踏まえずに尺度の選択をすることは，支援の本来の目的を見失った研究デザインといわざるを得ない。

　以上のパラダイムシフトは，脳性まひだけでなく，精神障害の分野でも生じた。それを象徴しているのが，精神保健領域における（主観的）リカバリー概念の台頭である。（主観的）リカバリーは，精神疾患をもつ当事者の手記の公開を機に1980年代あたりからアメリカで普及した概念（Deegan, 1988；Lovejoy, 1982）であり，専門家や支援者が一方的に定義した回復ではなく，当事者の主観的経験に根差した回復の定義を意味する。当事者の語りの質的分析を行ったRidgway（2001）やJacobson（2001）の研究，測定可能なリカバリーの定義の構築や尺度の作成を試みたNoordsy et al.（2002）やCorrigan et al.（1999）の研究，当事者の語りをもとにリカバリーの理論モデルの構築を試みたRalph et al.（2005）やYoung & Ensing（1999）の研究，こうした当事者の語りをもとにしたリカバリーの先行研究を統合し，共通する要因を CHIME（Connectedness, Hope, Identity, Meaning, Empowermentの頭文字）としてまとめたLeamy et al.（2011）の研究などによって研究領域の中でも取り扱われはじめてきた。主観的リカバリーとは，当事者視点に基づいて生み出された効果尺度とされている。

　当事者視点は，効果尺度の選定において重要なだけではない。より広く，そもそもどのような研究が優先的に行われるべきか，という科学技術政策のアジェンダにおいても，当事者の視点を考慮に入れることが不可欠である。従来は製薬産業，医療テクノロジー産業，学術界が，新しい研究や治療法開発において先導的な役割を果たしてきたが，彼らの優先順位は必ずしも，当事者や臨床家の優先順位と同じではない。その結果，潜在的に有益な研究領域の多くが無視されることになる。

　このような問題意識を背景に，2004年，英国で非営利組織ジェームズ・リンド同盟（James Lind Alliance：JLA）が設立した。JLAの取り組みは，「臨床研究に当事者視点を導入する」という点で先進的な事例といえる。JLAでは，当事者[註2]，支援者，臨床家が「優先課題設定パートナーシップ（Priority Setting Partnerships：PSP）」を組み，合議によって，もっとも重要だと思われる課題を特定し，優先順位をつけ，その結果を公表している（Lloyd & White, 2011）。2013年4月1日以降，JLAの事務局はNational Institute for Health Research Evaluation, Trials and Studies Coordinating Centre（NETSCC）に置かれている。

　PSPでの合議の結果は，研究資金提供者に対して，当事者，支援者，臨床家にとって何が重要なのかを教えてくれる。PSPのメンバーは協力して，治療効果に関して不確実な事柄（uncertainties）を集め，National Library for HealthのDatabase of Uncertainties about the Effects of Treatment（DUETs）に登録する。登録された内容はすべて，既存の知識や研究によってすでに解明されていないかどうか，データアナリストによってチェックされる。こうして残った不確実な事柄は，優先順位づけの合議的プロセスを経て，「優先して研究すべき課題：トップ10リスト」へとまとめられる。2012年時点までに，統合失調症，喘息，尿失禁，

めまいなど，30以上の疾患でリストが発表されている（Lloyd et al., 2012）。

柔らかい支援法の効果検証方法

当事者研究の効果検証を行う前提として考えておかなければならない2点目の課題は，当事者研究のように，複雑な現場の状況に即応し，柔軟にその形を変える柔らかい支援法の効果を，どのような研究デザインで評価するのかという問題である。

揺れ動く現場の状況を無視した出来合いの「堅い支援法」を押しつけるのではなく，柔軟な介入方法を行うことで，個別の状況に合わせたきめ細やかな支援が可能になる。その反面，当事者研究のように，さまざまな要因に合わせて柔軟に形を変える「柔らかい支援法」の効果検証を行うことは，介入内容の統一性を保ちにくいため，一般的には困難だとみなされる。こうした事情から，効果検証はしやすいが現場では使いにくい堅い支援法が優先的に研究され，エビデンスを蓄積していくのに対し，効果検証は困難だが現場で求められる柔らかい支援法は，なかなか研究対象とはなりにくく，ゆえに十分なエビデンスを得られないという状況が存在していた。

しかし2000年以降，こうした柔らかい支援法の効果検証を行う研究方法が整備されはじめた。例えばキャンベルたちは，柔らかい介入方法の効果検証を行うための研究デザインを，質的研究と量的研究を組み合わせた5段階からなるスキームとして整理した（Campbell et al., 2000）。表はこの5段階を簡単に整理したものである。

表　柔らかい介入方法の効果検証研究のデザイン
（Campbell et al.（2000）の内容を筆者が和訳したうえで改変し抜粋）

前臨床・理論相（preclinical or theoretical phase）
　最初のステップでは，先行研究のサーヴェイを通して，検討中の介入方法が，確かに望ましい効果を有する可能性があるという証拠をはっきりさせる。ここで示される証拠は，いわゆる健康科学以外の分野（組織変革理論など）の先行研究から引用することになるかもしれない。さらに，検討中の介入方法の有効性に関して，すでに先行研究がある程度の経験的根拠を提供しているかどうかを調べる。

第I相：介入方法を構成する要素の定義（defining components of the intervention）
　第I相は，主に質的研究によって，介入方法を構成する各要素の重要性と，要素間の相互関係についての理解を向上させる。前項で述べた，当事者の主観的経験に関する語りから，効果尺度を選択するのという過程もここに含まれるだろう。ほかにも例えば医療従事者が，「自分たちの診療スタイルを変容するうえで障壁となっている主な要因は，時間や資源の不足だ」と考えている場合に，知識の向上のみに焦点を当てた介入は有効ではないことが予想される。

第II相：臨床研究と介入デザインの定義（defining trial and intervention design）
　第II相では，第I相で集めた情報を用いて探索研究を行い，最適な介入方法と研究デザインを設定する。具体的には，①受容性と実行可能性の判定，②対照群への介入内容の決定，③本試験のデザインを決める各種パラメータの決定を行う。以下，それぞれの内容を説明する。

①受容性と実行可能性（acceptability and feasibility）の判定
　入の強度と期間が被験者に受け入れられないと判明した場合には，異なる介入方法を試したり，最適な有効性を達成できるように介入方法を調整する。また，介入実施者が新しい介入法に慣れてくるにしたがって，介入効果が徐々に高くなっていくという，いわゆる「学習曲線」が存在しているかどうかもテストする。学習曲線が存在する場合，試験の初期から効果的な介入を確実に提供するために，正式な募集開始の前に導入期間を設けるかどうかを検討する。
　また，介入の実施における臨機応変さと統一性のバランスを決定する。具体的には，介入の一貫性を促進するための訓練とともに，介入実施者のパフォーマンスへのフィードバックを提供するために，介入場面を録音・録画するのもひとつのやり方である。

②対照群への介入内容の決定（defining the control intervention）
　本試験の対照群への介入内容も，第Ⅱ相で決定される。代替的な介入，標準的なケア，プラセボのなかから選択される。標準的なケアは，ときに介入群における介入に匹敵するほど柔らかいこともあり，時間とともに介入内容が変化していく可能性がある。したがって，対照群に提供されている介入内容をモニターしておくことが重要である。無介入対照群の使用は，患者に受け入れられない可能性があるので，すべての参加者が最終的に介入を受ける無作為待機リスト研究も検討する。

③本試験のデザインを決める各種パラメータの決定（designing the main trial）
　第Ⅱ相は効果量の評価を可能にするために，理想的にはランダム化されるべきである。ここでの評価結果は，本試験のサンプルサイズを計算するための基礎データを提供する。本試験で用いる効果尺度も第Ⅱ相の段階で試験的に利用される。研究者は，調査対象の疾患または状態に関連する尺度だけでなく，社会経済的状況を測定する尺度なども含めるべきである。そもそも健康状態を評価する尺度が必要かどうかも重要である。もしも専門家の行動変容をねらった介入を評価する研究の場合，変更された行動（例えば，特定の治療を処方する）が患者の健康状態を向上させるうえで有効であるという明白な証拠さえあれば，介入が行動を変えたことを示すだけで十分かもしれない。

第Ⅲ相：本試験の実施（methodological issues for main trial）
　本試験では，サンプルサイズ，選択基準および除外基準，ランダム化の方法など，ランダム化比較試験（RCT）において通常扱われる問題に対処する必要がある。被験者レベルのランダム化は，必ずしも実現可能でないし，適切であるとも限らない。代わりに，クラスターレベルのランダム化がよく使われる。また柔らかい介入試験では，当事者，支援者，研究者に，割り当てを隠すことができないことが間々ある。その場合，非盲検化試験の潜在的なバイアスを考慮する必要がある。例えば介入群と対照群との間で，患者の試験へのコミットメントのレベルが異なると，脱落率に差が生じ，結果の解釈が困難になる可能性がある。一部の患者が強い選好を有する場合，強い選好のない患者は通常どおりランダム化されるが，強い選好をもつ患者は本人が希望する治療を受けるという「選好試験デザイン」を使用してもよい。しかし，そのような試験の結果は解釈が難しい。
　柔らかい介入試験から得られた知見は，将来その介入が実施される可能性がもっとも高い状況と同じ状況で実施された場合に，より一般化できる。例えば適格基準は，将来介入が提供される可能性のある属性の被験者をなるべく除外してはならない。さらに本試験の介入群における，介入の実施プロセスに関する質的研究は，治験の妥当性をより強めることができるため推奨される。

第Ⅳ相：効果的な社会実装の促進（promoting effective implementation）
　第Ⅳ相では，ドロップアウトの防止，介入の安定性，対象群の拡大，および有害な影響の可能性に特に注意を払い，現場における介入の実装を検討する。そのような活動のための資金調達メカニズムは現在確立されていない。

　Gabriel & Normand（2012）は，米国における1940年代から現在に至る臨床研究のデザインの変遷を，社会制度や疾病構造の変化，医学的な進歩によって跡付けた。この総説では，2010年以降，精神医療のみならず臨床医学研究全般において，身体的状況や環境要因の多次元性と，多様な選択肢の存在の下で，個々の当事者の価値観に基づいてカスタマイズされた柔らかい介入の効果を検証することのできる，当事者中心の臨床研究（patient centered clinical research）のデザインが重視されるようになったことを指摘している。こうした研究デザインの最近の動向も踏まえながら，当事者研究の効果を検討しなくてはならない。

当事者研究の効果に関する研究

　以上述べてきた2つの問題に留意しながら，我々は，当事者主導で，当事者研究の効果を検証する研究を進めるため，2015年から「当事者研究のやり方研究会」[註3]を開始した。発足当初に掲げた会の目的は，以下の6つになる。

①ビギナーでもファシリテーターになれるように，当事者研究のやり方を記述
②当事者研究実践のスーパービジョン
③当事者研究に役立つツールの共有
④当事者視点のリカバリー尺度の構築・選択
⑤当事者主導型臨床研究（patient centered clinical research）の設計
⑥当事者研究ネットワークで成果を公開

```
要因                                    効果
・年齢（Age）                           ・自分への向きあい方
・からだの個性（Body）                    －ぐるぐる（Rumination）
・共同研究者（Collaborator）              －わくわく（Reflection）
・研究期間（Duration）                   ・首尾一貫感覚
・研究に割く時間（Effort）                 －状況把握感
・研究頻度（Frequency）                   －処理可能感
・参加グループの特徴（Group）              －有意味感
```

図1　当事者研究の効果に関する質問紙票調査の項目

以下では，やり方研究会での取り組みのうち，当事者研究の効果検証に関わる部分（上記のうち，①②③④）に限定して，これまでの研究成果を紹介する。

①当事者視点のリカバリー尺度の構築・選択

当事者視点のリカバリー尺度の構築に関しては，2005年から2013年までに寄せられた当事者研究225事例のそれぞれについて，「考察」のセクションから当事者研究のメリットに焦点を当てて分析した研究（山根ほか，2014）や，精神障害や発達障害の当事者7名を対象に行ったグループ・インタビューの分析（Sato et al., 2014）から，医療社会学者アントノフスキーが提唱した首尾一貫感覚（Sense of Coherence : SOC）と類似の概念が抽出された[註4]。以下，SOCに関して簡単に解説をする。

疾病のリスクファクターの軽減と除去に関する知見を蓄積していく従来の疾病生成論（Pathogenesis）に対し，健康の回復，保持，増進に関わるサリュタリーファクター（健康要因）の解明と，健康の回復，保持，増進のメカニズムを解明していく理論を，健康生成論（Salutogenesis）と呼ぶ（Antonovsky, 1979）。健康生成論はオタワ憲章に始まるヘルスプロモーションの基礎理論として評価されており（Kickbush, 1996），なかでもSOCは全29問（すべて7件法で回答）からなる自記式質問紙によって測定される尺度（山崎，2009）として，健康生成論の中核をなすサリュタリーファクターのうち，中心的な役割を果たすものとされる（Antonovsky, 1979）。SOCとは自分の生きている世界（生活世界）は筋道が通っている，腑に落ちるという感覚であり，（1）自分の置かれている，あるいは置かれるであろう状況がある程度予測または理解できるであろうという「把握可能感」，（2）何とかなる，何とかやっていけるという「処理可能感」，（3）ストレッサーへの対処のしがいも含め，日々の営みにやりがいや生きる意味を感じられるという「有意味感」という，3因子構造をもっていることが知られている。

我々は，当事者研究の調査と情報共有を目的とした「当事者研究ネットワーク」のホームページ（http://toukennet.jp/）で，2014年8月12日から2014年11月10日の期間，Survey Monkey®を使ったウェブアンケート調査を行った。調査項目は，当事者研究の効果に影響を与えうる7要因と，Rumination-Reflection Questionnaire（RRQ）日本語版（高野・丹野，2008）およびSOCである（図1）。前者のRRQは，（1）自己への脅威，喪失，不正によって動機づけられた，自己へ注意を向けやすい特性である反芻傾向（Rumination trait）と，（2）知的好奇心に動機づけられた，自己へ注意を向けやすい特性である省察傾向（Reflection trait）の2つを測定したものであり，当事者研究のなかで重視されている「外在化」と関連していると考えられる。先行研究では，Ruminationが低く，Reflectionが高いことが，高いウェルビーイングや問題解決能力，共感能力と関連しているといわれている。

IPアドレスの重複，名前の重複などに注意してデータ・クレンジングを行い，189名分の有効回

答が得られた。集計および分析はSPSS®を用いた。

効果に関する5つのサブスケールについて因子分析（主成分分析，プロマックス回転）を行ったところ，成分1［処理可能感，有意味感］，成分2［Rumination，Reflection，把握可能感］の2因子が抽出された。とりわけ（1）Ruminationと（3）把握可能感との間には，互いに強い負の相関関係（spearman ρ =-.712, p<.001）が認められ，当事者研究によって把握可能感を高めることが，Ruminationに対して治療的な効果を及ぼす可能性が示唆された（図2）。また，自閉スペクトラム症（ASD）の診断をもつ人は，もたない人と比較して，把握可能感が低く，反芻傾向が高い傾向があることもわかり，当事者研究の効果検証研究を行ううえで優先すべき対象であると考えられた。

また，当事者研究を行っているか否かは，Reflectionの高さと有意な関連を示すとともに，研究を継続することが，年齢依存的な把握可能感向上を消失させる傾向が確認された。さらに，誰と当事者研究を行っているかが，成分1［処理可能感，有意味感］と関連している傾向が認められ，「一人で」＜「支援者・医療者と」＜「同じような困りごとを抱えた当事者と」＜「家族と」の順に成分1の値が高くなる傾向が認められた（熊谷，2016）。

②**当事者主導型臨床研究（patient centered clinical research）**

以上の調査は横断的なものであり，介入と効果との因果関係は明らかではない。我々はキャンベルのデザインを参考にしながら，やり方研究会のなかで作成した事者研究のやり方マニュアルを用いて，ASDの診断をもつ成人を対象に，当事者研究の効果を検証する臨床介入研究[註5]を開始した。以下ではその経過を紹介する。

まず綾屋は，2011年以降，月に2回，1回2時間の発達障害者を対象とした当事者研究会を継続してきた[註6]。その実践はすべて音源記録しており，エスノメソドロジー・会話分析という質的分析によって，依存症の自助グループの運営方法を参考

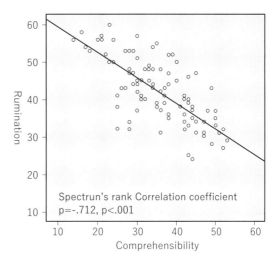

図2　把握可能感と反芻傾向

にした「言いっぱなし聞きっぱなし」という順番交代のルールが，ASD者にとって語りやすい環境を提供している可能性を見出した（浦野ほか，2015）。加えて実践のなかで，ASD者の当事者研究を進めていくうえでは，定型発達者の特性や定型社会の暗黙のルールに関する知識が必要という認識に至った[註7]。そこで2014年に，当事者から「定型発達者，定型社会のここがわからない」という意見を抽出し，さまざまな専門領域からの回答を講義形式でレクチャー，意見交換をする「ソーシャル・マジョリティ研究会」を立ち上げた（綾屋，2015）（ソーシャル・マジョリティ研究会の講義内容とそれに対する当事者の意見は，近日中に書籍として発表される予定である）。

以上のような試行錯誤的な実践と分析を踏まえ，2015年6月から2016年8月にかけて，月に1回程度，当事者研究の経験が豊富な3つのグループ，すなわち，統合失調症を中心とした「べてるの家」，トラウマや薬物依存症を中心とした「ダルク」，発達障害を中心とした「おとえもじて」で定期的に研究会を開き，ASD者向けの当事者研究マニュアルと，これを用いた臨床介入研究のプロトコールを作成した。

やり方研究会でデザインした臨床研究の全体像は図3のようになる。研究参加者は，当事者研究

プログラムに参加する前に，一連の「評価・測定（自分測定）」を行う。その後，「テーマ研究」「多数派研究」「個人研究」という3つのサブプログラムに参加することになる。テーマ研究と多数派研究は隔週で交互に行うが，個人研究は毎週行う。したがって，テーマ研究は全6回，多数派研究は全6回，個人研究は全12回になる。1回のプログラムは2時間だが，前半の1時間はテーマ研究または多数派研究を行い，後半の1時間は個人研究を行う。そして最後に，もう一度「評価・測定（自分測定）」を行って終了となる。参加者は，8人が1グループになって，全12回（12週）にわたるプログラムに参加することになる。12週間の間，グループのメンバーは変わらず，すべての回で，当事者ファシリテーターが2名つく。分析は量的に分析されるだけでなく，実践の様子はICレコーダーと7台の定点カメラで記録され，テーマ分析や会話分析などの手法によって質的にも分析される。

2016年9月には東京大学ライフサイエンス委員会臨床審査委員会の承認を得て（No.16-100），2016年12月には，8名の成人ASD者を対象にしたsingle armの予備研究を完了した。現在分析の途中ではあるが，対処可能感の有意な上昇（p=.043）が認められた。

キャンベルの枠組みでいえば，我々の臨床研究は現在，第I相を終えたあたりで，これからその分析を踏まえてやり方研究会でマニュアルを再検討したうえで，第II相のクラスターRCTに進んでいくことになる。

おわりに

当事者研究の効果を検証するうえで考えなくてはならない2つの課題，そして，現時点での到達点について駆け足で紹介をしてきた。考えるべきこと，なすべきことは多く残っている。価値に関わる問題と，エビデンスによって答えるべき問題を整理し，進むべき方向を確認しながら，着実に丁寧に研究を重ねていく必要がある。

● 謝辞

本研究は，JST CREST「認知ミラーリング：認知過程の自己理解と社会的共有による発達障害者支援」（課題番号：JPMJCR16E2），文部科学省科学研究費補助金・新学術領域研究「構成論的発達科学」（No.24119006），基盤研究（A）「生態学的現象学による個別事例学の哲学的基礎付けとアーカイブの構築」（No.17H00903），および，基盤研究（B）「精神医学の社会的基盤：対話的アプローチの精神医学への影響と意義に関する学際的研究」（No.16H03091）の支援を受けたものである。

▶註

1 1968年の厚生省（当時）の報告によると，脳性まひとは，「受胎から新生児（生後4週間週以内）までの間に生じた脳の非進行性病変に基づく，永続的な，しかし変化しうる運動および姿勢の異常で，進行性疾患や一過性の運動障害，または将来正常化するであろうと思われる運動発達遅滞は除外する」と定義される。

2 患者団体の代表者が選出されることが多い。

3 2016年12月現在のメンバーは，向谷地生良，上岡陽江，五十公野理恵子，向谷地宜明，山根耕平，綾屋紗月，石原孝二，宮路天平，熊谷晋一郎の9名。

4 現時点では，質的分析をもとに，SOCという既存の尺度の妥当性を確認するにとどまっているが，同時に現在進行形で，浦河べてるの家やダルク女性ハウスのメンバーの協力を得つつ，新規のリカバリー尺度を構築する取り組みも行っている。具体的には「自分の回復を感じるのはどんな時か」「仲間の回復を感じるのはどんな時か」という2つのテーマを立て，KJ法によって語りを集積した。その語りから，自己評価式の質問紙票と，仲間評価式の質問紙票を作成し，2種類の質問紙の得点の相関を調べる予定である。この取り組みはまだ始まったばかりで，詳しく紹介できる段階にはないが，例えばダルク女性ハウスにおいて行ったKJ法では，「自分の回復を感じるのはどんな時か」については，「施設のスタッフが警察とつながっているのではないかと疑うことがなくなった」「犬を見ると，麻薬犬だと思ってしまうことがなくなった」「洗濯物を自分で取り込むようになった」などの語りがあり，「仲間の回復を感じるのはどんな時か」については，「動きすぎや動けない状態が少ない」「言葉を憶えた」「自分を責めることが少なくなってきた」「輪の中に入らなくてもいられるようになった」「ミーティングで泣けるようになってきた」「みんなの前で寝られるようになった」「人の世話を焼きすぎなくなった」などが語られた。本特集の山崎論文では，このテーマに関してより詳細に論じられている。

5 UMINに登録された臨床試験名は，「自閉スペクトラム症に対する当事者研究の方法および効果に関する探索的臨床試験」である。詳細は下記を参照のこと。
告知動画：https://www.youtube.com/watch?v=3PL1QZ11rtw
UMIN臨床試験登録システム：https://upload.umin.ac.jp/cgi-open-bin/ctr/ctr.cgi?function=brows&action=brow

週	1	2	3	4	5	6	7	8	9	10	11	12	13	14	15	16	17	18
	2時間／日×3日間／人															2時間／日×2日間／人		
自分測定		Pre															Post	
テーマ研究																		
多数派研究																		
個人研究																		

	テーマ研究（6回） 意義：テーマによって連想されるエピソード記憶の交換によって意味記憶レベルで共有した語彙を概念的自己の記述資源とする。	多数派研究（6回） 意義：社会参加の障壁となっている多数派のコミュニケーション様式を知る。	個人研究（12回） 意義：現実（＝エピソード記憶）と自己イメージ（＝概念的自己）の相互循環により自伝的記憶を他者に伝達可能な形で統合する。
1週目	1回目 －少数派のことばをつくる －先行く仲間の生み出したことばに触れる：エピソード・ベースト・ラーニングの使い方 －自分のことばを登録する：言いっぱなし聞きっぱなしSNSの使い方 －ウォーミングアップテーマ研究		1回目 －自分の物語をまとめあげる －個人研究のすすめ方 －個人研究の効果 －ウォーミングアップ個人研究：当事者研究ワークシート
2週目		1回目 －みんなの社会をデザインする －言いっぱなし聞きっぱなしミーティング	2回目 －ウォーミングアップ個人研究：当事者研究ワークシート
3週目	2回目 －言いっぱなし聞きっぱなしミーティング		3回目 －個人研究
4週目		2回目 －定型発達者の感情のルールって何だろう －言いっぱなし聞きっぱなしミーティング	4回目 －個人研究
5週目	3回目 －言いっぱなし聞きっぱなしミーティング		5回目 －個人研究
6週目		3回目 －定型発達者の「話す，聞く」の仕組みはどうなっているんだろう －言いっぱなし聞きっぱなしミーティング	6回目 －個人研究
7週目	4回目 －言いっぱなし聞きっぱなしミーティング		7回目 －個人研究
8週目		4回目 －定型発達者の会話のルールはどうなっているんだろう① －言いっぱなし聞きっぱなしミーティング	8回目 －個人研究
9週目	5回目 －言いっぱなし聞きっぱなしミーティング		9回目 －個人研究
10週目		5回目 －定型発達者の会話のルールはどうなっているんだろう② －言いっぱなし聞きっぱなしミーティング	10回目 －個人研究
11週目	6回目 －言いっぱなし聞きっぱなしミーティング		11回目 －個人研究
12週目			12回目 －研究発表

図3　ASDに対する当事者研究の方法および効果に関する探索的臨床試験のスケジュール

s&type=summary&language=J&recptno=R000024756
6 活動の記録はhttp://otoemojite.com/を参照.
7 先行研究を見ると，社会の暗黙のルールを学ぶことで，ASDの子どもたちの社会参加を支援する取り組みが存在している．例えば，教育学者のキャロル・グレイが開発した「ソーシャル・ストーリー」と呼ばれる支援法は有名だ．ソーシャル・ストーリーとは，その場にふさわしい物事のとらえ方，対応の仕方はどういうものかということを，絵と文によって表されたストーリーを使って説明する教育技術である．しかしソーシャル・ストーリーの対象は，学校という，限定された社会的場面に置かれた子どもに限定されており，成人のASD者の多くにとっては，そのままでは有用な支援法になりにくい．成人期になれば，子ども時代に比べ，多様な社会的場面に合わせて別様に振る舞うことを要求されるようになる．ある場面におけるローカルな暗黙のルールを，単に記述しただけのストーリーを学んだのでは，さまざまな場面に合わせてルールを柔軟に応用することはできないがゆえに，多様なルールの背後に存在している，ある程度普遍的な規則を知りたいというニーズも，成長とともに増してくる．さらに言えば，暗黙のルールを支える定型発達者の身体特性に関する知識を得ることではじめて，少数派はそれを自分自身の特性と比較することができるようになり，どの範囲までを医学的なアプローチで取り組み，どこからは社会モデル的なアプローチで配慮を求めていくかといった切り分けをしやすくなる．一見多様なルールに共通する規則や，その身体的基盤の探求は，従来のソーシャル・ストーリーの枠組みでは十分に扱われてこなかった．こうした高度な知的ニーズにこたえるためには，社会学や認知科学，言語学などとの共同創造が不可欠であり，ソーシャル・マジョリティ研究はそうした成人ASD者向けの新しい支援法でもある．

◉文献

Antonovsky A (1979) Health, Stress, and Coping : New Perspectives on Mental and Physical Well-Being. San Francisco : Jossey-Bass Publishers.
綾屋紗月（2015）発達障害当事者研究——当事者研究とソーシャル・マジョリティ研究の循環．情報処理56；555-557.
Campbell M, Fitzpatrick R, Haines A, Kinmonth AL, Sandercock P, Spiegelhalter D & Tyrer P (2000) Framework for design and evaluation of complex interventions to improve health. BMJ 321；694-696.
Corrigan PW, Giffort D, Rashid F, Leary M & Okeke I (1999) Recovery as a psychological construct. Community Mental Health Journal 35；231-239.
Deegan PE (1988) Recovery : The lived experience of rehabilitation. Psycosocial Rehabilitation Journal 11；11-19.
Gabriel SE & Normand SLT (2012) Getting the methods right : The foundation of patient-centered outcomes research. The New England Journal of Medicine 367；787-790.
Jacobson N (2001) Experiencing recovery : A dimensional analysis of recovery narratives. Psychiatric Rehabilitation Journal 24；248-257.
加藤直樹，茂木俊彦（1982）障害児の心理学．青木書店．
Kickbush I (1996) Tribute to Aaron Antonovsky : 'What creates health'. Health Promotion International 11；5-6.
熊谷晋一郎（2009）リハビリの夜．医学書院．
熊谷晋一郎（2016）痛みの哲学．日本整形外科学会誌90；501-511.
Leamy M, Bird V, Le Boutillier C, Williams J & Slade M (2011) Conceptual framework for personal recovery in mental health : Systematic review and narrative synthesis. The British Journal of Psychiatry 199；445-452.
Lloyd K & White J (2011) Democratizing clinical research. Nature 474；277-278.
Lloyd K, White J & Chalmers I (2012) Schizophrenia : Patients' research priorities get funded. Nature 487；432.
Lovejoy M (1982) Expectations and the recovery process. Schizophrenia Bulltein 8；605-609.
Noordsy D, Torrey W, Mueser K, Mead S, O'Keefe C & Fox L (2002) Recovery from severe mental illness : An interapersonal and functional outcome definition. International Review of Psychiatry 14；318-326.
Ralph RO (2005) Verbal definitions and visual models of recovery : Focus on the recovery model. In : R Ralph & PW Corrigan (Eds) Recovery in Mental Illness : Broadening Our Understanding of Wellness. Washington, DC : American Psychological Association, pp.131-145.
Ridgway P (2001) Restorying psychiatric disability : Learning from first person recovery narratives. Psychiatric Rehabilitation Journal 24；335-343.
Sato S, Mukaiyachi I, Okuda K & Yokoyama T (2014) How can Tojishya Kenkyu (self-directed research) deepen one's self-understanding? : Effectiveness of Tojishya Kenkyu for better understanding of self. ソーシャルワーク世界会議「ソーシャルワークと社会開発2014（メルボルン）」．
高野慶輔，丹野義彦（2008）Rumination-Reflection Questionnaire日本語版作成の試み．パーソナリティ研究16；259-261.
上田敏（1983）リハビリテーションを考える——障害者の全人間的復権．青木書店．
浦野茂，綾屋紗月，青野楓，喜多ことこ，早乙女ミナリ，陽月トウコ，水谷みつる，熊谷晋一郎（2015）言いっぱなし聞きっぱなし．N：ナラティブとケア6；92-101.
山根耕平，向谷地生良，熊谷晋一郎，石原孝二，向谷地悦子，池松麻穂，泉望，木村純一，山口絢可，伊藤知之，小林茂，渡辺さや可，吉田めぐみ（2014）当事者研究の「研究テーマ」と「研究のまとめ方」の実態調査からみる当事者研究の傾向と意義．精神障害者リハビリテーション学会．
山崎喜比古（2009）ストレス対処力SOC（sense of coherence）の概念と定義．看護研究42；479-490.
Young SL & Ensing DS (1999) Exploring recovery from the perspective of people with psychiatric disabilities. Psychiatric Rehabilitation Journal 22；219-231.

当事者主導研究
User-led studyの動向と未来について

東京都医学総合研究所 心の健康プロジェクト
田中慎太郎

ピア・スタッフ
黒川常治

東京都医学総合研究所 心の健康プロジェクト
山崎修道

当事者主導研究(User-led study)とは?

　当事者主導研究（User-led study）とは，精神疾患を経験した当事者が，大学や研究所に所属する研究者と共に，研究計画の立案から，対象者のリクルート・データの収集と解析・論文執筆までに幅広く関与する研究スタイルである（Rose, 2003）。当事者の関与の度合いによって，①当事者助言型（consultative），②当事者協働型（collaborative），③当事者主導型（User-led）の大きく3つに分けられ，お互いが重なり合うこともある（INVOLVE, 2012）。①助言型では，インフォーマルな形で調査用のアンケートの内容について研究者が当事者からアドバイスをもらうなど，適宜研究者が当事者に協力を求める形になる。②協働型では，当事者は継続的に研究活動に関わるほか，研究計画書の作成や研究結果の普及にも参画する（INVOLVE, 2012）。

　精神医学における当事者主導研究は，英国を中心としてはじまった科学的研究の新しい進め方であり，北海道浦河町・浦河べてるの家ではじまった当事者研究とは異なる。しかし，両者はともに専門家の独占状態だった研究活動のあり方を変えようとする新たな試みである。

　本稿では，まず当事者主導研究の歴史を概観し，英国マンチェスター大学での世界最先端の取り組みについて紹介する。次に，当事者の視点から，現在筆者らが取り組んでいる「当事者主導研究による精神疾患当事者の主観的ウェルビーイング回復過程の解明」について報告したうえで，当事者主導研究の今後について述べる。

当事者主導研究の歴史

　当事者主導研究が英国で盛んになった背景には，2000年以降，英国政府が医療政策に当事者の参画を促すよう政策転換したことがある。従来の医学研究では，ランダム化比較試験やメタ分析の価値が絶対視され，現場の支援者や当事者の意向よりも，学会や企業の意向を優先して研究資金を割り当ててきた。このことへの反省から，当事者参画（いわゆる「民主化」）への方針転換が進められた（Lloyd & White, 2011）。2004年に設立され，英国医学研究評議会（UK Medical Research Council）と国立健康研究所（National Institute for Health Research）の資金提供を受けているJames Lind Alliance（JLA）は，当事者・ケアラーの意見をもとに，統合失調症に関する10の研究優先課題をリスト化し，リストをもとに研究資金の提供を行った（Lloyd, White & Chalmers, 2012）。このような医学研究の民主化の流れはさらに広まってきており，世界五大医学雑誌のひとつである"British Medical Journal"では，当事者の研究参画を奨励するため，研究論文に必ず当事者参画の有無について記載するよう定めている（online : http://www.bmj.com/campaign/patient-partnership）。

　英国における当事者の研究参画の流れは，現場の当事者・ケアラーからのボトムアップの要請に

加えて，いち早く政府関連機関が当事者たちの声に耳を傾け，研究資金の割り当てなどの施策をトップダウンで行ったことで，大きく加速している。

当事者主導研究の現在――英国マンチェスター大学Psychosis Reserch Unitの研究

英国マンチェスター大学のPsychosis Reserch Unit（PRU）は，臨床心理学者であり，精神病症状への認知行動療法のエキスパートでもあるAnthony Morrison教授，Paul French教授を中心とする研究グループである。PRUでは，主に精神病症状を経験した当事者に対する心理社会的支援の大規模な効果研究を数多く行っている。Morisonらは，抗精神病薬を服用しない決断をした当事者を対象に認知療法を行い，投薬をせずに精神病症状が改善したとする結果を，世界最高峰の医学雑誌である"Lancet"誌に報告している（Morrison et al., 2014）。共著者として執筆を担当しているRory Byrne氏は，精神病を経験し，自身が効果研究の参加者であった当事者である。現在はPRUの常勤スタッフ（ユーザーリサーチャー）として研究活動に参画している。

Byrne氏は，8名程度の当事者たちとともに，PRUで実施される臨床効果研究について，研究計画や介入の妥当性などを審査する委員（user reference group）として仕事をしている。また，当事者の視点に立った質的研究を数多く行っている。精神病症状を持つ当事者が希望している治療・支援の内容について，デルファイ法を用いて当事者視点で優先順位を調べた研究（Bryne & Morrison, 2014a），認知行動療法の臨床効果試験に参加した当事者の主観的な経験をまとめた質的研究（Byrne & Morrison, 2014b），精神病症状を持つ当事者への認知行動療法において，当事者の価値（value）の尊重，およびセラピスト－当事者間の人間関係の重要性を示唆するレビュー論文（Brabban et al., in press）や，当事者の視点から認知行動療法の効果を阻害する要因について検証を行った研究もある（Kilbride et al., 2012）。Byrne氏は，研究活動に従事し，研究者の計画に物申す「スーパー当事者」のように映るかもしれないが，2017年3月に行われた視察の際には，研究活動に参画する日本の当事者に対し，「日々，自分自身の体調を管理しながら研究者と協働することは，今まで誰も行ったことがない難しい仕事であり，上手く進めるための方法を，自分が教えることはできない。自分も体調の管理は完璧ではない」「どうしても周りの健常者の同僚と比較してしまい，落ち込むこともある」と率直に述べていた。

PRUでの研究は，従来の医学研究のパラダイムに則った心理社会的支援の効果研究と，心理社会的支援の効果を促進・阻害する要因を当事者の視点から探る当事者主導研究が統合されて行われている。これにより，科学的なエビデンスの厚みがさらに増し，「単純なエビデンスvs当事者の声」のような二項対立を超える研究が，組織的な当事者参画により実現されている。

当事者の立場から見た当事者主導研究の実際

現在，本稿執筆陣のグループでは，科学研究費補助金を得て「当事者主導研究による精神疾患当事者の主観的ウェルビーイング回復過程の解明」を進めている。本研究には，精神疾患の当事者であり，ピアスタッフとして活動を行っている筆者（黒川）のほか，研究所所在地である世田谷区でピア活動を行っている当事者（鶴田英規氏：セルフヘルプグループ・クエスト代表）が計画当初より研究に参画している。当事者主導研究でのディスカッションを通じて現時点で作成された回復プロセスの仮説モデル，および研究への参画で得た経験について，当事者の立場から以下に解説する。

当事者が回復するにあたり，その鍵というのは自分や自分の人生において「病気やその苦しみ」をどう捉えるかの変化にある（図）。

はじめは症状や病気の偏見に苦しみ，それに覆

当事者主導研究 | 田中慎太郎　黒川常治　山崎修道

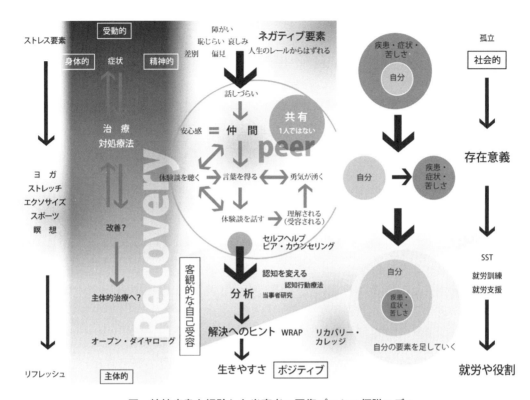

図　精神疾患を経験した当事者の回復プロセス仮説モデル

われるように暮らすことになる。病気に振り回され，哀しみや障がいに対しネガティブな要素としてダメージを受けており，受動的であり，孤立しがちである。

しかし，そんな話しづらいことも当事者の仲間を知ることで，安心感が生まれ，自分のことを語ることも許されていくのである。反対に言えば，受動的でいる間は，自分の苦しみを語ることはどこか「許されていない」要素があるのである。しかし，仲間を得ることで，ピア・カウンセリングなどを通じ，自分を表現する言葉とも出会い，安心して語り出していくのである。

自分のことを言葉にすることから，さまざまな自己受容がある。時には自分でもハッと驚くような言葉を自分の口から発することさえある。WRAP（Wellness Recovery Action Plan：元気回復行動プラン）では自分らしさを振り返り，クライ

シスとして自分の症状やそれに伴う出来事と向き合う。当事者研究では自分の状態を少しユニークに受け止めたりする。これらに共通するのは当事者視点のやさしいアプローチや気づきがあることである。

他者からの指摘だと押し付けがちで圧力が発生するのだが，当事者視点には，当事者だからこそ知りうるタイミングや節目節目に，仲間の当事者の「私はどう受け止めてきたか」というフォローとともに，時間をかけて自分らしい答えを導くという「やさしさ」や「寄り添い」があるのである。思考の順序や軌道も経験者こそ知るものであり，当事者同士だからこそわかりあえる「痒いところに手が届く」という他者では得られない刺激のようなものもある。「共感」から「安心」を得るのである。

治療や他者によるアプローチでは，SSTや認知

行動療法であるとネガティブな考え方にアプローチして，自分の存在も肯定していくことになる。オープンダイアローグでは，困りごとやそれに対する支援を客観的に受け止めるという自己受容がある。ここで共通するのは服薬以外で人間関係の間で行われていることである。ただし，ペースやタイミングは定期的ないし固定的であり，他者が作ったものであって，当事者に寄り添ったものではない。

そうやって自分の心を取り出して対等に見る段階がある。自分のことを取り出して見るには慣れが必要である。自分のことを見つめることは，実は大変労力を必要とするものであって，そのあと体調を崩す当事者は多い。そこに支援が必要なことを知っている人は実は少ない。それでも，何度か自分を見つめることに慣れていくと，病気やその苦しみ，困りごとで包まれていた世界が少しずつ，「それは自分や人生の一部でしかないんだ」と思えるようになる。おのずと，自分の人生を大切にするようになる。そして「自分の要素を増やしていこう」＝「人生を豊かにしよう」という方向に向いていけるのである。

身体的アプローチも必要である。籠りがちだと，身体は固くなる。しかし，ヨガやストレッチで身体をほぐすと，なぜか心のこわばったものもほぐれる時がある。また瞑想で得られる心地よさも，囚われがちな心もリフレッシュできるのである。

そして等身大の自分を得た人，さらに向上していきたいと思えた人の次のステップは社会的リカバリーである。すぐに浮かぶのは就労であるが，それだけではない。社会的役割が果たせることが大事である。しかし経済的にも豊かになると暮らしも向上していくので，人生の豊かさにも繋がりやすい。社会的役割を担えることは，病気やその苦しみを感じた罪悪感や屈辱を補えるものであり，人生の満足度を上げることに繋がるのである。

こうしたことを研究するのは，今までは「専門家」ばかりであった。しかし，ここに当事者が加わることで，専門家が見落としがちなきっかけや気づき，アプローチ，思考の順序や軌道，時間に対する動き，ムードメイキング，ペースメイキングなど丁寧な視点が加わることになり，研究が深まることが期待される。チーム支援にピアスタッフが加わり，効果を上げているのと同じであると考える。しかし，まだ序章段階であり，軌道に乗るにはそれなりの時間がかかると思われる。何より研究に必要な地道な継続というものを当事者が苦手としているからだ。予想以上の結果が得られることもあれば，困難な状況に直面することもあるだろう。

最後に，今回，研究者の1人である山崎修道と共同研究ができているのは，研究開始までに数年間一緒に活動し，絶大なる信頼関係を築いているためであることを申し添えておく。

当事者主導研究の難しさと今後の展望

当事者主導研究は，当事者研究と同様に，精神医学の民主化を図るうえで重要な試みであり，今後ますます裾野が広がることが期待される。しかしながら，Rory Byrne氏が「今まで誰も行ったことがない難しい仕事」であると述べていたように，当事者主導研究では，当事者中心・研究者中心で行う研究活動とは異なる困難が生じる。

第一に，研究に参画する当事者に負荷がかかることである。当事者研究とは異なり，当事者主導研究は再現性・普遍性を求める科学的な研究のスタイルを取ることが多く，研究に参画する当事者の意向と，科学性を担保するための手続きとの間に葛藤がたびたび起こることが予想される。また，「科学的な研究」という土俵の上では，経験や専門性の有無から，当事者が劣等感を感じるなどの負荷が生じる可能性も考えられる。研究計画の途中で体調を崩し，入院を含む治療が必要となってしまうことも十分にありうるし，当事者の体験知が研究者に搾取されてしまうのではないかという懸念も想定される。これらの問題は，一朝一夕では

解決しない課題であり、英国PRUでも、現在進行中の課題であった。今後も継続的な粘り強い取り組みが必要だろう。

また、研究者にも「期限内に成果をあげなければ研究資金がなくなってしまう」「他の研究活動とバランスを取りながら進めていかなければならない」などの時間的・経済的な制約が課せられている。英国の第一線の研究者も、「やりがいはあるが、とてもタフな仕事だ」と述べていた。当事者との協働による研究は、研究者のみで行う研究とは異なる労力が必要となることを踏まえ、研究のスケジュールを柔軟に設定し、丁寧なプロセスを踏みつつ進めていく必要がある。

終わりに

当事者主導研究は、当事者と研究者が行う新しい形の挑戦である。その実施には多くの困難があるが、挑戦を通じて、当事者と研究者間の対話が進み、新たな関係を構築するための文化の変革に繋がる可能性を秘めている。始まったばかりの当事者主導研究が実を結ぶためには、常日頃からの立場を超えた同じ人間同士のコミュニケーションを大切にして、信頼関係をベースとして進めていくことが不可欠である。

● 謝辞

本稿を執筆するにあたり、JSPS科研費16K13499「当事者主導研究による精神病性疾患当事者の主観的ウェルビーイング回復過程の解明」の助成を受けた。

● 文献

Brabban A, Byrne R, Longden E & Morrison AP (in press) The importance of human relationships, ethics and recovery-orientated values in the delivery of CBT for people with psychosis. Psychosis : Psychological, Social and Integrative Approaches.

Byrne R & Morrison AP (2014a) Service users' priorities and preferences for treatment of psychosis : A user-led Delphi study. Psychiatric Services 65 ; 1167-1169.

Byrne RE & Morrison AP (2014b) Young people at risk of psychosis : Their subjective experiences of monitoring and cognitive behaviour therapy in the early detection and intervention evaluation 2 trial. Psychology and Psychotherapy : Theory, Research and Practice 87 ; 357-371.

INVOLVE (2012) Briefing notes for researchers : Involving the public in NHS, public health and social care research. INVOLVE, Eastleigh.

Kilbride M, Byrne R, Price J, Wood L, Barratt S, Welford M & Morrison AP (2012) Exploring service users' perceptions of cognitive behavioural therapy for psychosis : A user led study. Behavioural and Cognitive Psychotherapy 41 ; 89-102.

Lloyd K & White J (2011) Democratizing clinical research. Nature 474 ; 277-278.

Lloyd K, White J & Chalmers I (2012) Schizophrenia : Patients' research priorities get funded. Nature 487 ; 432-432.

Morrison AP, Turkington D, Pyle M, Spencer H, Brabban A, Dunn G, Christodoulides, T, Dudley R, Chapman N, Callcott P, Grace T, Lumley V, Drage L, Tully S, Irving K, Cummings A, Byrne R, Davies LM & Hutton P (2014) Cognitive therapy for people with schizophrenia spectrum disorders not taking antipsychotic medication : A randomised controlled trial. The Lancet 383 ; 1395-1403.

Rose D (2003) Collaborative research between users and professionals : Peaks and pitfalls. Psychiatric Bulletin 27-11 ; 404-406.

浦河べてるの家の縦断研究

東京大学大学院総合文化研究科
石川亮太郎

札幌なかまの杜クリニック
小林 茂

浦河べてるの家の当事者研究

　浦河べてるの家とは，1984年に設立された北海道浦河町にある精神障害などをかかえた当事者の地域活動拠点である。当事者たちにとってべてるの家は，(a) 生活共同体，(b) 働く場としての共同体，(c) ケアの共同体という3つの性格を有している（浦河べてる家のHP：http://www.urakawa-bethel.or.jp/index.html）。浦河べてるの家の当事者研究は，統合失調症などの精神疾患を持つ当事者たちの活動から生まれたエンパワーメント・アプローチであり，自助，励まし，自己治療，自己統治のためのツールである（当事者研究ネットワーク，2013）。浦河べてるの家の当事者研究は，以下のような構造を持つ（向谷地，2009）。

①当事者の主体性を尊重する雰囲気のなかで進められる——当事者の主観的な理解や対処法を尊重し，当事者を助ける主役は当事者自身であるとするエンパワーメントを遵守する。
②当事者の問題を大切な苦労として捉えテーマ化する——当事者研究で扱う問題は，幻覚や妄想などの精神医学的問題に限定されていない。たとえば，身体的不調や症状，薬との付き合い方，家族・仲間・職場における人間関係にかかわる苦労，日常生活とかかわりの深い制度やサービスに関することなど，当事者の生きづらさに応じたさまざまな問題をテーマとして語り合う。これらの問題から生じる葛藤を「自分の大切な苦労」と捉え，研究テーマ化する。
③苦労のメカニズムを見極める——問題が生じるパターンや問題の背景にある前向きな視点などを見極める話し合いを行う。板書，イラストなど，視覚的アプローチを用い，人と問題を分けて苦労のメカニズムを共有し，話し合う。
④ユニークな発想で自分の助け方を創造する——仲間や関係者の経験も取り入れながら，自分らしいユニークな発想で，その当事者に合った自分の助け方を創造する。
⑤研究発表——同じ苦労を抱える仲間と研究班を立ち上げ，定期的に研究発表を行うことによって，メンバー内で問題を共有する。

当事者研究をどう研究するか

　当事者研究がどのような効果をもたらすのかについては，さまざまな議論がなされてきた（石原，2013；向谷地，2013）。たとえば当事者研究に参加することで，(a) 自分の抱える苦労に対して，前向きな関心を持てるようになる，(b) 自らの症状や生活課題に対して，自らの影響力を発揮できるようになる，(c) 他者とのつながりを回復する，(d) 他者の回復に貢献できるようになる，などの効果がある（向谷地，2013）。しかし当事者研究の効果については，研究者や実践家の主観的体験に基づく記述的説明が中心であり，客観的・定量的な研究は困難とされてきた。しかし，臨床心理学の立場から当事者研究という支援のツールに対する客観的・定量的なエビデンスを求めることは

重要な課題であるといえる。それは、当事者研究というツールの目的を明確にし、有効活用を促すための必要な保証を与えるものといえる。また筆者（小林）がこれまで臨床実践の拠点としてきた浦河べてるの家には、当事者研究とともに当事者の取り組みから生み出されてきたさまざまな理念があった。たとえば、「勝手になおすな、自分の病気」「自分でつけよう自分の病気」「精神の病いでも心は健康」などである。こうした理念のもとで当事者研究が実施され、当事者達に受け入れられてきた。その傍ら、当事者研究によって症状の改善が顕著ではないとしても、当事者達の心理にはさまざまな変化が起こっているのを実感していた。こうした現場で感じる当事者研究の効果を客観的に確認することは、臨床研究をする者の責任である。このような問題意識に立ち、当事者研究への継続的な参加によって、どのような心理的変化が生じるのかを評価するため、2010年から2014年の5年間にわたり、質問紙および半構造化面接を用いた縦断調査を行った。以下、その方法について述べる

方　法

対象者

　主治医によって「統合失調症」と診断された、浦河べてるの家に通う外来患者を対象者とした。分析対象者は5年間連続して調査への協力を得られた35名（調査開始時の年齢45.09，SD = 11.03，男性21名，女性14名）である。35名のうち、当事者研究の参加者は16名であり（調査開始時の年齢 = 41.50，SD = 9.80，男性8名，女性8名／以下，当事者研究群と記す）、当事者研究に参加していなかった者は19名であった（調査開始時の年齢 = 48.11，SD = 11.34，男性 = 14，女性 = 5／以下，非参加群と記す）。

当事者研究の主な流れ

　浦河べてるの家の当事者研究は、作業所多目的室において、毎週月曜日に1時間（1セッション約30分×2回）の枠で、5年間継続して実施された。参加人数は約30名である。当事者研究の流れを以下に説明する。

①問題がどのようなパターンで起きているのかを話し合い、吟味する。
②問題をどのように受け止め、どのように対処されてきたのかを分析する。
③これまで行ってきた対処法の満足度・効果を確認する。
④新しい「自分の助け方」を同定し、それを試すことを実験課題（宿題）とする。
⑤実験の効果やさらなる対処法を発表する。

測定尺度

　本稿では以下に示す2つの尺度について、どのような変化が見られたのかを報告する（他の尺度に関する変化については、石川ほか（2016）を参照）。

①陽性・陰性症状尺度（Positive And Negative Syndrome Scale：PANSS）——PANSSは、主として統合失調症の精神状態を全般的に把握する半構造化面接による他者評定尺度である（Kay et al., 1987, Kay et al.［山田ほか 訳］1991）。本研究の目的に合わせ、妄想、幻覚、社会的引きこもり、受動性の4項目を用い、対象者達の症状評価を行った。

②自己効力感尺度（Self-Efficacy for Community Life scale）——大川ほか（2001）によって開発された自己効力感尺度を用い、対象者の自己効力感を測定した。当該尺度は、地域生活で必要とされる18の行動に対し11段階で評価し、得点が高いほど自己効力感が高いことを示す。下位尺度は、日常生活、治療に関する行動、症状対処行動、社会生活、対人関係の5つである。

結果

自己効力感尺度の変化

自己効力感尺度の合計点を従属変数とした二要因分散分析（時期×群）の結果，交互作用が有意であった（$F[4, 132] = 3.78, p<.01$）。単純主効果を検討した結果，2011年（$F[1, 33] = 4.54, p<.05$）と2014年（$F[1, 33] = 4.60, p<.05$）における群の単純主効果が有意であり，自己効力感の点数は，当事者研究群のほうが非参加群よりも有意に高かった（$p<.05$）。さらに当事者研究群における時期の単純主効果も有意であり（$F[4, 132] = 4.38, p<.01$），多重比較の結果，当事者研究群の自己効力感は2010年や2012よりも，2014年のほうが有意に高くなっていた（$p<.05$）。図にその結果を示す。

PANSSの4項目（妄想・幻覚・社会的引きこもり・受動性）を従属変数とした分析の結果，有意な交互作用または主効果が認められたのは妄想，幻覚，受動性であった。以下に，それらの分析結果を示す。

① "妄想"の変化——妄想の得点を従属変数とした二要因分散分析の結果，交互作用が有意であった（$F[4, 132] = 2.86, p<.05$）。単純主効果を検討した結果，当事者研究群（$F[4, 79] = 3.12, p<.05$）および非参加群（$F[4, 79] = 3.13,$

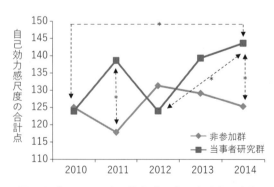

図　両群における自己効力感尺度の合計点の変化
（$* = p<.05$）

$p<.05$）における時期の単純主効果が有意であった。多重比較の結果，当事者研究群の妄想は，2011年よりも2013年（$p<.05$）と2014年（$p<.01$）のほうが有意に高くなっていた。非参加群の妄想は，2010年よりも2013年と2014年のほうが有意に高くなっていた（いずれも$p<.05$）。

② "幻覚"の変化——幻覚の点数を従属変数とした二要因分散分析の結果，時期の主効果が有意であった（$F[4, 132] = 3.75, p<.01$）。多重比較の結果，当事者研究群の幻覚は，2011年よりも2014年のほうが有意に高くなっていた（$p<.01$）。

③ "受動性"の変化——受動性の点数を従属変数とした二要因分散分析の結果，群の主効果が有意であった（$F[1, 33] = 16.09, p<.001$）。多重比較の結果，受動性の点数は，2011年，2012年，2013年，2014年において，当事者研究群よりも非参加群のほうが有意に高かった（$p<.01$）。

考察

本研究により，自己効力感は当事者研究に参加することによって高まっていたと示唆された。自己効力感はエンパワーメントの主要な構成概念であり，エンパワーメントの測度とされている（田村, 2000）。本研究は当事者研究というエンパワーメント・アプローチが，実際に，エンパワーメントの主要な構成概念である自己効力感を高めるのに有効であることを示唆した。一方でPANSSにおける妄想や幻覚の得点は，いずれの時期においても両群間に有意差が認められず，当事者研究群においても妄想や幻覚が調査期間内において軽快する傾向は見られなかった。このような結果が見られたのは，浦河べてるの家の活動は陽性症状を軽減させるものではなく，症状との付き合い方という対処法を編み出すものであるためと考えられる。

本研究の結果，当事者研究に参加していた対象者の自己効力感を高めるのに有効であるという可能性が示唆された。

では，浦河べてるの家の当事者研究は，どのよ

うにして対象者の自己効力感を高めていたのか。その理由として，当事者研究における2つの理念に注目したい。まずは「当事者の主観的な理解や対処法が尊重される」という理念である。当事者研究において，発表者は自らの症状／問題を隠蔽することなく，オープンにしていく（向谷地・小林，2013）。聴衆は，発表された当事者研究にさまざまなポジティブなフィードバックを示す。発表をすればするほど，自らの当事者研究が尊重され，ポジティブなフィードバックを得られるという好循環が生まれ，自らの症状と向き合い研究していくことのモチベーションが強化されつづけていく。このような過程により，自己効力感が高まっていたのではないか。さらに当事者研究は，「当事者を助ける主役は当事者自身である」という理念のもとで行われている。このような理念のもとで行われる活動に参加することによって，「自分の症状は自分で対処できる」という認知・行動が強化されていき，彼らの自己効力間が高まっていたのではないかと思われる。

●謝辞

本稿のもととなった「当事者研究による心理社会的認知の変化──浦河べてるの家における5年間の縦断調査」（2016）は日本認知療法・認知行動療法学会2016年度最優秀論文賞を受賞しました。この研究に先立ち，調査を勧めてくださった石垣琢麿先生（東京大学），現場にあって調査の意義を認め支えてくださった向谷地生良先生（北海道医療大学），調査に協力してくださった浦河べてるの家の仲間たちに心から感謝申し上げます。

◉文献

石原孝二 編（2013）当事者研究の研究．医学書院．

石川亮太郎，小林茂，石垣琢麿，向谷地生良（2016）当事者研究による心理社会的認知の変化──浦河べてるの家における縦断調査．認知療法研究9-1；55-65.

Kay SR, Opler LA & Lindenmayer JP (1987) The positive and negative syndrome scale (PANSS) for schizophrenia. Schizophrenia Bulletin 13；261-276.

Kay SR et al.［山田 寛，増井寛治，菊本弘次 訳］（1991）陽性・陰性症状評価尺度（PANSS）マニュアル．星和書店．

向谷地生良（2009）統合失調症を持つ人の援助論──人とのつながりを取り戻すために．金剛出版．

向谷地生良（2013）「浦河べてるの家」が進めてきた当事者研究．病院・地域精神医学55-3；225-235.

向谷地生良，小林茂 編（2013）コミュニティ支援，べてる式．．金剛出版．

大川 希，大島 巌，長 直子，槇野葉月，岡 伊織，池淵恵美，伊藤順一郎（2001）精神分裂病者の地域生活に対する自己効力感尺度（SECL）の開発──信頼性・妥当性の検討．精神医学43-7；727-735.

田村 誠（2000）エンパワーメントの評価方法と考え方．病院 59-8；730-735.

当事者研究ネットワーク（2013）当事者研究とは──当事者研究の理念と構成（向谷地生良）（http://toukennet.jp/）［2015年4月1日閲覧］

浦河べてる家HP：http://www.urakawa-bethel.or.jp/index.html［2017年5月1日閲覧］

医療観察法病棟における当事者研究の実践

元国立病院機構花巻病院 主任心理療法士
高橋 昇

医療観察法医療の特徴

　医療観察法の正式名称は「心神喪失等の状態で重大な他害行為を行った者の医療及び観察等に関する法律」である。本法の「対象者」とは，殺人（未遂を含む），傷害，強盗，強制わいせつ，強姦，放火という6種の重大な他害行為（本法では「対象行為」という）を行った者のうち，対象行為時に心神喪失または心神耗弱状態であったために責任能力がないか，あったとしても限定的であると判断された精神障害者である。本法の目的は対象者の病状を改善し，再び同様の他害行為をすることなく社会復帰することである（第1条）。

　医療観察法に基づいた処遇（処遇の開始と終了，入退院の決定）はすべて地方裁判所の審判において，裁判官と精神保健審判員（精神科医）の合議体で決定される。したがって指定医療機関の医師の判断のみで処遇を決定することはできない。

　本法の目的を達成するために，指定入院医療機関では多くの治療プログラムが，多職種協働で行われている（壁屋，2016）。また保護観察所の社会復帰調整官がコーディネーターとなって帰住予定地の支援関係者と調整会議を行い，支援態勢を構築していく。この支援チームは対象者が通院処遇に移行した後も，約3年間支援を継続していく。

指定入院医療機関における治療プログラムの内容

　指定入院医療機関では多岐にわたる治療プログラムを実施している。疾病の心理教育，幻聴や妄想を対象とした認知行動的プログラム，感情理解と統制の問題に焦点を当てたアンガー・マネジメント・プログラム，他害行為に至る経過を振り返り再他害行為の予防プランを作っていく内省プログラム，物質使用障害治療プログラム，ストレス対処訓練，生活技能訓練，服薬自己管理訓練，セルフ・モニタリング訓練，クライシスプランの作成，作業療法，調理訓練，権利擁護講座，社会復帰講座，外出・外泊訓練，生活指導などである。これらのプログラムは個別あるいは集団で行われている。

　一人の対象者に対して医師，看護師，臨床心理技術者，精神保健福祉士，作業療法士からなるチームが編成される。病状評価，治療計画の作成，および個別プログラムは担当チームで行い，集団プログラムは病棟の全スタッフ協働で実施している。一般の精神科治療に比べるとマンパワーが豊富であり，かなり濃厚な治療的な関わりがある。

指定入院医療機関における治療プログラムの特徴

①構造化とマニュアル化──医療観察法の医療は，全国の指定医療機関が共通した質と内容の

治療を提供する必要があるためガイドラインが作られており，治療はそれをベースにして行われている。そのため治療プログラムは構造化されており，マニュアルが整備されている。ただしプログラムの名称や具体的な内容は，各指定医療機関の工夫にまかされている。

② スタッフ主導——多くの集団プログラムは毎回の内容が決められており，スタッフ主導で進められる。統合失調症の心理教育を例に挙げると，全部で6回のセッションで，内容は統合失調症の原因，症状と経過，薬の効果と副作用，心理社会的治療，ストレス対処法などである。プログラムのリーダーはスタッフが務め，マニュアルに基づいた説明を行っていく。わかりやすいよう工夫されたスライドを見せながら，平易な言葉で解説し，適宜プログラム参加者に質問を投げかけていく。また配付資料に参加者自身の体験を書いてもらい，それを互いに発表し合う。コ・リーダー役のスタッフも参加者の様子を見ながら質問し，資料への記入を手伝う。

③ 構造化されたプログラムのなかでの柔軟な運用——プログラムの運用に慣れてくると，柔軟な進行が可能となる。シナリオを棒読みするような形式的な説明はせず，マニュアルの基本は維持しながら，それをほとんど意識することなく，うち解けた雰囲気を作りながら進めている。

つまり構造化とマニュアル化が特徴的ではあるが，そのなかで，できるだけ柔軟なプログラム運用に努めているのである。

指定入院医療機関における治療プログラムには当事者研究と共通する要素が多い

構造化とマニュアル化によって特徴づけられる治療文化のなかで，当事者研究を行うことは可能であろうか。直感的なイメージに反して，両者は結構うまく融合しうるのである。以下のように，両者には共通する要素が多い。

① 精神症状の積極的な聴取——一般の精神医療では病状評価のために，幻覚や妄想の聴き取りを行っているが，一般的にあまり深入りはしないであろう。一方，指定入院医療機関では精神症状をかなり詳しく聴き取り，経過を時系列化したり図式化したりして，フォーミュレーションを行っている。

② ミーティングで自分の体験を語る機会が多い——生活技能訓練など集団でミーティングを行う機会も多いため，対象者はみんなで話し合う場にはある程度慣れている。そしてみんなの前で自分の病的な体験を語る機会も何度か経験している。生活技能訓練の問題解決技法の話し合いは，場の構造が当事者研究に非常に近い。

③ 主体性の重視——対象者はみな非自発的に入院となったのであるが，かといって医療者が対象者の主体性を無視して治療を押しつけているわけではない。社会復帰した後に，自主的・主体的に治療を継続していくことが目的であるからこそ，入院中から主体性を重視したアプローチを行っている。たとえば国立病院機構花巻病院では「マイウェイプログラム」という名称のプログラムを行っている。このプログラムでは本人の短期的希望や長期的目標を聴き，その実現のために入院中に取り組めることは何かを話し合っている。本人が自らの課題を決めることができた場合，それに合わせた個別プログラムを作り，本人に名前をつけてもらう。たとえば，些細なことで怒りがわいてくることを自分の問題だと認識できたある対象者は，「本能時プログラム」という名前をつけていた。このようなアプローチは，当事者研究においてユーモアのある自己病名をつけることと共通したところがある。

医療観察法医療のなかに当事者研究を導入する際の基本姿勢

以上の次第であるため，当事者研究と出会った後に，個別面接を「ひとり当事者研究」に変えて

いくことは，形の上ではそれほど難しくなかった。

しかし向谷地ほか（浦河べてるの家，2005；向谷地，2009）には理念あるいは基本姿勢として，2つの重要なことを教えていただいた。1つは，精神症状を積極的な関心をもって聴くことによって治療関係を築き，そして当事者の体験世界のなかにお邪魔することを認めてもらい，ともに体験を見つめ対話していくという態度である。これは評価的な態度で精神症状を聴取することや，精神症状を治そうとする治療的な態度とは異質のものであった。

2つ目は「人と問題を切り離す」ことの重要性である。「人と問題を切り離す」ための一つの方法として「外在化」があるが，医療観察法病棟の治療プログラムのなかでは，すでにこの方法が使われていた。しかしスタッフには「人と問題を切り離す」ことへの明確な意識づけがなかったため，いつの間にか「対象者自身が問題なのだ」という態度で接してしまうこともあった。当事者研究の導入は，「人と問題を切り離す」ことを意識化して治療にあたる重要な契機となった。

集団での当事者研究の導入にあたっては，「当事者研究」という名称を使わず，お金の使い方に問題を抱えている2人の対象者に声をかけて，「生活技能研究会（Social Skills Research：SSR）」という名前で開始した。

SSRは当事者がみんなの前に出て研究テーマについて発表してもらうという形で行っている。まだ研究テーマがはっきりしていない人には，とりあえず現在の苦労について説明してもらい，それに対してスタッフや他の対象者たちが質問をすることによって，苦労の内容やプロフィールを明らかにしていくという進め方をしている。

事例紹介

以下，いくつかの事例を簡単に紹介する。当事者研究のなかで生じる興味深い現象のうち，ここでは妄想の物語的変化と，メタ認知的な視点の獲得という2点に絞って述べることとする。

妄想が物語的に変化していった事例
事例1――Aさん・男性・対象行為は傷害

本事例は高橋ほか（2017）に報告されたものである。Aさんはファンタジックな妄想の世界をアナザーワールドと名づけ，そのなかで山姥と一人で闘いつづけていた。その説明をスタッフは否定せずに聴いていたものの，積極的な関心をもちつづけながら聴くことに難しさを感じていた。妄想を語りつづけることは，Aさんを妄想の世界にのめり込ませ，病状を悪化させるのではないかという不安がスタッフ側にはあった。しかし当事者研究を導入後は，スタッフ側の不安がなくなり，興味をもって妄想を聴くことができるようになった。SSRでは他の対象者も加わりスタッフと共に聴き，対話していった。その結果，山姥との闘いはAさん自身が直接闘うのではなく，アナザーワールドのなかの公安警察に依頼するという間接的なものになっていった。さらに，一人での孤独な闘いが，アナザーワールドの仲間とチームを組んで闘う形に変化していった。そして山姥との闘いの物語は，和解から終戦へと向かっていった。それに伴いリアルワールドでの生活が積極的となり，退院することができた。

事例2――Bさん・男性・対象行為は傷害

Bさんはあるグループに街中で後を付け狙われていて，退院して地元に帰ったら，再び付け狙われるに違いないという妄想的確信をもっていた。またBさんのなかには女性が同居しており，2人で助け合いながら生活していた。スタッフはこの女性を妄想として否定せず，パートナーとして大切にし，日常生活の困りごとは2人で相談しながら対処していくことを勧めていった。また面接のなかでこの女性とも話し合い，Bさんの力になってくれるよう依頼した。Bさんは体のなかのこの女性が，追跡グループから狙われるのを何よりも警戒していた。しかし，ひとり当事者研究とSSR

を続けているうちに、「ひょっとしたらそのグループの女性リーダーは、自分のことを好きなのかもしれない。自分に関心があるから後をつけているのかもしれない。その女性リーダーとは仲直りすることにした」というふうに、被害的な妄想が和解へと変化していった。

AさんでもBさんでも妄想の物語が、闘いや被害的なものから和解的なものへと変化していった。なぜこのようなことが生じるのであろうか。

① まず、担当チームの複数のスタッフと他の対象者が、妄想世界を否定せず、強い関心をもって「共に聴いた」ことにより、2人とも自分の世界を理解されたという実感を得て、仲間への信頼感を強めたこと。
② そして自分の大切な世界に安心して仲間を招き入れることができるようになったこと。
③ そして仲間と一緒に対策を考えることができるようになったこと。

以上のような過程が進行していたものと考えられる。

単に症状を詳しく聴き取るだけの場合は、スタッフは当事者の妄想世界を外側から眺めているようなもので、当事者は自分の世界をスタッフと共有できたという実感をもてないのではないだろうか。AさんもBさんもそれまで自分の世界を共有できたという体験がないまま、一人で闘いあるいは追跡に耐えてきた。その間、自分なりの対処はしてきたものの効果がないまま、動的な平衡状態となっていた。当事者研究を通じて、その私的な世界に仲間を招き入れたことによって対話が始まり、平衡が崩れ、物語が動き出したのだと考えられる。仲間への信頼感が強まったことは、他者に対する全般的な不信感の軽減につながり、物語を和解の方向に展開させることに寄与したのではないだろうか。

生活技能研究会のなかでメタ認知的な視点が芽生えてきた事例

事例3──Cさん・男性・対象行為は殺人

Cさんは組織に狙われており、その組織の人間が体のなかに入りこんでいて、夜な夜な悪さをしてくるので、自分なりにいろいろな工夫をしながら闘いつづけている。SSRの場ではその組織にどのように対処したらよいのかを共に考えていった。Cさんは自分の体験を現実の出来事と確信していた。あるとき、「自分の言っていることは本当なのに、なぜ医者は病気だと言うのだろう？」という疑問を発表した。それは「私は病気じゃない！」と強く否認する態度とは違っていた。自分と医師との間の認識の違いを見つめたうえでの問いであった。そして「もっと自分のことを医師にわかってほしい」と希望し、医師にその気持ちを伝えてみることになった。

事例4──Dさん・男性・対象行為は傷害

Dさんは悪魔から嫌がらせを受けているという妄想をもっている。嫌がらせを受けていることは、自分の体感をもとに考えると間違いない事実であるという。これは病気だとは思えないのが「本音」である。しかし「建前」では、医師が統合失調症だと述べていることを受け入れる必要があるのかもしれないとも思っていた。Cさんはホワイトボードの左に自分の体験と考えを書き、右側に医師からの説明を書き、両者を比較して述べていた。「自分と医師でどうしてこんな違いがあるのか聞いてみたい」と。

CさんとDさんに共通している点は、自分自身の体験は現実だという確信をもっているが、医師からはその体験が病気の症状であると説明されていたことだろう。そしてなぜ医師との間にこのような考えの違いが生まれるのかという問いを発していることも共通する。ここには当事者と医療者が単に対立するのではなく、両者の見解の違いを違いとして認め、対象化して眺め、その違いの由

来を考えようとする姿勢がうかがえる。

　自分の体験を自分の言葉で他者に「説明」して「対話」するという経験の積み重ねは，自分の輪郭を明確化させていくことでもある。それと同時に他者認識も進み，自他を比較するというメタ認知的な視点が芽生えてくるのではないかと考えられる。それは病識の獲得へとつながっていくものと期待される。

他のプログラムとの相互作用

　当事者研究が指定入院医療機関のなかで成立しているのは，他の治療プログラムが土台となっているからであり，さらに構造化された治療文化に守られているからだと考えている。

　当事者研究のなかでの語りを見ていると，他のプログラムのなかでの体験を自分の言葉で語り直していることもある。また当事者研究で出てきた課題を個別プログラムのなかで検討している人もいる。さらに他の複数のプログラムで学んだことをまとめて話していると感じられることもある。つまり当事者研究は総合する場となりうると考えられる。

今後の課題

　今後の課題は，退院して通院処遇に移行した対象者が，当事者研究の成果をいかに維持していくかである。退院前の地域ケア会議において詳しい説明を行い，支援関係者に対象者の病的世界を理解してもらうこと，そして可能であれば地域で当事者研究を行っている機関と連携することが考えられる。すでに退院しているAさんとBさんについては，地域の支援関係者に2人の体験世界を詳しく説明し，ある程度の理解を得ることができている。さらにAさんについては，帰住地で当事者研究を実施している機関との連携を検討中である。

　当事者研究は幅広い射程をもつ実践活動であるが，医療機関で実施していると心理社会的治療法としての側面を評価する必要性を感じる。効果研究やプロセス研究などの科学的な研究をしていく必要もある。それは一時的な運動や流行として当事者研究を終わらせないためでもある。

●文献

壁屋康洋 (2016) 指定入院医療における治療プログラム．精神科29-2；132-138．

向谷地生良 (2009) 技法以前．医学書院．

高橋 昇，石川 真，中嶋正人 (2017) アナザーアーワールドを大切にすればリアルワールドでもやっていける――医療観察法病棟で当事者研究をしてみたらおもしろいことが起きました．精神看護20-3；203-207．

浦河べてるの家 (2005) べてるの家の「当事者研究」．医学書院．

声の調整と顔認知

同志社大学赤ちゃん学研究センター
加藤正晴

NTTコミュニケーション科学基礎研究所（現所属Taipei City Hospital）
Lin, I-Fan

当事者研究と認知科学研究

　当事者研究にとって認知心理学を取り入れることはメリットがある。認知心理学による当事者研究に科学的意味づけ，すなわち，当事者の困り事を誰もが納得する形で説明することが可能になる。この科学的意味づけにより自分自身がより納得しやすくなるのが認知心理学を取り入れる大きなメリットであろう。

　一方で，認知科学にとっても当事者研究を取り入れるメリットは大きい。当事者研究により，研究を本来の場所に連れ戻すことができるのである。認知科学は，人の認知機能全般を研究の範囲とする。たとえば見たり聞いたりすること，感情や問題解決，運動機能などはすべて認知科学の研究範囲である。このように研究分野が広いので，なにか新しい研究を始めたいと思ったときに，たいていは誰かがそれをやっている。だから研究者は論文を読む。そうして読む論文には必ず関連する研究が引用されている。自分で書いた論文も時がたつにつれ他の研究者によって読まれ，引用されていく。このように研究は過去の研究に基づき，また未来の研究の礎となって，編み目のような関係性のなかに組み込まれている。たくさん引用される研究は重要な研究であり，引用されない研究は文字通り見向きもされなくなっていく。この関係性に絡みとられていくと，重要な研究を目指すはずが，たくさん引用される研究を目指すようになっていく。たくさん引用されるためには，ほかの研究者によって注目されている分野の研究を行うのが効率的である。いってみれば研究のための研究，現場を離れた研究となっていく。いってみれば研究のための研究，現場を離れた研究になっていく。当事者研究はその流れを断ち切ることができるのである。

　この原稿で私は2つの例を挙げる。ひとつは声の調整が苦手だという当事者の問題意識から始まった研究，そしてもうひとつは顔を覚えることが難しいという問題意識から始まった研究である。

case1──声の調整が苦手なのはなぜ？

　もともとは，とある自閉スペクトラム症の当事者の方との会話のなかで出てきた困り事に端を発している。その人は人と話すときに，ちょうどいい音量や抑揚で声を出すのを難しく感じていた。なぜ難しいのかについて考えることがこの研究のスタート地点となった。

　私たちの発話行動は大きく分けて2つの制御経路がある。声を出し，返ってくる音声を参考に声を調整しながらの発話はフィードバック制御されているという。このプロセスは自動的であり無視することは難しい。その証拠は遅延聴覚フィードバック（Delayed Auditory Feedback : DAF）を使って示されている。DAFとは，話者の発話をマイクで集音して数百ミリ秒の遅延の後に話者自身の声を聞かせるというものである。たったこれだけでその話者はどもったり，つまったりして，上手く

しゃべれなくなってしまう（Yates, 1963）。ちなみにこの現象を逆手にとったおしゃべりな人を黙らせる装置はイグノーベル賞を受賞している。その一方で，私たちはあらかじめしゃべり方を自分で決めて発話することも可能であり，これはフィードフォワード制御と呼ばれる。この制御の一例としてLombard効果をあげたい。この効果は，周りが騒々しい環境では話者が無意識に声を張り上げて話してしまう現象をさしている（Zollinger, 2011）。たとえば，図書館でイヤホンをつけて音楽を聞いているときに友人に話しかけられて，その場にそぐわないほど大きな声で返事をしてしまった経験はないだろうか。これは，周りの音環境から，自分はこれくらいの声量で話さないといけないという無意識の制御があらかじめあったゆえに起きたといえる。

はじめに述べた当事者の困り事を，上述のフィードバック制御とフィードフォワード制御のバランスから説明できないかと考えたのが本研究のポイントになる。フィードバック制御について調べるために，上述のDAFを使いどれだけ滑らかに話すことができるかを，発話に要した時間や，どもった回数を指標として調べた。一方で，フィードフォワード制御の生じる程度を評価するためにはLombard効果を利用し，ヘッドホンにより擬似的に騒音環境に置いた場合，声の大きさがどれくらい大きくなるかを検討すればよい。

これを調べるための実験は東京大学の熊谷研究室で実施し，参加者は熊谷晋一郎准教授や綾屋紗月研究員が関与する発達障害当事者研究グループに案内を出して募集した。

① DAF実験──参加者は「まみむめも」と普段のスピードで発話してもらった。その音声をマイクで集音し，0.05, 50, 100, 200, 400msの遅れを加えたのちに，参加者のかぶる密閉型ヘッドホンに10dBだけ音圧を増幅して返した。このときに遅延音とは別に本来の遅れがない自分の声が聞こえてしまっては実験が成立しないので，約69dB SPLのピンクノイズをつねに背景で流しつづけた。DAFによってどもりが生じたならば，「まみむめも」が「まみむむめも」などと音の数（シラブル数）が増え，発話終了までにかかる時間も伸びるはずである。そこでこの2つを指標として評価したところ，発達障害当事者グループのほうが，健常者グループよりもシラブル数が増え，発話終了までにかかる時間も延びた（Lin et al., 2015）。

② Lombard効果実験──参加者はコンピュータのスクリーンに1秒に1文字のペースで表示される数字（2（に），3（さん），4（よん）のどれかを）をできるだけ早く発音していく。参加者の音声はマイクで集音された。数字の順番はランダムで全部で14文字表示される。これを1セッションとして計8セッション行う。そのうち半分のセッションは装着したヘッドホンから69dB SPLのピンクノイズがつねに背景で流れている条件で行い（Lombard効果条件），残りの半分はピンクノイズを流さない条件とした（コントロール条件）。もし周りの騒音に応じてLombard効果（声を張り上げる現象）が起きるのだとしたら，参加者の音声の音圧はLombard効果条件のほうがコントロール条件よりも大きくなるだろうし，声を張り上げるため発話にかかる時間も長くなるはずである。そこでこの2つを指標として評価したところ，今度は発達障害当事者グループのほうが，健常者グループよりも，条件間の音圧の上昇が小さく，発話終了までにかかる時間の増加も少なかった（Lin et al., 2015）。

この2つのことから，発達障害当事者は健常者と比べると概して発話調整の方法としてフィードフォワード制御よりもフィードバック制御に重きを置いているといえる。

case2 ―― なぜ顔を覚えるのが難しいの？

こちらも case1 と同様，もともとはとある自閉スペクトラム症の当事者の方との会話のなかで出てきた困り事に端を発している。その人は人の顔を覚えることに困難を覚えていた。その一方で顔の一部についてはよく覚えることができる。どうしてそうなるのかを知りたいというのがこの研究の出発点となった。

今までの自閉スペクトラム症研究のなかで自閉スペクトラム症者は顔の認識が健常者と異なることが知られている（たとえば Pelphrey et al., 2002）。顔の情報は，目や鼻，口といったパーツの形状や色といった局所的な特徴に関する情報と，パーツの配置に関する情報の2つに分けることができ，自閉スペクトラム症者はこのパーツの配置情報に気づきにくいのである（Lahaie et al., 2006）。ではなぜパーツの配置情報に気づきにくいのだろうか。そこで，case1 と同様の方法で参加者を募集し，顔画像を見ているときの発達障害当事者の視線を計測してみることにした。すると興味深いことに，視線の集まる箇所の分布には，健常群との差は見られない一方で，見た場所の順番情報を加えた視線パタンには群間差が現れたのである（Kato et al., 2015）。

この結果に関連して，乳幼児に顔の画像を見せたときの視線パタンの発達的変化を調べた研究がある（Kato & Konishi, 2013）。その研究で明らかになったのは，参加者間の視線パタンが発達とともに類似することであった。この時期，パーツの配置情報を利用した顔認知ができるようになること（Scott & Nelson, 2006）を併せて考えると，パーツの配置情報を収集できるようになることとパタンが類似することには共通項がありそうである。もっというと，効率よく配置情報を取得できる視線パタンは種類が限られており，発達によりその限られた視線パタンに収束していくと考えることができる。

つまり今回の群間差は，この配置情報の収集が当事者群は健常群よりも効率的ではないことを示唆している。

2つの当事者研究の今後

1つ目の研究のもともとの動機は，ある自閉スペクトラム症の当事者の方がちょうどいい音量や抑揚で声を出すのを難しく感じており，その原因を調べたいというものであった。今回の実験により，発達障害当事者の発声メカニズムが健常者と異なることが示された。ただし残念なことに，実験により見出されたことが当事者の困りごとの原因であるかどうかはこの実験だけからはわからない。このモデルから予測される修正方法を実際にその人に当てはめてみて，困難さが軽減するかどうかを調べることが期待される。今回の場合なら，周りの状況に振り回されず自分のペースで話すように行動を変えることがひとつ提案でき，この提案により実際に話しやすさが改善するところまで行うことで当事者研究が完結するといえよう。

2つ目の研究についても，顔を覚えられないのはなぜかという当事者の困りごとから発生した研究であった。研究の結果，視線パタンが健常者と異なり，そのことが顔のパーツの配置情報の効率的取得を阻害している可能性がわかった。1つ目の研究と同様，今後はここからもう一歩進める必要がある。たとえば健常者に特徴的な視線パタンを抽出し，そのパタンを学習することで顔を覚えることが得意になるかどうかを検討することに，次のステップとして取り組みたい。

当事者研究は一義的には当事者のためのものである。しかし当事者研究は当事者のみならず周辺にいる研究者にとっても，研究本来の意味を取り戻すという観点からとても重要である。そしてその研究の結果は論文となり，社会全体の共有財産として残される。こう考えると当事者研究はきわめて社会的な活動ではないだろうか。

◉ 文献

Kato M, Asada K, Kumagaya S & Ayaya S (2015) Inefficient facial scan paths in autisum?. Poster presentation at XVIII European Conference on Eye Movements, Vienna, Austria.

Kato M & Konishi Y (2013) Where and how infants look : The development of scan paths and fixations in face perception. Infant Behavior and Development 36-1 ; 32-41.

Lahaie A, Mottron L, Arguin M, Berthiaume C, Jemel B & Saumier D (2006) Face perception in high-functioning autistic adults : Evidence for superior processing of face parts, not for a configural face-processing deficit. Neuropsychology 20-1 ; 30-41.

Lin IF, Mochida T, Asada K, Ayaya S, Kumagaya S & Kato M (2015) Atypical delayed auditory feedback effect and Lombard effect on speech production in high-functioning adults with autism spectrum disorder. Front Hum Neurosci 9 ; 510.

Pelphrey KA, Sasson NJ, Reznick JS, Paul G, Goldman BD & Piven J (2002) Visual scanning of faces in autism. Journal of Autism and Developmental Disorders 32-4 ; 249-261.

Scott LS & Nelson CA (2006) Featural and configural face processing in adults and infants : A behavioral and electrophysiological investigation. Perception 35 ; 1107-1128.

Yates AJ (1963) Delayed auditory feedback. Psychological Bulletin 60-3 ; 213-232.

Zollinger SA (2011) The Lombard effect. Current Biology 21-16 ; R614-615.

語りを測る研究の動向

奈良先端科学技術大学院大学 研究推進機構
荒牧英治

はじめに

従来，語り（ナラティブや発話などさまざまに呼ばれるが，本稿では"語り"と呼ぶ）は，医学や情報学のみにとどまらず，言語学，心理学，社会学などさまざまな学問分野から分析対象となってきた。しかし，その研究方法については各分野個別のマナーがあり測定体系を共有しておらず，場合によっては高度な測定スキルを要するものが多かった。例えば，当事者研究で多用される自伝的記憶テスト（Autobiographical Memory Test：AMT）（McNally et al., 1995）は専門家のコーディングが必要となる（Griffith et al., 2012）。

このような背景のなか，近年，Web にアップされた患者インタビューなどに代表される映像やブログの増加に伴い，大規模なデータを自動的に解析する新しいタイプの語りの研究が注目されつつある（Wang et al., 2012）。例えば，自殺者の日記から著者の感情を推定するもの（Wang et al., 2012）や，認知症予備軍を推定するもの（Roark et al., 2007），失語症の診断（Fraser et al., 2013），発達障害者の解析（Rouhizadeh et al., 2014；Aramaki et al., 2015）など臨床に直結するのも大きな特徴である。本稿では，最初に語りを測定する方法について概観を紹介する。次に，これを医療応用した研究を紹介する。

測　定

語りの測定は図1のような構造をもつ。まず，どのような人間の言語行為について，何を材料とするかによって，「読む」「聞く」「話す」「書く」という4つの行為に分類できる。次に，何を測定するかにより，「語彙」「文法」「語用」と分類できる。

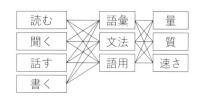

図1　言語測定の構造

語　彙

語彙に関する能力は量，深さ，流暢さからなると言われる（Daller et al., 2007）。語彙の量（語彙量の多さ，語彙の多様性とも言われる）は，理解できる語彙の量や使用する語彙の量を計測する。最も素朴な方法は，任意の単語を知っているかどうかを問うことであるが，時間がかかる（Nation, 1993）。そこで，一定語数に存在する語彙量を調べるタイプトークン比が代替として用いられることが多い。ここで，タイプトークン比はサンプル・サイズの影響を受ける（Maas, 1972；Richards, 1987）。このため，サンプル・サイズに依存しな

い潜在語彙量などが提案されている（Aramaki et al., 2016）。

　語彙の質は，語彙の関する理解の深さや語彙の難しさで測られる。理解の深さに関しては，想起可能な上位語や下位語の数（Crossley et al., 2012）や，多義語の曖昧性解消など判別できる（Verspoor & Lowie, 2003）。

　語彙へのアクセスの速さは，古典的には流暢性課題，例えば，Letter Fluency（ある文字から始まる単語を羅列する課題）やCategory Fluency（動物カテゴリや野菜カテゴリに属するものを羅列する課題）がある。これら語彙に関する項目については，すでに手法が固定化されている。

文　法

　文法については，語彙のように質，量やアクセス速度といった観点での分化が難しく，総合した尺度が用いられることが多い。英語の構文能力についてはすでに多くの確立した尺度がある。代表的なものが，言語獲得研究で用いられているD-Level（Covington et al., 2006）である。D-Levelは，文の複雑さを8つのレベルに分割した尺度であり，専門家によって定められた文法的特徴の有無によって判定される（Rosenberg & Abbeduto, 1987）。現時点では英語のみに対応しており，日本語版は存在しない。類似したスコアに構文木の各ノードから根ノードまでの距離を構文の複雑さとみなしたFrazierスコア（Frazier, 1985）がある。ただし，Frazier scoreも，D-levelと同じく，英語句構造を前提としている。日本語でも使用可能なものは，係り受け距離を構文の複雑さとみなすDependency Distance（Lin, 1996）や構文木の分岐数を用いるYngveスコア（Yngve, 1960）である。この文法的観点からの測定については，経験則に頼るところが多く，現在でもまだ多くの研究の余地がある。

語　用

　語用（論）とは，言語学の用語で表現と使用者や文脈との関係を指す。これは，社会性とも関連する概念である。語用については，語や文を超えた単位での複雑さを捉える研究も多い。文章（文の集合）の構造は談話構造と呼ばれ，談話構造解析の結果，文章の構造が得られる。これらの応用は，まだまだこれからの課題である。さらに，文章以外の情報，例えば，視線やターンテイキングの適切性，他の人間との関係性，適切な声量の調整といった環境との関係性など，多くの情報が利用可能である。海外では，自然文解析のためにLIWC（Linguistic Inquiry and Word Count）[註1]という辞書リソースとツールが開発されている。本邦でも，当研究室が中心となってJIWC[註2]を開発しているので，参照されたい（図2）。

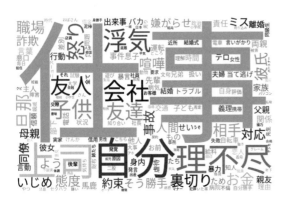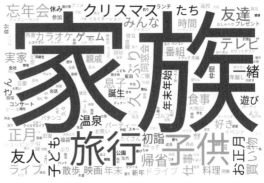

図2　JIWCの「怒り」カテゴリと「楽しい」カテゴリの単語の可視化

応 用

　実際の研究は，前節で述べた測定手法と対象となる人間（または，人間がもつ疾患）との組み合わせで表現される。主な研究を表に示す。Nun Study（Kemper et al., 1993）のように認知症を扱った研究（Aramaki et al., 2016；Mitzner & Kemper, 2003；Small et al., 2000；Kemper, 1997）のほかにも，失語症（Fraser et al., 2013）や前頭側頭葉変性症（Pakhomov et al., 2010a, 2010b；Lamers et al., 2014）といった，言語と直接的に関連した疾患や，自閉症スペクトラム障害（Aramaki et al., 2015）や抑うつ（Lamers et al., 2014；Schwartz et al., 2014）といった，精神と関連のある疾患の調査なども行われている。これらの研究は，患者が記述したテキストを扱う場合と，発話などの音声化されたテキストを扱う場合の2つに大別され，それぞれ利点欠点をあわせもつ。

　記述されたテキストを扱う場合，音声テキストと比較して，より文法的にテキストを扱うことが可能であり，構文解析などの深い言語処理が適応可能である。例えば，構文解析を行った結果を数値化し構文の複雑さを測るFrazier score（Frazier, 1985），Dependency Distance（Lin, 1996）やYngve

表　言語能力測定と臨床応用例

		音声言語	書き言葉
認知症	MCI	Mitzner et al.（2003） Roark et al.（2007）	Iacono et al.（2009） Riley et al.（2005） Kemper et al.（1993）；Kemper & Sumner（2001）；東田ほか（2009） Snowdon et al.（1996）；田邉・Tanabe（2006）；葛原（2007） Aramaki et al.（2016）
	AD	Reed et al.（2010）；Baynes et al.（2007）	Pakhomov et al.（2011） Engelman et al.（2010） Iacono et al.（2009） Riley et al.（2005） Kemper & Sumner（2001） Snowdon et al.（2000） Orimaye et al.（2014） Yancheva & Rudzicz（2016）
			Fraser et al.（2016）
ADL		Mitzner & Kemper（2003）	Mitzner & Kemper（2003）
FTLD		Pakhomov et al.（2010a, 2010b, 2010c）	
失語症		Fraser et al.（2013）	
ASD		Aramaki et al.（2015）	Rouhizadeh et al.（2014） Ji et al.（2014）
抑うつ症		Lamers et al.（2014）	Schwartz et al.（2014）
老化		Mitzner & Kemper（2003）	Kemper & Sumner（2001） Mitzner & Kemper（2003） Snowdon et al.（1996） Kemper et al.（1993）
教育レベル		Mitzner & Kemper（2003）	Snowdon et al.（1996） Kemper et al.（1993）；Kemper & Sumner（2001）
脳重量			Riley et al.（2005）

＊MCI＝認知症予備軍，AD＝アルツハイマー病，ADL＝日常生活動作，FTLD＝前頭側頭葉変性症，ASD＝自閉症スペクトラム障害

score (Roark et al., 2007 ; Kemper & Sumner, 2001)などが適用されてきた。しかし，文章を書くという行為は，時には負担が大きい行為であり，その行為を強いることが困難な場合もある。

一方，音声データを扱う場合，記述されたテキストと比較して，患者への負担は大幅に低下するが，分析に際し，発話を書き起こすという手間が必要となる。さらに，文の単位が明確でなく，フィラー（「あのー」「えー」など発話の間をつなぐ言葉）や言いさしなど，非文法的な表現が数多く含まれる。このため，音声データ解析には，形態素解析などの浅い言語処理のみを適応することが多い。なお，宮部ほか（2014）は，音声データを書き起こすのではなく，自動音声認識を利用した測定を行っている。実験の結果，音声認識誤りにより，一定のバイアスはかかるものの，同一人物内におけるバイアスは同程度と，話者間の比較は困難なものの同一人物を対象に時系列の変化を測定する場合の誤差は少ないことが明らかになった。

おわりに

本稿では，患者の語りをデータとして扱う研究を紹介した。語りをアーカイブする活動は世界各地で起こっており，今後ますます多くのアーカイブが蓄積されてゆくと思われる。同時に，アーカイブ化された患者の語りを測定し，応用につなげる研究も，音声認識の高度化とともに今後盛んになっていくと考えられる。まさに，語りが活きる次代が来ようとしている。

▶註
1 Linguistic Inquiry and Word Count (LIWC) -WP Engine
2 http://sociocom.jp/jiwc.html

◉文献
Aramaki E et al. (2015) Understanding the relationship between social cognition and word difficulty : A language based analysis of individuals with autism spectrum disorder. Methods of Information in Medicine, 2015.
Aramaki E et al. (2016) Vocabulary size in speech may be an early indicator of cognitive impairment. PLoS One 11-5 ; e0155195.
Baynes KCV, Bonnici L & Farias ST (2007) Idea density as a measure of communicative skill in alzheimer's disease, in Advances in Basic and Clinical Neuropsychology. Midyear Meeting : Bilbao, Spain.
Covington MA et al. (2006) How complex is that sentence? : A proposed revision of the rosenberg and abbeduto D-level scale, in CASPR Research Report.
Crossley S, Salsbury T & McNamara D (2012) Predicting the proficiency level of language learners using lexical indices. Language Testing 29 ; 243-263.
Daller H, Milton J & Treffers-Daller J (2007) Modeling and Assessing Vocabulary Knowledge. Cambridge University Press.
Engelman M et al. (2010) Propositional density and cognitive function in later life : Findings from the Precursors Study. J Gerontol B Psychol Sci Soc Sci 65-6 ; 706-711.
Fraser KC, Meltzer JA & Rudzicz F (2016) Linguistic features identify alzheimer's disease in narrative speech. J Alzheimers Dis 49-2 ; 407-422.
Fraser KC, Rudzicz F & Rochon E (2013) Using text and acoustic features to diagnose progressive aphasia and its subtypes, in Interspeech 2013.
Frazier L (1985) Syntactic complexity. In : LK Dowty & AM Zwicky (Eds.) Natural Language Parsing. Cambridge University Press.
Griffith JW et al. (2012) Current psychometric and methodological issues in the measurement of overgeneral autobiographical memory. Journal of Behavior Therapy and Experimental Psychiatry 43 ; S21-S31.
東田沙耶香, 能登谷晶子, 井上克己 (2009) 発症後の日常生活自立度の改善に与える認知機能, 性格の影響. 金沢大学つるま保健学会誌 (Journal of the Tsuruma Health Science Society Kanazawa University) 33-2 ; 73-79.
Iacono D et al. (2009) The Nun study : Clinically silent AD, neuronal hypertrophy and linguistic skills in early life. Neurology 73-9 ; 665-673.
Ji Y, Hong H, Arriaga R, Rozga A, Abowd G & Eisenstein J (2014) Mining themes and interests in the asperger's and autism community, in The Workshop on Computational Linguistics and Clinical Psychology : From Linguistic Signal to Clinical Reality.
Kemper S (1997) Metalinguistic judgments in normal aging and alzheimer's disease. J Gerontol B Psychol Sci Soc Sci 52-3 ; 147-155.
Kemper S & Sumner A (2001) The structure of verbal abilities in young and older adults. Psychol Aging 16-2 ; 312-322.
Kemper S et al. (1993) On the preservation of syntax in Alzheimer's disease. Evidence from written sentences. Arch Neurol 50-1 ; 81-86.
葛原茂樹 (2007) 小阪憲司, 田邉敬貴 著：神経心理学コレクション トーク認知症──臨床と病理. 精神医学49-11 ; 1184.

Lamers SMA, Truong KP, Steunenberg B, Jong FD & Westerhof GJ (2014) Applying prosodic speech features in mental health care : An exploratory study in a life-review intervention for depression, in The Workshop on Computational Linguistics and Clinical Psychology : From Linguistic Signal to Clinical Reality ; 61-68.

Lin D (1996) On structural complexity. COLING 96.

Maas H (1972) Zusammenhang zwischen Wortschatzumfang und Länge eines Textes. Zeitschrift für Literaturwissenschaft und Linguistik 8 ; 73-79.

McNally RJ et al. (1995) Autobiographical memory disturbance in combat-related posttraumatic stress disorder. Behaviour Research and Therapy 33-6 ; 619-630.

Mitzner TL & Kemper S (2003) Oral and written language in late adulthood : Findings from the nun study. Exp Aging Res 29-4 ; 457-474.

宮部真衣ほか（2014）音声認識による認知症・発達障害スクリーニングは可能か？――言語能力測定システム"言秤"の提案．グループウェアとネットワークサービスワークショップ．

Nation P (1993) Using dictionaries to estimate vocabulary size : Essential, but rarely followed, procedures. Language Testing 10-1.

Orimaye SO, Wong JS-M & Golden KJ (2014) Learning predictive linguistic features for alzheimer's disease and related dementias using verbal utterances, in The Workshop on Computational Linguistics and Clinical Psychology : From Linguistic Signal to Clinical Reality.

Pakhomov SV et al. (2010a) A computerized technique to assess language use patterns in patients with frontotemporal dementia. J Neurolinguistics 23-2 ; 127-144.

Pakhomov S et al. (2010b) Semantic similarity and relatedness between clinical terms : An experimental study. AMIA Annu Symp Proc ; 572-576.

Pakhomov SV et al. (2010c) Computerized analysis of speech and language to identify psycholinguistic correlates of frontotemporal lobar degeneration. Cogn Behav Neurol 23-3 ; 165-177.

Pakhomov SV et al. (2011) Effects of age and dementia on temporal cycles in spontaneous speech fluency. J Neurolinguistics 24-6 ; 619-635.

Reed BCV, Baynes K, Bonnici L & Farias ST (2010) Is idea density in late life a marker of cognitive reserve? : Effects on cognitive decline, in 38th Annual Meeting of the International Neuropsychological Society : Acapulco, Mexico.

Richards B (1987) Type/token ratios : What do they really tell us? : J Child Lang 14-2 ; 201-209.

Riley KP et al. (2005) Early life linguistic ability, late life cognitive function, and neuropathology : Findings from the nun study. Neurobiol Aging 26-3 ; 341-347.

Roark B et al. (2007) Automatically derived spoken language markers for detecting mild cognitive impairment, in the 2nd International Conference on Technology and Aging (ICTA).

Roark B, Mitchell M & Hollingshead K (2007) Syntactic complexity measures for detecting mild cognitive impairment. BioNLP ; 1-8.

Rosenberg S & Abbeduto L (1987) Indicators of linguistic competence in the peer group conversational behavior of mildly retarded adults. Applied Psycholinguistics 8 ; 19-32.

Rouhizadeh M et al. (2014) Detecting linguistic idiosyncratic interests in autism using distributional semantic models, in The Workshop on Computational Linguistics and Clinical Psychology : From Linguistic Signal to Clinical Reality ; 46-50.

Rouhizadeh M, Prud'hommeaux E, Santen Jv & Sproat R (2014) Detecting linguistic idiosyncratic interests in autism using distributional semantic models, in The Workshop on Computational Linguistics and Clinical Psychology : From Linguistic Signal to Clinical Reality ; 46-50.

Schwartz HA, Eichstaedt J, Kern ML, Park G, Sap M, Stillwell D, Kosinski M & Ungar L (2014) Towards assessing changes in degree of depression through facebook, in The Workshop on Computational Linguistics and Clinical Psychology : From Linguistic Signal to Clinical Reality ; 118-125.

Small JA, Kemper S & Lyons K (2000) Sentence repetition and processing resources in Alzheimer's disease. Brain Lang 75-2 ; 232-258.

Snowdon DA et al. (1996) Linguistic ability in early life and cognitive function and Alzheimer's disease in late life. Findings from the Nun Study. JAMA 275-7 ; 528-532.

Snowdon DA, Greiner LH & Markesbery WR (2000) Linguistic ability in early life and the neuropathology of alzheimer's disease and cerebrovascular disease : Findings from the nun study. Ann N Y Acad Sci 903 ; 34-38.

田邉敬貴, Tanabe H（2006）物忘れの背景――MCIとLNTDをめぐって．精神医学48-5 ; 551-554.

Verspoor M & Lowie W (2003) Making sense of polysemous words. Language Learning 53 ; 547-586.

Wang W et al. (2012) Discovering fine-grained sentiment in suicide notes. Biomed Inform Insights 5 (Suppl.1) ; 137-145.

Yancheva M & Rudzicz F (2016) Vector-space topic models for detecting alzheimer's disease, in Proceedings of the 54th Annual Meeting of the Association for Computing Linguistic 2016 : Berlin, Germany ; 2337-2346.

Yngve VH (1960) A model and an hypothesis for language structure. Proceedings of the American Philosophical Society 140 ; 444-466.

ASD視覚体験シミュレータ

情報通信研究機構脳情報通信融合研究センター
長井志江

ASDの感覚・運動レベルの非定型性と社会性問題

　自閉スペクトラム症（ASD : Autism Spectrum Disorder）は，従来，対人関係や言語コミュニケーションといった，社会的能力の障害と考えられてきた（Baron-Cohen, 1995 ; Charman et al., 1997）。しかし，近年の認知心理学研究や当事者研究により，その原因が社会性以前の感覚・運動レベルにある可能性が指摘されている（Happe & Frith, 2006；綾屋・熊谷, 2008）。一般に，人間の脳は感覚器から入力された信号を時空間的に統合することで環境認識や行動決定を行っているが，ASDではその統合能力が定型発達者と異なることにより，高次の認知機能である社会的能力に問題を生じたり，知覚過敏や知覚鈍麻（O'Neill & Jones, 1997）などの非定型な知覚症状を発生するという仮説である（Nagai & Asada, 2015）。

ASD視覚体験シミュレータの開発

　筆者らの研究グループでは，ASDの非定型な知覚と社会性の問題にどのような関係があるのかを探るため，ASDの視覚世界をリアルタイムで再現するヘッドマウントディスプレイ（HMD）型視覚体験シミュレータを開発した（図1参照）（Qin et al., 2014；長井ほか, 2015）。本シミュレータはHMD上に取り付けたUSBカメラから，装着者の視野に相当する画像と音声を取得し，有線でつないだ計算機でASDの視覚世界へと変換後，その結果をHMDに実時間で投影するという機能をもつ。これを用いることで，シミュレータの装着者はASDの視覚世界を第一人称視点で体験することができるだけではなく，非定型な視覚が社会的行動にどう影響するのかも検証することが可能になり，ASD者の真の困りごとの理解に大きく貢献することが期待できる。

ASDの視覚特性を評価するための実験

　視覚体験シミュレータを開発するにあたり，まず，ASDの非定型な視覚が環境からのどのような視聴覚信号によって引き起こされるのかを実験により調べた。視覚という「主観的かつ定性的」な

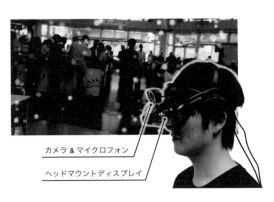

図1　ASD視覚体験シミュレータ
カメラとマイクロフォンから入力された視聴覚信号を実時間で処理し，ヘッドマウントディスプレイ上にASDの視覚世界を再現する。

体験を「客観的かつ定量的」に評価するため，画像・音声処理技術を用いてさまざまな視覚過敏・鈍麻のパターンをあらかじめ画像フィルタとして用意し，ASD者が過去の視覚体験をフィルタを用いて自ら再現することのできるシステムを開発した。これは，自己の経験を内省することが苦手なASD者にとって，自己を表現する強力なツールとなる。

今回の実験では，図2に示す6種類の画像フィルタを使用した。図2（a）は無数の小さな点が現れる砂嵐状のノイズ，（b）はコントラストの強調，（c）は高輝度化，（d）はカラー画像をグレースケールに変換した無彩色化，（e）はぼかしフィルタを施した不鮮明化，そして（f）は物体の輪郭や模様といったエッジを強調したフィルタである。フィルタの設計に際しては，従来研究で報告されているASDの非定型な視覚症状に加え，工学的に画像処理技術を用いて表現しうる多様なフィルタ（全12種類）を用意し，予備実験の結果からより多くのASD者が体験したことのある6種類を採用した。これを用いて，さまざまな社会的場面（駅のホーム，混雑した通りなど）を撮影した動画ごとに，ASD者が視覚症状を再現し，得られたデータから動画に含まれる視聴覚信号とASD者が選択したフィルタの強度の関係を正準相関分析で解析することで，非定型な視覚症状とその環境要因を明らかにした。

ASDに共通する3つの非定型な視覚症状と環境要因

輝度に由来するコントラストの強調と高輝度化

第一の実験結果として，コントラストの強調と高輝度化が，動画刺激の輝度と高い相関をもつことが明らかになった。実験結果をもとにASDの視覚世界を再現した画像を図3（a）に示す（左：元の動画，右：ASDの視覚）。スキー場などの高い輝度をもった場面では，その輝度がさらに強調され，画像全体が明るくなっていることが確認できる。また，暗い夜道で明るい看板が映った映像では，道の暗さ（低輝度）と看板の明るさ（高輝度）がそれぞれ誇張された映像が生成された。

このような視覚症状を引き起こしうる生理学的・神経科学的メカニズムとして，ASDの瞳孔調整能力の弱さ（Anderson & Colombo, 2009 ; Daluwatte et al., 2013）が知られている。人間の瞳孔は外界からの光の量を調節する役割を担っており，暗所では瞳孔を拡大することでなるべく多くの光を取り入れ，明所では瞳孔を収縮することで光の量を制限している。定型発達者はこのような調節を自

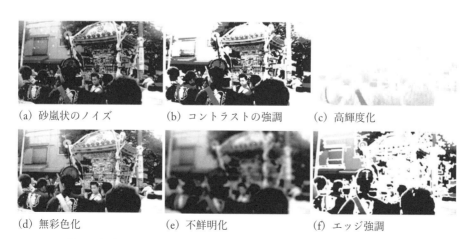

図2　実験に用いたASDの視覚症状を再現する6種類の画像フィルタ

動的に行うことで,環境に応じて適切な量の光を取り入れているが,ASD者は定型発達者に比べて定常時で約1.2～1.3倍の大きさの瞳孔をもち(Anderson & Colombo, 2009),さらに,対光反射への応答時間の増大と,収縮率の低下(Daluwatte et al., 2013)という特徴ももつことが報告されている。実際に,予備実験に参加した多くの参加者から,屋外に出たときに眩しく感じるとの報告を受けた。以上より,本実験結果はASDの瞳孔機能の非定型性が,輝度という低次の視覚刺激に影響を受け,コントラスト強調と高輝度化という視覚過敏・鈍麻の症状を生成したという仕組みを表していると言える。

大きな動きに誘発される無彩色化と不鮮明化

第二の結果として,無彩色化と不鮮明化が動画刺激の動きと高い相関をもつことが明らかになった。図3(b)に,本結果をもとに再現したASDの視覚症状を示す。これは駅のホームで撮影した動画で,電車が通過した瞬間に大きな動きが発生し,無彩色化と不鮮明化の強い症状が現れていることが確認できる。

これらの症状を説明しうる知見として,ASDの周辺視野への依存性の高さ(Mottron et al., 2007 ; Frey et al., 2013)と,周辺視野がもつ解剖学的な特徴が挙げられる。従来の心理実験によって,ASD者は物体や他者を観察する際に,視野の中心

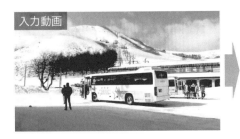 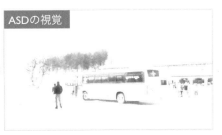

(a) スキー場の例。入力動画の高い輝度が,コントラスト強調と高輝度化の症状を発生。

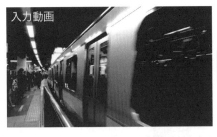 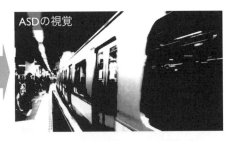

(b) 駅のホームの例。入力動画の大きな動きが,無彩色化と不鮮明化の症状を発生。

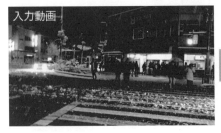 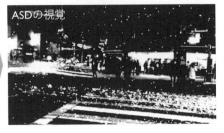

(c) 交差点の例。入力動画の動きや音強度の変化が,砂嵐状のノイズや無彩色化を発生。

図3 実験結果をもとに再現したASDの視覚症状(左:元の動画/右:ASDの視覚)

で対象を注視するのではなく，横目で見ることが多いことが報告されている（Mottron et al., 2007）。また，周辺視野に呈示された刺激に対する視覚野の活動を調べたところ（視覚誘発電位），定型発達者に比べてASD者では優位に高い反応を示すことが明らかになった（Frey et al., 2013）。これらの知見は，ASD者が定型発達者に比べて，周辺視野に強く依存していることを示唆している。一方で，人間の網膜は領域に応じて異なる信号を受け取っており，視野の中心（中心窩）では高解像度で色鮮やかな信号を受けているのに対して，周辺視野では低解像度で無彩色の信号を受けていることが知られている（Purves et al., 2004）。そして，動きの検出は主に周辺視野で行われ，それらの情報が脳で統合されることで，あたかも視野全体で鮮明かつ動きが存在するような認識を行っていると考えられている。筆者らは，こういった生理学的・神経科学的知見から，ASDでは環境からの動き信号が引き金となって，それに敏感な周辺視野に含まれる不鮮明・無彩色な信号が顕在化し，その結果として図3（b）に示すような症状が現れるのではないかと考えている。これをサポートする知見として，ASD者は視覚信号を時空間的に統合するのが困難であること（Behrmann et al., 2006 ; Nakano et al., 2010），視覚に限らず多様な感覚信号の統合も困難であること（O'Neill & Jones, 1997）が知られており，中心窩と周辺視野の信号統合においても，同様の問題が生じているのではないかと推測される。

動きと音量の変化に起因する砂嵐状のノイズ

第三の結果として，動きと音量の変化に起因して砂嵐状のノイズが発生することが明らかになった。図3（c）に，本結果をもとに再現したASDの視覚症状を示す。これは，雪の降る交差点を歩きながら撮影した動画で，線状に映っている雪に加えて，無数の白い点がノイズとして現れているのが確認できる。雪の上を車が走行する際に生じる動きや音，撮影者自身の歩行による動きや音が，その発生要因となっていると考えられる。また，ここでは前節で説明した無彩色化と不鮮明化の症状も，同時に生じていることがわかる。無彩色化と不鮮明化が主に動きの量に比例していたのに対して，砂嵐状のノイズは動きの量の変化と高い相関をもっており，状況に応じてこれらが独立して現れることも考えられる。

これらの症状の生理学的・神経科学的要因についても前述の2つの症状と同様に考察したが，ASDの知覚過敏・鈍麻には未解明な部分が多く，直接的な知見を見つけることはできなかった。しかし，visual snowと呼ばれる類似の砂嵐状のノイズが，片頭痛患者に発生していることが知られており（Schankin et al., 2014），片頭痛を引き起こす特異な脳活動がASDにも生じている可能性が考えられる。例えば，視覚野における皮質拡延性抑制と呼ばれる非常にゆっくりとした脳活動（Hadjikhani et al., 2001）や，舌状回周辺での代謝亢進（Schankin et al., 2014）が，visual snowとの間に相関をもつことが発見されている。ASDでは，視覚症状との関連は不明であるが，興奮性／抑制性ニューロンのバランス不全（Yizhar et al., 2011 ; Snijders et al., 2013）や，聴覚刺激に対する低次聴覚野の過剰反応（Matsuzaki et al., 2012）が，ASDに特有の脳機能として報告されている。以上のことから，砂嵐上のノイズはASDの非定型な脳活動に起因する可能性が高く，感覚器の非定型性に由来するコントラストの強調と高輝度化とは，別のメカニズムが影響している可能性が示唆される。

ASD視覚体験シュミレータの可能性

本稿では，ASDの非定型な視覚を再現する視覚体験シミュレータを紹介した。本システムを用いることで，ASD者が抱える本当の困りごとを理解し，真に役立つ支援のあり方を考えていくことが期待される。社会性以前の感覚・運動レベルでの非定型性を補うことで，結果的に社会性の問題の改善につなげる，そのような支援システムの設計

に役立てたいと考えている。

● 追記
本研究は大阪大学大学院工学研究科で実施された。

● 文献

Anderson CJ & Colombo J (2009) Larger tonic pupil size in young children with autism spectrum disorder. Developmental Psychobiology 51 ; 207-211.

綾屋紗月, 熊谷晋一郎 (2008) 発達障害当事者研究――ゆっくりていねいにつながりたい. 医学書院.

Baron-Cohen S (1995) Mindblindness. MIT Press.

Behrmann M, Avidan G, Leonard GL, Kimchi R, Luna B, Humphreys K & Minshew N (2006) Configural processing in autism and its relationship to face processing. Neuropsychologia 44-1 ; 110-129.

Charman T, Swettenham J, Baron-Cohen S, Cox A, Baird G & Drew A (1997) Infants with autism : An investigation of empathy, pretend play, joint attention, and imitation. Developmental Psychology 33-5 ; 781-789.

Daluwatte C, Miles JH, Christ SE, Beversdorf DQ, Takahashi TN & Yao G (2013) Atypical pupillary light reflex and heart rate variability in children with autism spectrum disorder. Journal of Autism and Developmental Disorders 43 ; 1910-1925.

Frey H-P, Molholm S, Lalor EC, Russo NN & Foxe JJ (2013) Atypical cortical representation of peripheral visual space in children with an autism spectrum disorder. The European Journal of Neuroscience 38-1 ; 2125-2138.

Hadjikhani N, Sanchez Del Rio M, Wu O, Schwartz D, Bakker D, Fischl B, Kwong KK, Cutrer FM, Rosen BR, Tootell RB, Sorensen AG & Moskowitz MA (2001) Mechanisms of migraine aura revealed by functional MRI in human visual cortex. Proceedings of the National Academy of Sciences of the United States of America 98-8 ; 4687-4692.

Happe F & Frith U (2006) The weak coherence account : Detail-focused cognitive style in autism spectrum disorders. Journal of Autism and Developmental Disorders 36-1 ; 5-25.

Matsuzaki J, Kagitani-Shimono K, Goto T, Sanefuji W, Yamamoto T, Sakai S, Uchida H, Hirata M, Mohri I, Yorifuji S & Taniike M (2012) Differential responses of primary auditory cortex in autistic spectrum disorder with auditory hypersensitivity. NeuroReport 23-2 ; 113-118.

Mottron L, Mineau S, Martel G, Bernier CS-C, Berthiaume C, Dawson M, Lemay M, Palardy S, Charman T & Faubert J (2007) Lateral glances toward moving stimuli among young children with autism : Early regulation of locally oriented perception?. Development and Psychopathology 19-1 ; 23-36.

Nagai Y & Asada M (2015) Predictive learning of sensorimotor information as a key for cognitive development, in Proceedings of the IROS 2015 Workshop on Sensorimotor Contingencies for Robotics.

長井志江, 秦世博, 熊谷晋一郎, 綾屋紗月, 浅田稔 (2015) 自閉スペクトラム症の特異な視覚とその発生過程の計算論的解明――知覚体験シミュレータへの応用. 日本認知科学会第32回大会発表論文集, pp.32-40.

Nakano T, Ota H, Kato N & Kitazawa S (2010) Deficit in visual temporal integration in autism spectrum disorders. Proceedings of the Royal Society B 277 (1684) ; 1027-1030.

Purves D, Augustine GJ, Fitzpatrick D, Hall WC, LaMantia A-S, McNamara JO & Williams SM (Eds.) (2004) Neuroscience. Third Edition. Sinauer Associates, Inc.

O'Neill M & Jones RSP (1997) Sensory-perceptual abnormalities in autism : A case for more research?. Journal of Autism and Developmental Disorders 27-3 ; 283-293.

Qin S, Nagai Y, Kumagaya S, Ayaya S & Asada M (2014) Autism simulator employing augmented reality : A prototype, in Proceedings of the 4th IEEE International Conference on Development and Learning and on Epigenetic Robotics, pp.123-124.

Schankin CJ, Maniyar FH, Sprenger T, Chou DE, Eller M & Goadsby PJ (2014) The relation between migraine, typical migraine aura and "Visual Snow". Headache 54-6 ; 957-966.

Snijders TM, Milivojevic B & Kemner C (2013) Atypical excitation-inhibition balance in autism captured by the gamma response to contextual modulation. NeuroImage : Clinical 3 ; 65-72.

Yizhar O, Fenno LE, Prigge M, Schneider F, Davidson TJ, O'Shea DJ, Sohal VS, Goshen I, Finkelstein J, Paz JT, Stehfest K, Fudim R, Ramakrishnan C, Huguenard JR, Hegemann P & Deisseroth K (2011) Neocortical excitation/inhibition balance in information processing and social dysfunction. Nature 477 (7363) ; 171-178.

「言いっぱなし聞きっぱなし」のエスノメソドロジー

三重県立看護大学
浦野 茂

語ることの意義と難しさ

　困難の経験は人によって多様である。何をめぐりどのように困難を感じるかは，それぞれの人とその生活状況によるところが大きいからである。しかしこうした多様性にもかかわらず，すべての困難の経験にあてはまると思われることがある。それは，たとえどんな経験であったとしても，そこには経験する人のもつ知識がそなわっているということである。ある事柄を認識してある感情をもつ。そして何らかの判断のもとにある行為をなしたり，それができなかったりする。その適否と成否はともかく，経験はそれをもつ人による認識と感情，判断と行為などから織りなされている。すなわち経験は，そのつどさまざまな知識を用いた理由づけのもとに理解されながら組み立てられている。別の言い方をすれば，経験とは専門家による解読によって初めてその形を与えられるような未分化の状態にあるわけではない，ということである。

　私たちはここに，困難の経験を語ることのひとつの意義を見ることができる。語り手はその経験を語ることを通じ，その経験にそなわる知識とそれによる理由づけの仕方を公的な対象として，すなわち聞き手である他者と自身とがともに向き合うことのできる対象として差し出しているからである。しかしだからこそ語ることは難しい。語りにそなわる知識と理由づけをめぐって聞き手はさまざまに評価を行うだろうが，語り手が困難の経験を自身のものとして語るとき，この評価はかつての語り手にとどまらず，この現在の語り手にも及びうるからである。語り手は困難の経験を語ることにより，現在の自身にこのような評価が帰属される可能性のもとに身を置いているのである。普通とは言い難い経験の場合にはとくに，その語りをめぐる評価は懐疑や非難，叱責のような反応につながりかねない。したがってこうした経験を語ることは避けられ，結果的にそれを組み立てている知識と理由づけの仕方に当人自身が向き合えないという状況も生じうる。

　こうした事情から，困難の経験について語るためのさまざまな方法が考案されてきた。「言いっぱなし聞きっぱなし」はそのひとつである。それは，「語るためだけに語り，聞くためだけに聞く」ことを相互行為において実現する実践的方法（エスノメソッド）である（そしてエスノメソドロジーはこの方法の記述を目指している）。この方法とはどのようなものか。そしてその帰結として，語ることと聞くことについてのどのような可能性が参加者に対して与えられるのか。以下ではこの点を整理しながら，困難経験に対してこの方法がもっている意義について考えてみたい。

相互行為としての
言いっぱなし聞きっぱなし

　言いっぱなし聞きっぱなしという実践は，アルコール依存症者の自助グループであるAA（アル

コール依存症者の匿名の会）に由来すると言われている。現在では，統合失調症や薬物依存症，発達障害などのさまざまな困難を抱える人による自助グループにおいて，そのミーティングの運営方法として浸透している。以下では，発達障害者による当事者研究会である Necco 当事者研究会（2015年8月より「おとえもじて」）における観察にもとづき，この方法によって組織される相互行為の特徴について述べる（浦野ほか，2015）。

それぞれの研究会の冒頭において，研究会の進行のルールが司会者によって紹介される。言いっぱなし聞きっぱなしにかかわるルールについても，発言の順番交替の方法を中心に紹介される。マイクを通じて発言を行うこと，マイクを座席順に受け渡しながら発言順番の交替を行うこと，各発言について時間制限があること，順番において発言をしなくともよいことなどである。このようにあらかじめルールを紹介したうえで，各回のテーマにまつわる自身の経験が参加者によって語られることになる。

それでは，こうしたルールにもとづいて実際にどのように発言順番の交替が行われているのだろうか。ともすると語られる内容のほうばかりに目が向けられがちだが，多数の参加者からなる相互行為において，それぞれの語りにその機会を与えている順番交替の組織方法には，困難経験の語りに対するとても大きな意義がそなわっている。

最初に司会者が，テーマにまつわる自身の経験を語る。その後，座席順に沿ってマイクの受け渡しを通じて発言順番の交替がなされていく（したがってマイクの所在は，そのつどの正当な語り手を示している）。それぞれの順番交替は次のように相互行為的に組織されている。現在，順番を得ている語り手がその語りをみずから締めくくり，手にしているマイクを次席者に手渡す。これを受けて司会者は「ありがとうございました」と，ごく簡素な受け取りの合図を示し，それ以上のことをしない。そしてマイクを手渡された次席者が名乗ったうえで，自身の経験を語っていく。このような順番交替が，参加者全員に順番が行き渡るまで繰り返されていく。このように最初の語り手である司会者を除くすべての語り手は，みずから語り始めることによって順番を得るのではなく，直前の語り手によって席順にもとづいて選択されることによって順番を得て語っていく。したがって参加者の語る順番は，そのつど次の語り手を定めていく日常会話のそれとは異なり，席順にもとづいてその全体があらかじめ定められている（マイクのそのつどの受け渡しは原則として，この順番を実現するだけの役割にとどまる）。

それでは，こうした順番交替の組織方法は，どのようなことを可能にしてくれるのだろうか（サックスほか，2010）。第一に，それぞれの順番における語りの大きさを切り縮めさせる要素が存在しないということが指摘できる。マイクを渡された語り手は，マイクを次席者に渡すまでは定められた時間の範囲内において語る権利をもつ。すなわち順番の自己選択という日常会話において用いられる方法（次に順番を取ることを望む参加者が，適切な状況においてみずから話しはじめることによって順番への権利を得る方法）は用いられないことになる。したがって現在の語り手は，他の参加者がみずから語り出すことによって順番が移行してしまうことを気にかけることなく，語ることができる。それは，長い沈黙を挟みながら経験を言葉にしていく可能性を語り手に与える。

第二は，それぞれの順番においてなされるべき行為を指定するような制約が生じるのを限定していることである。語り手はみずからその語りを締め括り，そのうえで次席者にマイクを手渡すことにより順番を明け渡す。すなわち順番の他者選択という日常会話に見られる方法は用いられていない。他者選択の方法とは，順番を取っている参加者（すなわち次に順番を取ることになる者にとっての他者）がその順番において，質問や依頼，呼びかけのような，それに後続する行為が規範的に定められている行為を特定の参加者に向けてなすことにより，次の順番を割り当てる方法である（た

とえば質問に対しては応答が，こうした規範的に定められた行為にあたる）。この方法は，次の順番においてこの特定の参加者が指定された行為をなすことを条件づける。この方法が用いられないことはしたがって，それぞれの語り手がこのような条件づけから離れて語れるということを意味している（結果的にそれぞれの語りは，原則として「順番ゆえに」という以上の理由において語られたり聞かれたりすることはない）。

これに関連して第三は，語りをめぐる理解の適切さを明確にする機会が体系的に抑制されていることである。他者選択の方法は後続すべき行為を規範的に定めていた。したがってこの方法を用いると，次の順番でなされている行為を見ることにより，それに先立つ行為をこの参加者が適切に理解しているかどうか，判別できる。すなわち，この参加者が理解しているのか誤解しているのかが明らかになり，これにもとづいて誤解を改めることもなされうる。他方，他者選択の方法が用いられないということは，理解の適切さを明確にするこうした機会が与えられていないことを意味している。したがって語り手は，先行する語りについて理解を示しながら語るという要請から離れて語れることになる（同様に，他の参加者からはこの期待から離れて聞かれることになる）。なお，語りの直後に司会者によってなされる形式的な受け取りの合図も，直前の語りへの理解の表示を控えることを行っている点において，語り手に対して同じ可能性を与えていると言える。

言いっぱなし聞きっぱなしの意義

困難の経験を語ることの難しさについて冒頭で述べた。この難しさに対しては，おそらく2つの側面からのアプローチ法があるように思う（いずれも相互行為への参加形式のもつ側面であり，強い関係のもとにあるが）。ひとつは語りに対する参加者の反応の側面から，もうひとつは経験の語りにおいて通常期待される語り手と経験の主体との同一性の側面からである。そして言いっぱなし聞きっぱなしは，前者の側面から，すなわち語りへの反応を体系的に無関連化することにより，この難しさにアプローチしている（後者の側面からのアプローチについては浦野（2016）を参照）。それは，「反応を求めて語り，反応するために聞く」ことの可能性が生じるのを抑えることにより，「語るためだけに語り，聞くためだけに聞く」ことを相互行為として積極的に実現する方法なのである。あるいはこのように言ってもよいかもしれない。困難の経験のなかにそなわる知識と理由づけの仕方に語り手と聞き手とがともに向き合い，そこに知恵を見つけ出していくための第一歩となる方法であると（綾屋・熊谷，2010）。

◉文献

綾屋紗月, 熊谷晋一郎 (2010) つながりの作法. 日本放送出版協会.
H・サックス, E・A・シェグロフ, G・ジェファソン［西阪仰訳］(2010) 会話のための順番交替の組織. In：会話分析基本論集. 世界思想社, pp.5-153.
浦野茂 (2016) 当事者研究の社会的秩序について. 保健医療社会学論集27-1；18-27.
浦野茂, 綾屋紗月, 青野楓, 喜多ことこ, 早乙女ミナリ, 陽月トウコ, 水谷みつる, 熊谷晋一郎 (2015) 言いっぱなし聞きっぱなし. N：ナラティブとケア6；92-101.

パーソナルスペース

白鷗大学教育学部
浅田晃佑

パーソナルスペースの定義

　パーソナルスペースは，他者といるときの快適な対人距離により形成される（Hall, 1966；渋谷, 1990）。満員電車が気づまりに感じるのも，それほど混んでいない車内で座席が両端から埋まっていくのも，この距離を人が自然と取りたいと感じるからであろう。パーソナルスペースは泡のように球体のもので，時と場合に応じて伸縮すると考えられている。例えば，恋人や家族などの親しい人同士では対人距離は短くなる一方で，会社の受付対応などの親しくない人同士では対人距離は長くなる。また，文化差があると考えられており，アラブの人では欧米の人と比べて，対人距離が短くなるという。加えて，同じ人でも文脈に応じて他者との対人距離を調整している。会話をしている際に対人距離が短いとアイコンタクトの回数が少ないのに対して，対人距離が長いとその回数は増える（Argyle & Dean, 1965）。親密さの指標である対人距離が変更できない場合，アイコンタクトを操作することで親密さの調整を図るのである。満員電車で対人距離を十分に取れない場合，近くの人の目を見つめつづけられる人はほとんどいないであろう。満員電車でたまたま隣り合わせた人は，通常見知らぬ人であることが多いため，アイコンタクトの操作により親密さの調整を行うのである。以上のことから，パーソナルスペースや対人距離は親密さに関わり，その調整がコミュニケーションにおいて重要な役割を果たしていることがわかるであろう。

自閉スペクトラム症の
パーソナルスペース研究

　筆者は熊谷晋一郎氏らと共同で，自閉スペクトラム症者の対人距離とその調整を研究した（Asada et al., 2016）。診断基準であるアメリカ精神医学会の診断マニュアル（DSM-5）（APA, 2013）によると，自閉スペクトラム症者はコミュニケーションの場面で困難な状況に合うことが多いという。しかし，子どもの遊び場面の観察など以外の状況では，これまで自閉スペクトラム症者における対人距離とその調整については十分に研究されてこなかった。そこで，10代の自閉スペクトラム症者と定型発達者に協力いただき，研究参加者の快適な対人距離を測定した。調査者と研究参加者は6m離れて向かい合った。その後，相手が近づいてきたときに，これ以上近づかれると不快な地点を報告してもらうようにした。その結果，調査者が参加者に近づくとき，また，参加者が調査者に近づくときの両方で，自閉スペクトラム症者は定型発達者よりも対人距離を短く取ることがわかった。加えて，調査者が参加者にアイコンタクトを取るときとそうでないときでも対人距離を比較した。その結果，調査者が近づくときに自閉スペクトラム症者も定型発達者も，アイコンタクトのあるときのほうが，ないときよりも対人距離を長く取っていた。以上をまとめると，自閉スペクトラム症

者の対人距離が短い傾向にあること，また，自閉スペクトラム症者も定型発達者も他者とのアイコンタクトに応じてその距離を調整していることがわかる。自閉スペクトラム症者と定型発達者でこのような対人距離の違いが生まれる原因は明らかになっていない。しかし，自分ではない他者や他の物体への距離の取り方の違いによること，脳構造・機能の違いによることなどいくつかの説が仮定される。例えば，同じ研究内で，Asada et al. (2016) は，人ではない物体との距離を測定したところ，自閉スペクトラム症者では定型発達者よりも距離を短く取る傾向にあった。自閉スペクトラム症者の自分以外の物との距離の取り方については，研究がこれまでほとんどなく，今後のさらなる研究が必要である。

知見の応用可能性と今後の展開

このような結果は，自閉スペクトラム症の理解，および，当事者研究にどのように活かされるだろうか。1点目は，トピックや論点の提供である。パーソナルスペースや対人距離がコミュニケーションに重要で，自閉スペクトラム症者特有の傾向があるとわかれば，自閉スペクトラム症がある人がそれについて人と話してみる，普段意識していなかった対人距離について少し意識的になってみるということが考えられる。例えば，会社での雑談のときのことを思い出し，あれは少し他者との距離が近過ぎたかもしれないというような感じである。パーソナルスペースや対人距離を通して，コミュニケーションの成功・不成功やコミュニケーションの構成要素について意識的になり，それをもとにさまざまな分析を発展させていく可能性があるだろう。

2点目は，多様性を含んだ見方もしくは相対主義的な見方である。アスペルガー症候群の当事者研究者である綾屋 (2011) も指摘しているように，コミュニケーションは二者以上で行われるもので，何かそこで齟齬が起きたときに一方にのみ原因を求めるのは不適切である。全人口における割合が定型発達者のほうが圧倒的に多いため，対人距離について考えたときに，自閉スペクトラム症者は定型発達者と関わることが多く，その二者間では対人距離の好みに齟齬が見られるかもしれない。しかし，自閉スペクトラム症者同士ではそこに齟齬はないという可能性が考えられる。異なる脳構造・機能やそこから生まれる個性を尊重する「神経多様性（neurodiversity）」という考え方があるが，そういった見方を取ることも重要であろう。近年自閉スペクトラム症者同士では共感が起こりやすい可能性を示唆する研究結果（Komeda et al., 2015）や自閉スペクトラム症者の集まるコミュニティでは特有の社会性やルールが存在するという報告（Bagatell, 2010）がある。例えば，Komeda et al. (2015) では，自閉スペクトラム症者は自閉スペクトラム症者に起こりやすいエピソードを読むと，共感に関する脳領域が働きやすいとしている。このように，自閉スペクトラム症者であれ定型発達者であれ，コミュニケーションの齟齬はお互いが異なる特性をもっていることに起因している，また，同じ特性をもっている者同士ではその齟齬を小さくすることができるという感覚をもち，コミュニケーションの齟齬の原因を一方だけに帰属しないという考え方を取ることも重要である。

最後に，綾屋は，発達障害者が，人口の多数派である定型発達者を研究するという目的でソーシャル・マジョリティ研究会を開催してきた（綾屋，2015）。自分はどういう傾向があるのかという自分の研究だけではなく，自分を取り巻く大多数の人たちはどのような傾向があるのかを研究するというものである。これと同じように，定型発達者が自分たちの特性を絶対的なものではなく相対的なものと捉え，発達障害のある人たちを同様に相対的に見る視点も社会の成熟には重要であろう。例えば，定型発達者の社会で重要視される相手の状況を考慮する，みんなで協調し一緒に行動するというような長所も，やたらと空気を読みがちである，みんなで一緒にいることを強要する，

というような短所があることがわかるであろう。当事者研究的な物の見方が定型発達者にまで広がることで,「神経多様性」の尊重が達成される可能性が期待できる。

◉文献

American Psychiatric Association (2013) Diagnostic and Statistical Manual of Mental Disorders. 5th Ed. Washington, DC : American Psychiatric Association.

Argyle M & Dean J (1965) Eye-contact, distance and affiliation. Sociometry 28 ; 289-304.

Asada K, Tojo Y, Osanai H, Saito A, Hasegawa T & Kumagaya S (2016) Reduced personal space in individuals with autism spectrum disorder. PLoS One 11-1 ; e0146306.

綾屋紗月 (2011) アスペルガー症候群当事者の自己感と当事者研究の可能性. 臨床発達心理実践研究 6 ; 55-62.

綾屋紗月 (2015) 発達障害当事者研究――当事者研究とソーシャル・マジョリティ研究の循環. 情報処理 56 ; 555-557.

Bagatell N (2010) From cure to community : Transforming notions of autism. Ethos 38 ; 33-55.

Hall ET (1966) The Hidden Dimension. New York, NY : Anchor Books.

Komeda H, Kosaka H, Saito DN, Mano Y, Jung M, Fujii T, Yanaka HT, Munesue T, Ishitobi M, Sato M & Okazawa H (2015) Autistic empathy toward autistic others. Social Cognitive and Affective Neuroscience 10 ; 145-152.

渋谷昌三 (1990) 人と人との快適距離――パーソナル・スペースとは何か. 日本放送出版協会.

次号予告 『臨床心理学』第 17 巻第 5 号

レジリエンス

石垣琢麿 [編]

1 — 総論：レジリエンスとは何か？

レジリエンス——予防と健康生成のために　　　　　　　　　　　　　　　　　　　　　（東京大学）石垣琢麿

2 — レジリエンスのための臨床実践

子どもの心の問題とレジリエンス　　　　　　　　　　　　　　　　　　　　　　　（同志社大学）石川信一
発達障害とレジリエンス　　　　　　　　　　　　　　　　　　　　　　　　　　（東京学芸大学）藤野　博
うつとレジリエンス　　　　　　　　　　　　　　　　　　　　　　　　　　　　　（日本大学）樫原　潤
統合失調症とレジリエンス　　　　　　　　　　　　　　　　　　　　　　　　　（東尾張病院）古村　健
ARMS とレジリエンス　　　　　　　　　　　　　　　　　　　　　　　（東北大学）大室則幸＋松本和紀
アディクションとレジリエンス　　　　　　　　　　　　　　　　　　　（心理相談室セコイア）檜原広大
再犯抑止とレジリエンス　　　　　　　　　　　　　　　　　　　　　　　　　　（札幌刑務所）三谷　厚
スティグマとレジリエンス　　　　　　　　　　　　　　　　　　　　　　　　（京都女子大学）下津咲絵
喪失体験（死別・離別・失恋）とレジリエンス　　　　　　　　　　　　　　　（横浜国立大学）杉山明子
レジリエンスと PTG（心的外傷後成長）　　　　　　　　　　　　　　　　　（オークランド大学）宅香菜子
災害被害とレジリエンス　　　　　　　　　　　　　　　　　　　（兵庫県こころのケアセンター）亀岡智美
バーンアウト（休職）とレジリエンス　　　　　　　　　　　　　　　　　　　　　（新潟大学）小堀彩子

3 — レジリエンスのための心理学

資質を涵養する——パーソナリティ心理学　　　　　　　　　　　　　　　　　　（東京家政大学）平野真理
認知・行動を修正する——認知行動理論　　　　　　　　　　　　　　　　　　　　（大阪大学）佐々木淳
ポジティブ心理学からみたレジリエンス——幸福と健康を増進するために　（関西福祉科学大学）島井哲志＋津田恭充
性への偏見を克服する——進化心理学　　　　　　　　　　　　　　　　　　　　　（東京大学）坂口菊恵

連続講座

「たのしいからだ——地上環境の身体論」（第 8 回）　　　　　　　　　　　　　　　　（神戸大学）野中哲士

リレー連載

「臨床心理学・最新研究レポート シーズン 3」　　　　　　　　　　　　　　　　（東京農業大学）網谷祐一
「主題と変奏——臨床便り」　　　　　　　　　　　　　　　　（南平岸内科クリニック）野呂浩史＋荒川和歌子

書評

小澤康司ほか＝編『緊急支援のアウトリーチ』（遠見書房）　　　　　　　　　　　　　　（立正大学）徳丸　享
東畑開人＝著『日本のありふれた心理療法』（誠信書房）　　　　　　　　　　　　　　　（目白大学）堀川聡司
中島美鈴ほか＝著『ADHD タイプの大人のための時間管理ワークブック』（星和書店）　　　（千葉大学）大島郁葉
割澤靖子＝著『心理援助職の成長過程』（金剛出版）　　　　　　　　　　　　　　　　　（東邦大学）新保幸洋

編集後記
Editor's postscript

　臨床心理学が採用する研究や実践の方法には，統計学や質的調査，実験心理学や認知行動療法，精神分析など，実に多様なものがある。それと同様に，当事者研究が採用する方法にも，べてる，ダルク，おとえもじてなど，それぞれのグループに固有の多彩な実践がある。しばしば誤解されているが，当事者研究は具体的な技法に与えられた名前ではない。むしろ，個別の技法に文脈を与えるような，より広範な歴史・価値・理念・態度の総体である。ゆえに，具体的な技法に焦点化して観察してしまうと，既存の技法との異同がわからなくなる。統計学が臨床心理学の専売特許ではなく，あらゆる社会科学や自然科学で用いられているのと同様，認知行動療法が当事者研究という文脈のなかで活用されることも，当然ある。

　本特集では，こうした当事者研究の輪郭を素描するために，当事者研究の歴史的・思想的源流をたどり，方法の多様性を記述し，最近の分野横断的な広がりを概観することを試みた。國分氏との対談でも触れられているが，絶えず過去を切断し続けることが強要される現代社会において，当事者研究という実践もまた，過去から受け継いできた文脈をそぎ落とされ，表層的な技法の一種として脱文脈的に活用されかねない。それに抗うために，本特集が組まれたと言ってもよいだろう。

　意志決定や主権など，近代的な価値をマイノリティにも普遍化しようとする20世紀中葉以降の，能動態的な当事者運動の系譜と，近代自体を相対化しようとする20世紀初頭以降の，中動態的な依存症自助グループの系譜との合流によって当事者研究が誕生したとするのならば，なぜ，今，この後期近代において，当事者研究的なものが世界中で必要とされつつあるのか，少しだけ読み解けるような気がしてくる。しかし，勇み足なこの着想も，今後の丁寧な検証が必要だろう。本特集をきっかけに，当事者研究を研究・実践する人々がいっそう増えてくれたら，編者としてこれに勝る喜びはない。

（熊谷晋一郎）

▪ 編集委員(五十音順)............ 石垣琢麿(東京大学)／岩壁 茂(お茶の水女子大学)／川島ゆか(府中刑務所)／熊谷晋一郎(東京大学)
黒木俊秀(九州大学)／境 泉洋(徳島大学)／橋本和明(花園大学)／妙木浩之(東京国際大学)／村瀬嘉代子(大正大学)
森岡正芳(立命館大学)

▪ 編集同人(五十音順) 伊藤良子／乾 吉佑／氏原 寛／大塚義孝／大野博之／岡 昌之／岡田康伸／神村栄一／亀口憲治／河合俊雄／岸本寛史／北
山 修／倉光 修／小谷英文／下山晴彦／進藤義夫／滝口俊子／武田 建／田嶌誠一／鑪幹八郎／田中康雄／田畑 治／津川律子／鶴 光代／成田
善弘／成瀬悟策／長谷川啓三／馬場禮子／針塚 進／東山紘久／平木典子／弘中正美／藤岡淳子／藤原勝紀／松木邦裕／溝口純二／村山正治／
山上敏子／山下一夫／山田 均／山中康裕／吉川 悟

▪ 査読委員(五十音順) 岩壁 茂(査読委員長)／安田節之(査読副委員長)／相澤直樹／青木佐奈枝／石井秀宗／石丸径一郎／石盛真徳／伊藤
正哉／梅垣佑介／大対香奈子／金子周平／坂爪洋美／末木 新／能智正博／野村理朗／別府 哲／松嶋秀明／本岡寛子／山口智子／山根隆宏／
湯川進太郎

みんなの当事者研究

臨床心理学 増刊第9号 2017年8月10日発行
定価(本体2,400円+税)

発行所............(株)金剛出版
発行人...............立石正信
編集人...............藤井裕二
〒112-0005 東京都文京区水道1-5-16
Tel. 03-3815-6661／Fax. 03-3818-6848 振替口座 00120-6-34848
e-mail rinshin@kongoshuppan.co.jp (編集)
eigyo@kongoshuppan.co.jp (営業)
URL http://www.kongoshuppan.co.jp/

装丁…永松大剛 [BUFFALO.GYM] 本文組版…石倉康次
印刷・製本…太平印刷社

好評既刊 『精神療法』増刊第 4 号

認知行動療法のこれから
取り組むべき課題

大野 裕＋精神療法編集部〔編〕

巻頭言
認知行動療法の質の担保の重要性と今後の可能性　　　　　　　　　　　　　　　　　　大野 裕

Ⅰ－スーパービジョン概論
スーパービジョンの基本（藤澤大介）／認知行動療法の質の担保と経済的意義──費用対効果の観点から（佐渡充洋）
米国における認知行動療法の訓練（堀越 勝）／インターネットを用いたスーパービジョンの可能性（中尾重嗣・中川敦夫）
スーパービジョンのスーパービジョン（SV の SV）（川口彰子）／看護領域における認知行動療法教育研修（岡田佳詠）
公認心理師と認知行動療法研修──スーパービジョンとワークショップ（丹野義彦）

Ⅱ－認知行動療法の質の担保と認知療法尺度（CTRS）
認知行動療法の副作用（岡本泰昌）／認知行動療法の質を客観的に評価するためには（菊地俊暁）
スーパービジョンにおける CTRS 評価（樽谷精一郎）
脳科学からみた認知行動療法の効果と学生のメンタルヘルスへの応用（工藤 喬）
認知療法尺度（CTRS）を用いたケース検討（大野 裕・林 正年）

Ⅲ－スーパービジョン体験を多領域でいかす
開業診療所の診療にいきるスーパービジョン体験（岡崎純弥）
地方都市でのスーパービジョン体験──心理士 4 人の体験から（松本和紀ほか）
地域での認知行動療法の実践から（渡部亜矢子）／救急・自殺の臨床にいかすスーパービジョン（耕野敏樹）
身体医療現場から（小川 成）／医学生を対象とする認知行動療法の教育（野村俊明・樫村正美）
初期研修医への教育にいかすスーパービジョン（大久保亮）／後期研修医への教育にいかすスーパービジョン（安野史彦）
精神科専門医と認知行動療法のスーパービジョン（久我弘典）／在宅総合診療医療と認知行動療法の接点（夏堀龍暢）
産業現場にいきるスーパービジョン（宇都宮健輔）／リワークプログラムにいかすスーパービジョン体験（坂本友香）
産業医・産業看護職のために必要な認知行動療法研修（田中克俊）
児童・思春期精神科診療と認知行動療法（宇佐美政英・牛島洋景・岩垂喜貴）
学校で生徒の心を誰がどう支えるのか──認知行動療法の役割 癒す／はぐくむ（中野有美）
大学生メンタルヘルスの現場での取り組みにいかす認知行動療法（神人 蘭・高垣耕企・三宅典恵・岡本百合）

Ⅳ－座談会
これからの CBT の教育について　　　　　　　大野 裕（司会）＋岡田佳詠＋北川信樹＋丹野義彦＋藤澤大介

※本体2,800円+税

新刊案内　『精神療法』第 43 巻第 4 号

愛着障害

特集のねらい──「愛着障害」の流布と，概念の混乱　　　　　　　　　　　　　　　平島奈津子

Ⅰ－愛着の形成とその障害

愛着（アタッチメント）理論の成り立ちと発展　　　　　　　　　　　　　　　　　青木紀久代
成人アタッチメント研究の臨床的意義　　　　　　　　　　　　　　　　　　　　　林もも子
成人アタッチメント絵画投影法──アタッチメントの表象をアセスメントする　　　キャロル・ジョージ
反応性愛着障害と脱抑制型対人交流障害（DSM-5）の概念と診断　　　　　　山口貴史・細金奈奈

Ⅱ－愛着理論と臨床

愛着の形成と周産期臨床　　　　　　　　　　　　　　　　　　　　　　　　　　　渡辺久子
愛着理論に基づく親－乳児精神療法　　　　　　　　　　　　　　　　　　　　　　井上果子
愛着とトラウマに焦点を当てた乳幼児の精神療法　　　　　　　　　　　　　　　　青木　豊
メンタライゼーションという概念の発明　　　　　　　　　　　　　　　　　　　　白波瀬丈一郎
アタッチメントと精神分析臨床　　　　　　　　　　　　　　　　　　　　　　　　阿比野宏

エッセイ

霊長類における愛着研究　　　　　　　　　　　　　　　　　　　　　　　　　　　林　美里
発達障害と愛着　　　　　　　　　　　　　　　　　　　　　　　　　　　　　　　山﨑晃資
愛着理論と皮膚－自我　　　　　　　　　　　　　　　　　　　　　　　　　　　　西園昌久
エモーショナリー・フォーカスト・セラピーエクスターンシップに参加して　　　　三輪知子
女性の精神科臨床における愛着の問題　　　　　　　　　　　　　　　　　　　　　田中理香
愛着と虐待の世代間伝達　　　　　　　　　　　　　　　　　　　　　　　　　　　鵜飼奈津子

※本体 2,000 円＋税

新刊案内

Ψ 金剛出版
〒112-0005 東京都文京区水道1-5-16　Tel. 03-3815-6661　Fax. 03-3818-6848
e-mail eigyo@kongoshuppan.co.jp　URL http://kongoshuppan.co.jp/

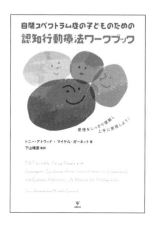

自閉スペクトラム症の子どものための認知行動療法ワークブック
愛情をしっかり理解し上手に表現しよう！

［著］トニー・アトウッド　マイケル・ガーネット
［監訳］下山晴彦

気持ちのキャッチボールが苦手な子も，大切な人に思いを伝えられない子も，子どもの愛情を感じられずに悩む親も，しっかり気持ちを伝え合うスキルを身につけよう！　科学的根拠＝エビデンスにもとづいて設計された5つのステップは，誰でもわかりやすく，自宅でも学校でもかんたんにチャレンジできるように工夫されている。
本体2,400円＋税

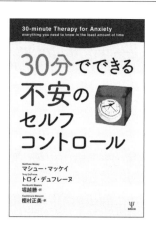

30分でできる 不安のセルフコントロール

［著］マシュー・マッケイ　トロイ・デュフレーヌ
［訳］堀越勝　樫村正美

不安の取り扱い方のコツ，教えます。不安で落ち着かない，不安で夜も眠れない，不安が頭から離れない……不安という感情は私たち人間の悩みの種でもある。しかし，不安はなぜ生じるのか？　不安を必要以上に大きくさせているのは，実は自分自身かもしれない。取り組む時間は1日わずか30分。不安のメカニズムを知り，その取り扱い方を学ぶことで，不安に負けない日常を手に入れよう。
本体1,800円＋税

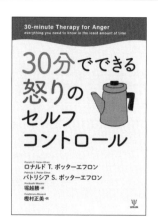

30分でできる 怒りのセルフコントロール

［著］ロナルド・T・ポッターエフロン　パトリシア・S・ポッターエフロン
［訳］堀越勝　樫村正美

怒りに困らされずに一日を終えるのはとても難しい。怒りをなくしたいという願いは誰にでもある。しかし，怒りは敵ではなく，私たちになくてはならない感情である。怒りを悪化させてしまうのは，実はあなたの取り扱い方によるものかもしれない。取り組む時間は1日わずか30分。怒りのメカニズムを知り，その取り扱い方を学ぶことで，怒りをなくさずに今よりも「楽に生きる」方法が見つかるはずだ。
本体1,800円＋税

臨床心理士（見込可）募集

串間地域の中核病院　病床数 434 床　精神科を軸に 12 科の診療科目
「病院機能評価（2005年8月）」「ISO9001（2007年3月）」の認証を取得

- 資　　格 ▶ 臨床心理士資格　所持 及び見込
  公認心理師資格　取得予定
- 雇用形態 ▶ 正規職員としての採用
- 給　　与 ▶ 臨床心理士としての経験を鑑み、当院規定に基づき決定
- 賞　　与 ▶ 年間2回
- 勤務時間 ▶ 8:00～17:00
- 仕事内容 ▶ 当院利用患者様への心理業務全般
  心理検査
  心理面接　等
- 待　　遇 ▶ 完全週休2日制
  年間休日数　105日
  有休休暇　入職初年度 10日付与
  独身寮（借上げアパート）あり
  社会保険　完備
- 選考方法 ▶ 書類選考・面接・適正検査

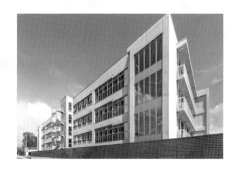

応　募

履歴書・職務経歴書・資格免許証のコピーを送付して下さい

〒888-0001　宮崎県串間市西方 3728
医療法人十善会　県南病院
人事課　臨床心理士採用係　宛

お問い合わせ　人事課：櫻井、高橋
質問あればお気軽にコンタクトしてください

TEL：0987-72-0224
E-mail：kennan-info@kennan-hospital.or.jp

医療法人十善会 県南病院
http://www.kennan-hospital.or.jp

臨床心理学
増刊第9号

2017年8月10日発行
発行所　金剛出版　東京都文京区水道1-5-16
定価（本体2,400円+税）
ISBN978-4-7724-1571-2 C3011 ¥2400E